★ 护士规范操作指南丛书 ★

精神科
护士规范操作指南（第二版）

主　编　许冬梅

副主编　钱瑞莲　邵　静

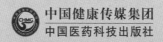

中国健康传媒集团
中国医药科技出版社

内 容 提 要

本书是"护士规范操作指南丛书"之一，根据临床专科护理发展和专科护理岗位需求，按照国家卫生健康委员会关于实施医院护士岗位管理的指导意见，由具有丰富临床工作经验的专家编写而成。这是一本旨在提高临床精神科护理人员护理操作技能的图书，针对临床精神科护理操作的目的、步骤、注意事项、评分标准等内容进行了详细的叙述，包括评估患者、护士准备、用物准备及具体操作流程，可使每一位护理人员参照操作步骤均能准确进行各项操作。

本书内容翔实，文字精练，适合临床精神科护理人员使用，是规范护理操作技能的优质参考书。

图书在版编目（CIP）数据

精神科护士规范操作指南/许冬梅主编.—2版.—北京：中国医药科技出版社，2021. 11（2024.9重印）ISBN 978 - 7 - 5214 - 2729 - 5

Ⅰ.①精… Ⅱ.①许… Ⅲ.①精神病—护理—技术规范 Ⅳ.①R473. 74 - 65

中国版本图书馆 CIP 数据核字（2021）第 202811 号

美术编辑 陈君杞
版式设计 诚达誉高

出版 **中国健康传媒集团** │ 中国医药科技出版社
地址 北京市海淀区文慧园北路甲 22 号
邮编 100082
电话 发行：010 - 62227427 邮购：010 - 62236938
网址 www. cmstp. com
规格 889 × 1194mm ¹⁄₃₂
印张 10 ¹⁄₈
字数 282 千字
初版 2016 年 4 月第 1 版
版次 2021 年 11 月第 2 版
印次 2024 年 9 月第 2 次印刷
印刷 北京侨友印刷有限公司
经销 全国各地新华书店
书号 ISBN 978 - 7 - 5214 - 2729 - 5
定价 **49.00 元**

获取新书信息、投稿、为图书纠错，请扫码联系我们。

《精神科护士规范操作指南》
（第二版）
编　委　会

主　编　许冬梅

副主编　钱瑞莲　邵　静

编　者（以姓氏笔画为序）

王海燕（内蒙古自治区精神卫生中心）

卢庆华（山东省精神卫生中心）

田洪伟（哈尔滨市第一专科医院）

刘　晓（北京回龙观医院）

许冬梅（北京回龙观医院）

李素萍（山西医科大学第一附属医院）

杨　波（重庆精神卫生中心）

张倬秋（四川大学华西医院）

邵　静（北京回龙观医院）

周红丽（北京市门头沟区龙泉医院）

郑书传（厦门市仙岳医院）

钟耕坤（山东省精神卫生中心）

夏志春（广州医科大学附属脑科医院）

钱瑞莲（南京医科大学附属脑科医院）

高　颖（南京医科大学附属脑科医院）

陶筱琴（南京医科大学附属脑科医院）

秘　书　刘　晓

再版前言

Foreword

　　随着医学模式的不断发展和大健康理念的融入，人们对医疗领域的关注已从聚焦疾病诊治转向生命全周期，这也推动了精神病学在预防、诊断、治疗、康复等方面的飞跃，因此对精神科护理工作也提出了更高的要求。精神科护理的对象是各种精神障碍患者，他们往往存在思维过程的紊乱，脱离现实，情感不协调，言语和行为表现异常，甚至出现自伤、自杀、伤人、毁物等行为，并且他们大都对疾病缺乏自知力，不愿主动承认或述说病情，对治疗护理不配合，容易延误病情或导致复发，由此体现了精神科护理的特殊性与复杂性，这就需要护士熟练运用各种技术去了解、帮助患者，以促进患者康复、减少复发和消除安全隐患。

　　为了满足精神科临床护理工作的要求，使临床精神科护理工作者掌握规范的操作，提升护理技能，中华护理学会精神卫生专业委员会编写了《精神科护士规范操作指南》并于2016年出版。该书出版后受到广大临床精神科护理人员的热烈欢迎，这使我们各位编者在倍感欣喜的同时，也深感责任重大。作为编者自然希望第二版能够编写得更好，更受读者的喜爱。为此，我们召集全国临床精神科护理专家对第一版进行了修订，正式推出第二版。

　　本书有四大特点：一是将传染病的日常防控内容融入精神科护理工作中；二是在物理治疗中增加新的治疗技术；三

是重视临床实践，本书内容包含从一般护理、管理到处理暴力、自杀、噎食等危机状态的专科技巧，康复护理增加了复原的理念等；四是具有较强的可操作性并配有大量的操作图片。

本书适合临床精神科护士使用，是规范护理操作技能的工具书。与以往的技术指南相比，本书对精神科护理技术的操作目的、步骤、注意事项等内容进行了详细的叙述，包括评估患者、护士准备、用物准备、具体操作流程及评分标准，使每一位护理人员参照操作步骤均能准确地进行各项操作。本书内容充实、详尽，步骤分明，依据翔实的操作标准和评分标准，更有利于操作和使用。对于一些需要实操的技术增加了流程图，让学习者一目了然地认识到关键技术操作，更方便临床护士的使用。部分章节在内容上进行了大篇幅修订，做了更全面、更深入的介绍。

本书通过编者的群策群力才得以顺利编写完毕，并且经过了两轮的互审和主编的终审，但由于编者水平所限，难免存在不足或疏漏之处，还请广大专家学者批评指正，也希望本书能更好地服务于广大精神障碍患者。

编者
2021 年 9 月

目录

Contents

第一章

一般操作技术

　　精神障碍患者往往脱离现实，存在认知偏差和思维紊乱，情感不协调，言语和行为表现异常，甚至出现自伤、自杀、伤人、毁物等行为，并且患者大都对疾病缺乏认识，不愿主动承认或述说病情，对治疗护理不配合，容易延误病情或导致复发，这就需要护士熟练运用各种技术去了解、帮助患者，以促进患者康复、减少复发和消除安全隐患。

　　本章根据精神科的特点选择常用的操作技术进行介绍，包括精神障碍患者的观察、接诊、治疗依从性评估、自理能力评估、医学保护性约束、服药评估、留取各种标本、组织管理、病房巡视、安全检查和出院指导。

第一节　观察

　　观察是指护理人员在工作中积极启动视、听、嗅、触等感觉器官及辅助工具来获得有关患者及其情境的信息过程，是常用的评估方法之一。由于精神障碍患者大多存在感知、思维、情绪和行为等方面的障碍，其病态的表现通常不会在很短的时间内完全表露出来，为了更好地了解患者的情况除了依靠病史以及各种辅助检查检验外，还需要全方位的观察，同时观察也是进行安全接触和顺利沟通的基础，因而观察在精神科护理工作中显得尤为重要。细致准确的观察需要护士有责任心并且能够熟练运用精神医学、护理学和心理学等知识。

观察可以分为直接观察法和间接观察法。直接观察法又可以分为公开观察法和隐蔽观察法，公开观察法主要是护士与患者面对面进行交谈，患者会意识到护士在对其进行观察，而隐蔽观察法是在患者不知情的情况下进行观察，通过患者的语言、表情、动作和行为了解患者的情况。间接观察法是通过对实物的观察，来追踪和了解过去所发生过的事情，如通过患者的日记、信件、书画作品等来了解患者的病情，故又称为"实物观察法"。护士可根据实际情况选用观察方法，要有计划性和针对性，确保全面、客观。

【目的】

1. 保障治疗环境和人员的安全。
2. 为诊疗和护理活动提供依据。
3. 了解治疗效果和用药反应。
4. 判断疾病的发展趋势和转归。

【操作评估】

1. 一般情况 通过病历资料和熟悉的人了解患者一般情况，包括年龄、文化、职业、婚姻、宗教信仰、语言表达和接受能力等。

2. 目前表现 了解患者医疗诊断，评估患者目前主要的精神症状和有无危险性行为，做到观察时心中有数，如观察有伤人风险的偏执型精神分裂症患者，应注意保持距离，态度要保持中立，避免患者猜疑引发误会。

【操作准备】

1. 护士准备 根据评估情况，确定本次观察的重点，备好相应的用物，如评估表格、监测生命体征和血氧饱和度等指标的工具、记录用的纸和笔等。

2. 患者准备 观察一般是在患者不知不觉中进行，不需要患者特别的准备，但近距离接触的观察，如体格检查和监测，需要患者的配合，应向患者解释观察的目的，以免患者担心和疑虑。

【操作步骤】

1. 环境观察

（1）空间 观察患者是否有适当的空间用于活动、治疗和护理，床间距不得少于 1 米。尤其注意有暴力高风险、容易激惹的患者，应有更充足的空间。

（2）装饰设施与用物 观察患者所在环境中装饰、门窗、床单元、洗漱用品、电器设备等有无破损或异常，用物是否整洁安全，有无危险物品、变质食物或他人物品等。

（3）温湿度 条件允许的病室，空气温度应保持在 18~22℃，湿度应保持在 50%~60%。观察温湿度情况和患者的反应，有无不适的主诉。

（4）气味和通风 病室通风效果受通风面积（门窗大小）、室内外温差、通风时间及室外气流速度的影响，一般通风 30 分钟就能达到转换室内空气的目的。观察病室有无异味以及通风效果。

（5）声音和光线 观察有无不适宜的声音和光线，因为噪音和不适宜的光线也会造成环境污染，对患者的生理和心理产生不利影响，影响患者正常的作息。

（6）周围人员 观察患者周围有无其他患者、家属、医务人员等，他们的活动对患者有无影响。

2. 病情观察

（1）一般情况 包括患者的仪表、衣着和个人卫生，患者年龄和外貌是否相符合；衣着与年龄、性别、季节、当地文化等是否吻合以及生活自理能力等；观察饮食、睡眠、排泄及月经情况；与人接触态度等。观察患者年龄和外貌是否相符合；生活自理能力、对人态度与年龄、职业等是否相一致。

（2）躯体情况 观察患者的意识、生命体征、皮肤情况、营养状况、面容与表情、姿势和体位、步态等。观察患者躯体疾病及其临床表现。

（3）精神状况 观察患者情感、言语行为等方面的表现，通过对比观察的方法发现患者的异常之处，如患者与同一环境中常人的表现进行对比，或患者不同时间点的表现对比，看有无异常。发现异常之后，再与患者交谈了解是否存在精神症状以及精神症状对患者的影响。同时注意症状有无周期性变化或时间规律。

（4）治疗、检验、检查情况　通过接触和交谈观察患者对这些项目的认知和态度、查看检查和检验报告结果、监测治疗效果及药物不良反应等。

（5）心理状况　观察患者表达内心状态的主动性、内容的合理性、与心理相关的言语行为、心理护理的效果等。

（6）社会功能情况　观察患者生活自理、学习、工作、人际交往和休闲娱乐等方面的情况。

3. 报告及记录　观察后应将观察到的情况，根据其严重程度决定报告及记录的形式。

（1）报告　需要报告上级护士或医生的情况包括但不限于：患者躯体方面突然出现异常变化，例如：出血、休克、高热、脉搏过速或过慢、呼吸过快或过慢、意识障碍等；患者发生擅自离院、伤人、毁物、自伤、自杀、扰乱医疗秩序、跌倒及其他安全事件；使用治疗和护理措施后，仍无法缓解的症状，例如：拒食、失眠、便秘、尿潴留等。

（2）记录　观察结束后，按有关要求进行记录，记录内容一般包括时间、观察到的特殊内容、报告情况、处理措施及效果等。

【难点及重点】

1. 难点　严重的精神障碍患者往往不承认自己有病，故意隐瞒精神症状或病态体验，或在精神症状的支配下否认、歪曲或夸大躯体方面的症状，抗拒护士的接触和观察，导致一些与安全风险密切相关的精神症状和躯体疾病不能及时发现，容易误诊或延误救治时机。护士应综合病史资料、检查检验结果、交接班情况、医生和知情人提供信息等，针对性细致地观察患者。如：长时间卧床的患者，尽管患者自称无不适，但护士仍应密切留意大、小便和腹部情况，以便及时发现肠梗阻、尿潴留等紧急情况。

2. 重点　观察的重点在于与患者安全相关的内容，需要护士全面、认真、细致的评估。

【注意事项】

1. 护士对病情的观察要有目的性，需要知道哪些方面的信息作为重点观察内容。如有自杀未遂史的抑郁患者，应重点观察环境的安全情况、患者有无自杀的言行，询问患者有无自杀的想法、计划等。

2. 根据疾病的不同阶段，对患者观察的侧重点不同。如新入院患者，要从一般情况、躯体和精神症状、心理需求、社会功能等全面观察；治疗初期的患者，要重点观察其对治疗的态度、治疗的效果和不良反应；疾病发展期患者，要重点观察其精神症状及病情的动态变化；缓解期的患者，重点观察病情稳定程度与对疾病的认识程度；康复期的患者，要重点观察症状消失的情况、自知力恢复的程度及对出院的态度。

3. 不同疾病的患者，应根据风险评估的情况和疾病的特点确定观察的重点。如紧张型精神分裂症处于木僵状态，经风险评估确定患者有压力性损伤风险，除了应密切观察皮肤情况，还应根据疾病特点留意突然的冲动行为。

4. 护士应利用一切机会对患者进行观察。如作检查和生命体征监测时；例行晨间或就寝前的护理时；施行一般护理及治疗时；家属或朋友来探视时；参考各种与医护有关的记录、资料时；作家庭访视时。

【评分标准】

观察考核评分标准

单位_____　　科室_____　　姓名_____

项　目	总分	技术操作要求	评 分 等 级				实际得分	备注
			A	B	C	D		
评估	10	1. 评估患者一般情况 2. 评估目前表现	5 5	4 4	3 3	2 2		

续表

项 目		总分	技术操作要求	评 分 等 级				实际得分	备注
				A	B	C	D		
操作准备		10	1. 护士准备：根据评估情况，确定本次观察的重点，备好相应的用物	5	4	3	2		
			2. 患者准备：解释观察的目的	5	4	3	2		
操作步骤	环境观察	30	1. 观察空间是否合理	5	4	3	2		
			2. 观察装饰设施与用物	5	4	3	2		
			3. 观察温、湿度	5	4	3	2		
			4. 观察气味和通风	5	4	3	2		
			5. 观察声音和光线	5	4	3	2		
			6. 观察周围人员	5	4	3	2		
	病情观察	30	1. 一般情况观察	5	4	3	2		
			2. 躯体情况观察	5	4	3	2		
			3. 精神状况观察	5	4	3	2		
			4. 治疗、检验检查的观察	5	4	3	2		
			5. 心理状况观察	5	4	3	2		
			6. 社会功能情况观察	5	4	3	2		
	报告及记录	10	1. 适合的情况报告上级护士或医生	5	4	3	2		
			2. 记录内容符合要求	5	4	3	2		
评价		10	1. 条理清楚，重点突出	5	4	3	2		
			2. 观察细致，沟通到位	5	4	3	2		
总分		100							

主考教师_____　　　考核日期_____

第二节　接诊

入院接诊是指病房护士对新入院患者进行首次接触和评估的过程。由于新入院精神障碍患者大都缺乏安全感，容易猜疑，同时对疾病无认识，因而对环境和护士较为抗拒，护士在接触过程中应快速判断患者的情况，以专业的态度给患者留下第一印象，尽早与患者建立信任的关系。在此过程中，也要注意与患者家属的沟通，给予积极的心理支持，打消其顾虑。另外，接诊作为病房的"入口关"，必须严格做好严重传染性疾病的筛查和防范，避免严重传染性疾病带入病房。

【目的】

1. 及时筛查传染性强的疾病，早发现，早隔离，早防范。

2. 促进护士与患者及家属沟通，尽早建立信任的治疗性关系。

3. 了解患者的主要病情和有无危险性行为，保障医疗安全。

【操作评估】

1. 按所属医疗机构要求评估病历资料是否齐全。

2. 通过检查检验结果（含既往及入院筛查）和询问患者及家属评估有无传染性疾病。

3. 评估安全性：询问门诊护士及家属了解患者有无冲动行为，观察患者接触时的态度和对疾病的认识，有无激越不安的情况和携带危险物品。

【操作准备】

1. 用物准备　入院护理评估表（见附表）、病历夹、体重秤、血压计、体温计、住院服、生活用品等。

2. 环境准备　安全、舒适，床单元整洁，生活物品摆放整齐。

3. 护士准备　着装整洁，情绪饱满，熟悉接诊内容和流程。

【操作步骤】

1. 门诊护士对办理住院的患者进行风险评估，包括精神科所有风险及传染病风险。

2. 接到入院通知，病房护士主动向门诊护士了解患者情况，提前安排好入住房间及床单元。对自愿入院、无危险行为的患者安排在相对安静、干扰少的房间；对有自杀自伤风险的患者，应安排在严密监护的房间，并清除环境中的危险物品；对兴奋躁动的患者安排在单间或小房间，以减少外界因素对患者的影响或患者对他人的影响；对有约束适应证的患者应准备约束用品和安排充足人员在场，以保证需要约束时护患双方的安全。

3. 与门诊护送人员做好病历资料、风险评估结果和患者的交接，再次确认患者已做传染病筛查并有阴性结果。如有阳性结果，应安排患者在指定区域隔离并进一步排查，确认无严重传染性疾病后再送入病房，如有严重传染性疾病应按要求送专门收治机构。

4. 患者和家属来到病区，护士起身迎接，主动介绍自己，核对患者身份。为患者测量生命体征、体重和身高，如患者有发热，应安排患者住隔离房间；如无特殊情况，应根据病情安排患者房间。

5. 接触过程中，观察患者眼神、面部表情、肢体动作等，与其简要对话，了解患者对住院的态度和是否存在冲动危险行为。如患者表示自愿住院或对住院无所谓，可继续入院接待、介绍和评估；若患者表现抗拒、有冲动过激行为，先安排患者到房间休息，并通知医生处理，待患者平静时再完成入院介绍和评估。

6. 护士引导患者进入病房的过程中，向患者介绍病房环境，包括餐厅、卫生间、活动室、饮水间、医护办公室等。患者到房间时，介绍同室病友，协助患者放置个人物品，同时提醒患者妥善保管个人物品，贵重物品应当面交监护人，或由两名工作人员一起共同登记和保管待交监护人。

7. 按医院和病房的要求，协助患者更换住院服，同时进行卫生评估和身体检查，对卫生差的患者进行卫生处理，如修剪指甲、沐浴洗头等。身体重点检查皮肤的完整性、弹性、颜色及有无红肿、破损、黄疸等，同时注意其肢体肌力、肌张力、活动度、协调性等。

8. 向患者及家属介绍主管护士、主治医生、病房主任、护士长的姓名，讲解入院须知、作息时间、安全管理制度、探视管理制度、危险物品管理制度等，耐心解答患者及家属提出的问题。

9. 对患者进行首次访谈，若患者不合作，应向其家属了解或待其病情缓解后再补充完善。通过访谈了解患者的一般情况、本次入院的主要原因、既往精神疾病、躯体疾病史、药物过敏史等，针对患者情况进行有关自杀自伤、暴力、外走、跌倒、压力性损伤等风险评估。

10. 对有严重自杀、暴力、外走等危险的患者应及时报告医生并做好相应处理，按制度要求设立风险警示标识。

11. 根据医嘱的护理级别，书写一览表、床头卡，完成入院的相关护理记录。

【难点及重点】

1. 难点 接诊过程中，护士经常会面对一些初次见面的患者和家属，一方面因为没有建立信任的护患关系，容易出现沟通的困难；另一方面对患者不熟悉，容易突发安全的意外；再者入院患者除了精神病，也可能合并各种复杂的情况，如合并严重的躯体疾病、传染性疾病、外伤等，对接诊护士的反应处理能力提出了较高的要求。以上难点需要对接诊护士进行沟通、安全防范、应急处置等方面培训。

2. 重点 接诊的重点在于准确评估病情和风险、防范安全意外和提高患者及家属的满意度。

【注意事项】

1. 接诊护士要情绪饱满、举止大方，保持高度的专业敏感性和稳定的情绪，根据患者的情况采用合适的接触技巧。如：

（1）与冲动倾向的患者接触时，可站在患者侧前方 1 臂以外。

（2）对合作的患者应与其保持 50~60cm 距离为宜。

（3）对悲伤或忧郁的患者，适当的抚摸可以使其感受到共情和关心，对异性患者慎用。

2. 接诊过程中，善于体会患者的心境，真诚感受患者的体验，灵活运用各种治疗性沟通技巧，尽快取得患者的信任。如：

（1）尽量用尊称或患者喜欢的称呼，在患者讲话过程中耐心倾听，及时回应，体现对患者的尊重。

（2）根据年龄、文化、职业、兴趣爱好、语言表达能力和接受能力等个体情况，找到患者感兴趣的话题，使其放松。

（3）对焦虑的患者应以坚定的语气、简短的语句与其沟通；注意聆听，鼓励患者用言语表达感受，尽量给予清晰的指导，鼓励家属支持患者，忌沟通时露出不安或爱答不理。

（4）对有幻觉、妄想的患者，应接纳其受幻觉、妄想影响的感受是真实的，以冷静的态度向其陈述事实或提出较为现实的假设，切忌对其加以批评或与患者争辩。

（5）对冲动、不懂得正确表达情绪及需要的患者，应减少环境刺激，保持安全距离，邀请其坐下，尊重其合理的需要，对其恰当的行为给予正面的回应。

（6）对否认有精神疾病，认为自己不需要接受精神科治疗的患者，应避免与患者争辩是否有精神疾病，以身体方面的不适或生活方面遇到的困难等患者自己比较认可的问题为切入点，引导患者接受住院治疗。

（7）面对沉默不语的患者，应主动与其说话，表示关怀和支持，保持适当的距离，避免令他感到害怕，给予足够的时间让其作出反应，切忌强迫患者实时回答，也不要随便触摸或取笑患者。

（8）对有不同意见的患者，应采取婉转的方式尽量使患者乐意接受，办不到的事情应耐心解释，取得患者的谅解。

3. 护士应主动介绍康复良好的患者给新入院患者认识，但不要在患者面前谈论其他患者的病情和隐私。

4. 应注意家属与患者的沟通模式，重视家属对患者的影响，尤其是初次入院的患者家属往往存在较多的误区和疑虑，需要护士积极干预，避免对患者产生不利影响。如：

（1）发现患者对家属存在明显的不理解、抗拒、仇视等情绪，应及时将家属劝开，分别进行安抚。

（2）发现家属与患者争执，应及时劝解，尤其是提醒家属冷静，以免对患者造成不良影响。

（3）不少家属接受不了患者有精神疾病的事实，认为患者是"一时想不开"或"心理问题"，对住院治疗的态度不够坚决，甚至在办好住院手续的情况下要带患者离开。护士应向家属宣教精神疾病知识，说明早诊断和早治疗的重要性以及不及时治疗的后果。

（4）有些家属后悔自己给患者带来了伤害，为了减轻内心的自我责备，对环境和医务人员提出了非常高的要求，如一定要"住单间或豪华包房""由国内一流大专家负责""用最贵最好的治疗"等等。护士应理解家属的感受，耐心倾听，认真解释患者的治疗需要和病区的服务能力，表明愿与家属一同尽力帮助患者康复，争取家属的理解。

（5）家属有种种担心，如担心患者住院会被其他患者欺负，或担心患者的病情被别人知道，影响婚姻和前途等。护士应做好针对性地解释，消除家属的顾虑。

附　入院护理评估表

姓名：　　　　性别：　　　　年龄：　　　　科室：　　　　床号：

住院号/ID 号：　　　　　　入院日期：　　年　　月　　日

入院类型：□自愿　□非自愿情形一　□非自愿情形二　□强制　时　分入病房

医疗费用支付方式：□自费　□公费医疗　□医保　□社保　□商业保险

　　　　　　　　　□他人赔付　□其他：

入院方式：□步行　□扶行　□轮椅　□平车　□其他：

身体约束：□无　□有，约束方式为：

陪同者：□家属　□警察　□同事　□其他：

入院前6小时内有无注射或服用镇静药物：□无　□不详　□有，说明剂量和时间：

入院（初步）诊断：

一、基本资料

资料来源（可多选）：□患者　□家属　□警察　□同事　□其他：

职业：　　　　民族：　　　　宗教：□无　□有，具体说明：

教育程度：□小学　□中学　□中专　□大专　□本科　□硕士　□博士　□其他：

婚姻状态：□未婚　□同居　□已婚　□离异　□分居　□丧偶

语言：　□普通话　□英语　□其他：

吸烟：　□无　□有，＿＿＿支/天；饮酒：□无　□有，＿＿＿＿＿两/天

精神障碍开始时间：□不详　□清楚，时间是：

曾入精神科：□不清楚　□0次　□1次　□2次　□3次以上

末次出院时间：□不适用　□不详　□清楚，时间是：

出院后门诊复诊：□不适用 □不详 □不复诊 □依时复诊 □不依时复诊
遵医嘱服用精神药物：□不适用 □不详 □遵从服药 □不按时服药 □拒绝服药
既往自杀/暴力/物质滥用/犯罪/非礼情况：□没有 □不详 □有，具体说明：
家族精神疾病史：□没有 □不详 □有，具体说明：
食物/药物过敏史：□无 □有，具体说明：
其他疾病/外伤/手术史：□无 □有，具体说明：
曾经有重大精神刺激或特殊生活事件：□无 □有，具体说明：

二、生理预警（MEWS）系统评估

生命体征：体温_____℃ 脉搏/心率_____次/分（起搏器 □有 □无）

呼吸_____次/分 血压_____mmHg

评分项目分值	3	2	1	0	1	2	3	得分
意识状态				清醒	对言语有反应	对疼痛有反应	无反应	
体温（℃）		≤35	35.1~36	36.1~38	38.1~38.5	≥38.5		
心率（次/分）		≤40	41~50	51~100	101~110	111~130	≥130	
血压（收缩压）	≤70	71~80	81~100	101~199		≥200		
呼吸（次/分）		≤8		9~14	15~20	21~29	≥30	

总得分： （如果≥4分立即报告医生并进行相应处理）

三、护理评估

（一）生理功能评估

1. 循环系统

胸痛：□无 □有　　　　胸闷：□无 □有
心悸：□无 □有

2. 呼吸系统

呼吸型态：□正常 □呼吸急促 □呼吸困难 □辅助呼吸
咳嗽：□无 □有　　　　咳痰：□无 □有，颜色及量：
喘息：□无 □有

3. 神经功能

意识：□清醒 □嗜睡 □浅昏迷 □深昏迷

瞳孔对光反射：□灵敏 □迟钝 □消失

失语：□有 □无

用词困难：□有 □无

表达清楚：□是 □否

4. 肌力/肌张力/活动度/协调性

肌力：□正常 □异常情况（部位及分级）：

肌张力：□正常 □异常情况（部位及分级）：

活动度：□正常 □异常情况：

协调性：□正常 □异常情况：

5. 感觉功能

视觉障碍：□正常 □障碍： 听觉障碍：□正常 □障碍：

6. 电解质/酸碱/体液平衡

体液平衡评估：□正常 □不足 □超负荷

电解质平衡评估：□未检查 □正常 □异常：

酸碱平衡评估：□未检查 □正常 □异常：

7. 进食与营养

进食方式：□自主 □协助 □管饲 □其他：

吞咽功能：□正常 □呛咳 □反流 □其他：

营养状态：身高_____cm 体重_____kg 体质指数（BMI）：□过低（<18.5）

□正常（18.5~23.9） □超重（>23.9） □肥胖（≥27）

8. 排泄功能

排尿：□正常 □异常（○膀胱刺激征 ○尿潴留 ○尿失禁 ○留置尿管

○其他： ）

排便：次数：_____次/天 □正常 □异常：（○便秘 ○腹泻 ○大便失禁

○肠造瘘 ○其他： ）

9. 皮肤黏膜

皮肤外观：□未见异常 □可见异常，具体说明：

皮肤感觉：□正常 □障碍：具体说明：

口腔卫生：□良好 □一般 □差；口腔黏膜：□完整 □溃疡 □红肿 □其他：

10. 睡眠状态

□正常 □异常（○难入睡 ○易醒 ○早醒 ○多梦 ○药物辅助 ○醒后疲劳感）

11. 疼痛

□无 □有，疼痛部位、等级及伴随症状：

12. 其他症状和体征：

（二）精神评估

1. 认知能力评估

定向力：□无 □地点 □时间 □人物

记忆力：□满意 □不满意 □未能评估

注意力：□集中 □不集中

理解力：□满意 □不满意

2. 症状评估

感知觉：□未引出 □错觉 □幻觉（○听 ○视 ○嗅 ○其他： ）
□其他：

思维：□未引出 □奔逸 □迟缓 □关系 □被害 □夸大 □被洞悉感
□其他：

自知力：□存在 □部分存在 □无

情感：□适切 □不适切（○高涨 ○易激惹 ○低落 ○焦虑 ○恐怖
○其他： ）

动作行为：□过分活跃 □破坏 □幼稚 □模仿 □违拗 □木僵 □其他：

（三）社会心理评估

住院意愿：□愿意 □被动 □抗拒 家人对患者态度：□抗拒 □溺爱 □支持

工作学习动力：□高 □一般 □低 □不适合

沟通技巧：□好 □一般 □差 应对压力能力：□好 □一般 □差

注：入院护理评估表内容仅供参考。

【评分标准】

接诊考核评分标准

单位_____ 科室_____ 姓名_____

项目	总分	技术操作要求	评分等级				实际得分	备注
			A	B	C	D		
评估	15	1. 评估病历资料是否齐全	5	4	3	2		
		2. 评估有无传染性疾病	5	4	3	2		
		3. 评估安全性	5	4	3	2		
操作准备	15	1. 用物准备：是否齐全	5	4	3	2		
		2. 环境准备：安全、舒适、整洁	5	4	3	2		
		3. 护士准备：着装整洁、情绪饱满、熟悉接诊内容和流程	5	4	3	2		

项 目	总分	技术操作要求	评 分 等 级				实际得分	备注
			A	B	C	D		
操作步骤	60	1. 提前安排床单元，必要时约束准备	5	4	3	2		
		2. 与门诊护送人员做好交接	5	4	3	2		
		3. 迎接患者及家属，主动介绍自己	5	4	3	2		
		4. 测量生命体征、体重和身高	5	4	3	2		
		5. 视情况完成入院介绍和评估	5	4	3	2		
		6. 介绍病房环境、病友，妥善管理物品	5	4	3	2		
		7. 更换住院服、卫生评估和身体检查	5	4	3	2		
		8. 介绍医务人员、入院须知	5	4	3	2		
		9. 耐心解答患者及家属提出的问题	5	4	3	2		
		10. 访谈和风险评估	5	4	3	2		
		11. 高风险患者做好报告和设立警示标识	5	4	3	2		
		12. 完善一览表、床头卡和入院相关记录	5	4	3	2		
评价	10	1. 符合护士礼仪规范	5	4	3	2		
		2. 观察细致，沟通到位	5	4	3	2		
总分	100							

主考教师＿＿＿＿＿＿　　考核日期＿＿＿＿＿＿

第三节　治疗依从性评估

治疗依从性是指患者对医嘱治疗措施遵从的程度，可分为完全依从、部分依从和完全不依从三类。依从性不良在精神障碍患者治疗过程中较为普遍，可引起多方面的后果，包括治疗失败、病情难以控制、反复住院、不良反应增加等，从而导致病程迁延，严重影响生活质量与身体健康，同时也导致医疗费用的增加。因此应重视治疗依从性评估，对依从性不良的患者积极进行干预。治疗依从性没有统一适用的评估标准和形式，主要采用的方法有等级法、自知力、药物用量计算法、药物浓度监测、依从性量表等。本节结合以上方法进行综合评估，对涉及药物评估的内容请参考第六节。

【目的】

1. 监测患者对治疗的依从程度，识别出依从性不良的患者。

2. 根据依从程度采取针对性干预措施，提高治疗和康复的效果。

【操作评估】

1. 一般情况

（1）人口学特征　青年患者尤其是男青年患者依从性较差，可能与年轻人不顺从特点有关；老年患者可能会因记忆减退或躯体疾病需要服用多种药物而妨碍了依从性；文化层次低的患者对疾病和治疗方案的理解有限，依从性相对较差。女性患者可能因健康意识和自我照顾意识更强而依从性更好。

（2）病情表现　相对而言，患者病情越重，症状越丰富，对病情的认识越差，依从性也越差；反之亦然。

2. 社会资源和支持情况

（1）社会资源　经济状况差、社会阶层低的患者依从性较差。经济状况好的患者依从性相对较好，可能与其基本生活满足后对自身的健康更加重视有关。

（2）社会支持　有研究表明社会支持，特别是家庭支持良好的患者治疗依从性较高。

【操作准备】

1. 用物准备　病历资料、治疗登记表、自知力与治疗态度问卷、笔等。

2. 护士准备　着装整洁、情绪饱满，熟悉评估内容和流程，准备评估相关物品。

3. 患者准备　一般不需要特别准备，较正式的评估（如做问卷调查）需向患者解释，取得合作，安排合适的评估时间与地点。

【操作步骤】

1. 护士向患者解释需要进行治疗评估，希望患者配合。

2. 征得患者同意后，带患者到事先安排、安静、少干扰的环境进行评估。

3. 了解患者对治疗的态度和信念。

（1）询问患者对自身健康、疾病病因和严重程度、"病耻感"等方面的看法。重视个体健康、对精神疾病认识程度高则依从性好，对精神疾病存在"病耻感"的患者会极力回避一切与疾病相关的事情，治疗依从性差。

（2）根据患者参与治疗的登记情况，了解既往患者的依从性，探讨愿意治疗或拒绝治疗的原因，包括患者个人因素，也包括医务人员、家人、其他患者等他人因素，还包括治疗本身的因素，如治疗的作用与副作用。在此过程中评估患者对治疗的认识，并针对性地给予健康教育。

（3）可用自知力与治疗态度问卷（附后）对自知力进行量化评估。该问卷由 McEvoy JP 等人编制，具有较好的信度和效度。

4. 了解患者治疗依从程度。治疗依从程度分为"好"（75%～100% 按医嘱）、"中等"（25%～75% 按医嘱）、"差"（0%～25% 按医嘱）和"过度依从"（为增加疗效，超出医嘱剂量治疗）。

5. 总结评估过程，感谢患者对评估的配合。

6. 记录评估情况，根据引起依从不良的原因，及时采取针对性干预措施。

【难点及重点】

治疗依从性评估的难点在于取得患者对评估过程的配合，而重点在于评估患者的治疗依从性不良的程度及原因，需要护士注意接触和沟通技巧，避免引起患者反感，保证评估过程的顺利进行。

【注意事项】

1. 在治疗护理过程中，依从性不良的患者很容易被护士发现，但是引起依从性不良的原因往往没那么明显，从而不能针对性地干预，因此治疗依从性评估不仅要识别依从性不良的患者，而且要全面、系统地找出影响患者依从性的因素。

2. 在对患者进行治疗依从性评估的过程中，应设身处地理解患者的依从性表现，以使患者感到被尊重和接纳，同时在评估过程中对患者积极正面的因素及时给予肯定和鼓励，对病情不利的消极因素要及时指出，说明后果的严重性，如果患者不接受，不要急于辩解，要理解患者接受需要一定的时间和过程。

3. 如果治疗不依从的原因涉及到医务人员，应耐心倾听，态度诚恳。如涉及到评估者自身，应及时检讨原因，消除误解；如涉及到其他医务人员，应转告当事人或管理者。

4. 应重视自知力在治疗依从性方面所发挥的作用。自知力作为精神科临床最常见的精神症状之一，在精神科临床诊断、鉴别诊断、疗效评定及预后评估等方面均具有重要意义。

5. 治疗依从性评估涉及到家庭经济、家人支持和病情等因素，应充分考虑保护患者隐私和维护患者自尊。

附：自知力与治疗态度问卷（ITAQ）

说明：自知力与治疗态度是评价重性精神疾病治疗效果和判断疾病恢复程度的重要指征，主要用来评定精神障碍患者对疾病的认识及服药的态度。评分标准：0 - 没有认识；1 - 部分认识；2 - 全部认识。分值范围：0~22，分数越高，表明患者自知力越充分。

问题	分值		
1. 你刚入院时，有没有与多数人有不同的精神问题（神经紧张、担忧）	0	1	2
2. 那时你有没有必要到这个医院来	0	1	2
3. 你现在有什么精神问题（神经紧张、担忧）吗	0	1	2
4. 你现在有必要住到这个医院里来吗	0	1	2 .
5. 在你出院之后，还有可能发生精神（神经紧张、担忧）问题吗	0	1	2
6. 在你出院之后，你需要一位精神科医生（或精神卫生中心）随访吗	0	1	2
7. 在你入院之前，你需要用药物来治疗精神问题（神经紧张、担忧）吗	0	1	2

问题	分值		
8. 现在你需要用药物来治疗精神（神经紧张、担忧）问题吗	0	1	2
9. 在你出院之后，你需要用药物来治疗精神（神经紧张、担忧）问题吗	0	1	2
10. 你愿意服这些药吗	0	1	2
11. 这些药物对你有好处吗	0	1	2

【评分标准】

治疗依从性评估考核评分标准

单位_____　科室_____　姓名_____

项　目	总分	技术操作要求	评 分 等 级				实际得分	备注
			A	B	C	D		
评估	15	1. 人口学特征	5	4	3	2		
		2. 病情表现	5	4	3	2		
		3. 评估社会资源和支持情况	5	4	3	2		
操作准备	15	1. 用物准备：病历、治疗登记表、问卷等	5	4	3	2		
		2. 护士准备：着装、情绪、备物等	5	4	3	2		
		3. 患者准备：解释，安排时间与地点	5	4	3	2		
操作步骤	60	1. 解释目的，取得配合	5	4	3	2		
		2. 带患者至合适评估环境	5	4	3	2		
		3. 询问对自身健康、疾病、病耻感等看法	10	8	6	4		
		4. 评估影响治疗的患者因素	5	4	3	2		
		5. 评估他人影响因素	5	4	3	2		
		6. 评估治疗本身的因素	5	4	3	2		
		7. 评估自知力情况	5	4	3	2		
		8. 了解患者治疗依从程度	5	4	3	2		
		9. 评估过程给予适当的指导	5	4	3	2		

续表

项　目	总分	技术操作要求	评分等级				实际得分	备注
			A	B	C	D		
操作步骤		10. 总结评估过程，感谢患者的配合	5	4	3	2		
		11. 记录评估结果，采取针对性措施	5	4	3	2		
评价	10	1. 条理清楚，重点突出	5	4	3	2		
		2. 观察细致，沟通到位	5	4	3	2		
总分	100							

主考教师＿＿＿＿＿＿＿　　　考核日期＿＿＿＿＿＿＿

第四节　自理能力评估

自理能力是指人们在生活中自己照料自己的行为能力，主要体现为日常生活活动能力。日常生活活动能力是指人们为独立生活而每日必须反复进行的、最基本的、具有共同性的身体活动的能力，包括基本生活活动能力和辅助生活活动能力。基本生活活动是指维持最基本的生存及生活需要必须进行的活动，其能力可以用 Barthel 指数评定量表评估，包含生活自理能力（如穿衣、进食、如厕、修饰、洗澡、大小便等）和功能性移动能力（如转移、行走、上下楼梯等）。辅助生活活动又称复杂或工具性日常生活活动，包括人们在家庭、工作和社区中的一切活动，其能力可用功能独立性评定（FIM）。精神疾病患者大都存在生理自理能力障碍，严重影响生活质量。按照奥瑞姆（Orem）的自理模式，评估患者的自理能力，可以根据自理能力缺陷程度针对性给予全补偿、部分补偿或支持教育，从而满足患者的自理需求。

【目的】

1. 了解患者的日常生活活动能力，为制定护理措施提供依据。

2. 筛选出完全不能自理及部分自理的患者，确定帮助和照顾的程度，促进患者自理。

【操作评估】

1. 一般情况 包括年龄、性别、文化、职业、生活态度、生活习俗等。

2. 病情变化 查看病历资料，了解患者的病情变化，包括精神和躯体疾病，患者是否存在意识障碍、精神症状、智能障碍、躯体活动障碍、视听触觉受损等影响自理能力的因素。

【操作准备】

1. 用物准备 病历资料、Barthel 指数评定量表、功能独立性评定（FIM）、笔、衣服、毛巾、牙刷、水杯、碗、汤匙等。

2. 护士准备 着装整洁、情绪饱满、熟悉评估内容和流程，准备评估相关物品。

3. 环境准备 环境应安静、舒适，配备病床、椅、楼梯、浴室、厕所等。

【操作步骤】

1. 携带用物，向患者或家属解释评估的目的。

2. 评估患者参与自理活动的主观能动性，能否利用现存的功能自理生活。

3. 评估患者进食及进食自理能力，包括准备食物、使用食具、拿取食物、咀嚼、吞咽食物和水的能力。

4. 评估患者自行穿衣能力，包括患者的肢体活动及协调能力，是否存在肌力不足、认知障碍、意识障碍等影响患者自行穿衣的因素。

5. 评估患者个人卫生自理能力，是否具备维持自身清洁和修饰外表的能力，包括口腔、毛发、皮肤、指/趾甲等的清洁度。

6. 评估患者安全如厕的能力，包括患者排尿、排便的习惯，是否需要辅助工具以及需要协助的程度。

7. 评估有无影响自理能力的治疗相关因素，如侵入性管道（静脉用药、管饲、引流等）、应用特殊或专科药物（精神药物、降压药、降糖药等）及治疗措施等。

8. 评估患者疾病的自我监测能力，包括对疾病相关知识、病情好转或恶化表现等知晓程度。

9. 评估患者与治疗相关的自我照顾能力，包括患者是否掌握药物的储存、使用、药物的作用和副作用等。

10. 评估患者及家属对于疾病治疗或保持健康的态度，是否了解复诊的必要性，是否了解复诊的流程、时间、地点、所需资料，复诊时家属会否陪同等。

11. 评估患者及家属遇到无法处理的治疗和护理问题时能否寻求帮助；经济困难的患者能否获得社会来源的经济支持等。

12. 根据需要填写 Barthel 指数评定量表和功能独立性评定（FIM），见附表。

13. 准确记录评估结果。根据评估结果，以恰当的方式帮助患者。

【难点及重点】

1. 难点

（1）全面细致的自理能力评估，需时较长，患者往往难以配合。一方面需要护士运用良好的沟通技巧，注意引导；另一方面需要护士保持耐心，对不配合的患者可以分段和通过侧面进行评估。

（2）自理能力评估需要综合的专业知识和熟练的操作技能才能准确评估，需要操作护士加强培训。

2. 重点

（1）评估躯体疾病对患者意识状态和肢体活动能力的影响。

（2）评估精神症状对患者自理能力评估的影响，同时注意排除患者故意掩饰自己实际的自理能力。

【注意事项】

1. 评估者应熟练掌握评估技巧和评估内容，尽可能在患者自然活动状态下进行评估。

2. 由于评估内容多，耗费时间长，应根据患者情况选择使用，一般情况下只进行 Barthel 指数评定量表评估，对回归社区的患者及社区的老人可进行 FIM 评估。

3. 对于约束或限制隔离的精神疾病患者进行自理能力评估时，有可能低估患者的自理能力。

附：Barthel 指数评定量表

项目	评分	标准	评估日期
大便	0	失禁或昏迷	
	5	偶有失禁（每周 <1 次）	
	10	控制	
小便	0	失禁或昏迷或需由他人导尿	
	5	偶有失禁（每 24 小时 <1 次）	
	10	控制	
修饰	0	需要帮助	
	5	自理（洗脸、梳头、刷牙、剃须）	
如厕	0	依赖他人	
	5	需部分帮助	
	10	自理（进出厕所、使用厕纸、穿脱裤子）	
进食	0	较大或完全依赖	
	5	需部分帮助（切面包、抹黄油、夹菜、盛饭）	
	10	全面自理（能进食各种食物，但不包括取饭、做饭）	
转移	0	完全依赖他人，无坐位平衡	
	5	需大量帮助（1~2 人，身体帮助），能坐	
	10	需少量帮助（言语或身体帮助）	
	15	自理	
活动	0	不能自理	
	5	在轮椅上能独立行动	
	10	需 1 人帮助步行（言语或身体帮助）	
	15	独立步行（可用辅助器，在家及附近）	
穿衣	0	依赖他人	
	5	需一半帮助	
	10	自理（自己系、解纽扣，关、开拉锁和穿鞋）	

续表

项目	评分	标准	评估日期
上下楼梯	0	不能	
	5	需帮助（言语、身体、手杖帮助）	
	10	独立上下楼梯	
洗澡	0	依赖	
	5	自理	
总得分			
评估人			

评分结果：满分100分。<20分为极严重功能缺陷，生活完全需要依赖；20~40分为生活需要很大帮助；40~60分为生活需要帮助；>60分为生活基本自理。

附：功能独立性评定（FIM）

项目				评分
运动功能	自理能力	1	进食	
		2	梳洗修饰	
		3	洗澡	
		4	穿裤子	
		5	穿上衣	
		6	上厕所	
	括约肌控制	7	膀胱管理	
		8	直肠管理	
	转移	9	从床到椅、到轮椅间的移动	
		10	如厕	
		11	盆浴或淋浴	
	行走	12	步行/轮椅	
		13	上下楼梯	
		运动功能评分		
认知功能	交流	14	理解	
		15	表达	

续表

项目			评分
认知功能	社会认知	16　社会交往	
		17　解决问题	
		18　记忆	
	认知功能评分		
	FIM 总分		

注：功能水平和评分标准：

独立：活动中不需他人帮助。

1. 完全独立（7分）　构成活动的所有作业均能规范、完整完成，不需要辅助设备或用品，并在合理的时间内完成。

2. 有条件的独立（6分）　具有下列一项或几项：活动中需要辅助设备；活动需要比正常长的时间；或需要安全方面的考虑。

依赖：为了进行活动，患者需要另一个人予以监护或身体的接触性帮助，或者不进行活动。

1. 有条件的依赖　患者付出50%或更多的努力，其所需的辅助水平如下：

（1）监护和准备（5分）　患者所需的帮助只限于备用、提示或劝告，帮助者和患者之间没有身体的接触或帮助者仅需要帮助准备必需用品；或帮助带上矫形器。

（2）少量身体接触的帮助（4分）　患者所需的帮助只限于轻轻接触，自己能付出75%或以上的努力。

（3）中度身体接触的帮助（3分）　患者需要中度的帮助，自己能付出50%~75%的努力。

2. 完全依赖　患者需要一半以上的帮助或完全依赖他人，否则活动就不能进行。

（1）大量身体接触的帮助（2分）　患者付出的努力小于50%，但大于25%。

（2）完全依赖（1分）　患者付出的努力小于25%。

FIM的最高分为126分（运动功能评分91分，认知功能评分35分），最低分18分。

结果判定：126分，完全独立；108~125分，基本独立；90~107分，有条件的独立或极轻度依赖；72~89分，轻度依赖；54~71分，中度依赖；36~53分，重度依赖；19~35分，极重度依赖；18分，完全依赖。

【评分标准】

自理能力评估考核评分标准

单位_____ 科室_____ 姓名_____

项　目	总分	技术操作要求	A	B	C	D	实际得分	备注
操作评估	10	1. 一般情况	5	4	3	2		
		2. 病情表现	5	4	3	2		
操作准备	15	1. 用物准备	5	4	3	2		
		2. 护士准备	5	4	3	2		
		3. 环境准备	5	4	3	2		
操作步骤	65	1. 携带用物，解释评估的目的	5	4	3	2		
		2. 评估自理活动的主观能动性	5	4	3	2		
		3. 评估进食及进食自理能力	5	4	3	2		
		4. 评估穿衣能力	5	4	3	2		
		5. 评估个人卫生自理能力	5	4	3	2		
		6. 评估安全如厕的能力	5	4	3	2		
		7. 评估影响自理能力的治疗相关因素	5	4	3	2		
		8. 评估疾病的自我监测能力	5	4	3	2		
		9. 评估与治疗相关的自我照顾能力	5	4	3	2		
		10. 评估疾病治疗或保持健康的态度	5	4	3	2		
		11. 评估能否寻求帮助和获得社会支持	5	4	3	2		
		12. 根据需要填写 Barthel 指数评定量表和功能独立性评定（FIM）	5	4	3	2		
		13. 准确记录及处理评估结果	5	4	3	2		
评价	10	1. 条理清楚，重点突出	5	4	3	2		
		2. 观察细致，沟通到位	5	4	3	2		
总分	100							

主考教师_____　　　考核日期_____

第五节　医学保护性约束

保护性约束是指在医疗机构内，当患者发生或将要发生伤害自身、危害他人安全、扰乱医疗秩序的行为时，医疗机构及其医务人员在没有其他可替代措施的前提下，为了保护患者或他人安全而采取的一种操作技术。临床上常用的保护性约束措施是身体约束。常用的保护性约束用具包括传统约束带（以条索状宽布带为代表）、磁扣式约束带、约束衣、约束手套、约束脚套以及保暖性四肢约束带等。不同约束工具根据患者具体情况可以单独使用，也可以联合使用。约束部位以肢体约束为主，四肢与肩部共用的约束方法也较普遍。目前国内精神科临床最常用的是条索状宽布带和磁扣式约束带。

【目的】

约束患者躯体或四肢活动，防止伤害自身、危害他人安全、扰乱医疗秩序等情况，确保医疗安全和各项治疗护理工作的顺利完成。

【操作评估】

1. 评估患者是否符合《中华人民共和国精神卫生法》规定的保护性约束的情形并且无可替代性措施。

2. 评估患者的年龄、职业、活动能力、精神心理、躯体疾病等情况。

3. 评估患者及家属对保护性约束的认知和接受程度。

【操作准备】

1. 用物准备　合适的约束用具、护垫、记录单、速干手消毒剂、有保护性约束医嘱等。

2. 护士准备　仪表端庄，衣帽整洁，无长指甲，（手）无饰品。足够的人力，做好人员分工。

3. 患者准备　注意稳定情绪，情况允许条件下禁食、排空大小便。

【操作步骤】

1. 做好操作准备，洗手。

2. 向患者/家属解释操作目的，取得知情同意。

3. 疏散围观的患者。

4. 安抚患者，在分工合作控制患者的情况下实施保护性约束。

4.1　条索状约束带操作流程

（1）核对床号、姓名、登记号，必须核对腕带。

（2）暴露患者的腕部或者踝部。

（3）约束带绕腕部一周，在腕外侧打结，松紧以能容一到两指为宜。

（4）协助患者取舒适体位，约束带自然垂直，双根带穿过床沿，将约束带系于两侧床缘。

（5）再次将约束带穿过床沿，系在患者头部方向的床下。

注：流程（2）～（5）见图1-5-1。

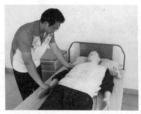

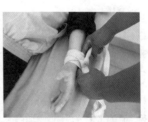

1.暴露患者的腕部 　　　　　　　2.约束带绕腕部一周，在腕外侧打结，松紧以容一到两指为宜

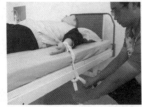

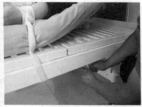

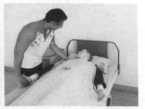

3.协助患者取舒适体位，约束带自然垂直，双根带穿过床沿，系于两侧床缘　4.再次将约束带穿过床沿，系在患者头部方向的床下　5.整理用物，再次查对并安慰患者，交待注意事项

图1-5-1　条索状约束带腕部约束法

（6）需要约束肩部的话，暴露患者双肩，将约束带置于患者颈下。

（7）协助患者取舒适体位，将约束带自下而上绕过患者双肩部。

（8）双侧约束带在患者颈下交叉。

（9）将约束带两端系于床沿下。

（10）为患者垫好枕头。

注：流程（6）－（10）见图1－5－2。

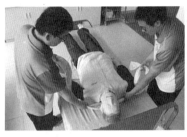

1. 暴露患者双肩，将约束带置于患者颈下

2. 协助患者取舒适体位，将约束带自下而上绕过患者双肩部

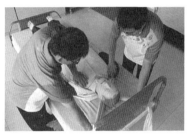

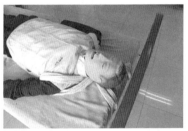

3. 双侧约束带在患者颈下交叉

4. 将约束带两端系于床沿下

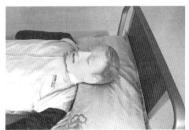

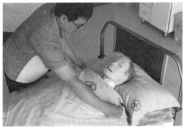

5. 为患者垫好枕头

6. 整理用物，再次查对并安慰患者，交待注意事项

图1－5－2 条索状约束带肩部约束法

4.2 磁扣式约束带操作流程

4.2.1 腹部约束（图1-5-3）

（1）子锁放入腹带处两侧固定带预锁孔内。

（2）约束带放在床上。

（3）固定带固定于床上。

（4）调整约束带于合适位置用磁扣锁锁定。

（5）限位带与固定带用磁扣锁锁定。

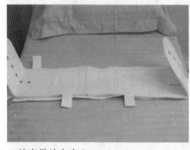

1. 约束带放在床上

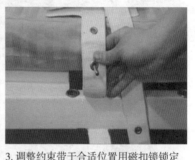

3. 调整约束带于合适位置用磁扣锁锁定

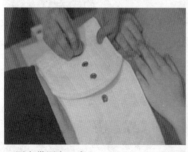

2. 固定带固定于床上

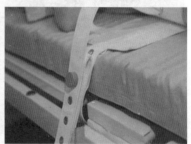

4. 限位带与固定带用磁扣锁锁定

图1-5-3 磁扣式床用腹部约束带操作流程

4.2.2 肩膀约束（图1-5-4）

（1）约束带放于患者合适位置。

（2）腹带磁扣锁打开。

（3）肩带与腹带用磁扣锁锁定。

（4）胸带与肩带用磁扣锁锁定。

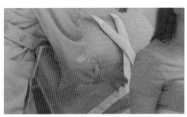

1. 约束带放于患者合适位置

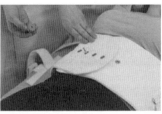

2. 腹带磁扣锁打开

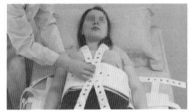

3. 肩带与腹带用磁扣锁锁定

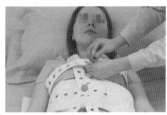

4. 胸带与肩带用磁扣锁锁定

图 1 - 5 - 4 磁扣式肩膀约束带操作流程

4.2.3 手腕约束（图 1 - 5 - 5）

（1）子锁放入约束带预锁孔内。

（2）腕带紧紧裹住患者腕部，用磁扣锁锁定。

（3）固定带固定于床上用磁扣锁锁定。

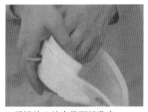

1. 子锁放入约束带预锁孔内

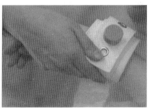

2. 腕带紧紧裹住患者腕部，用磁扣锁锁定

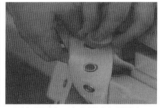

3. 固定带固定于床上用磁扣锁锁定

图 1 - 5 - 5 磁扣式手腕约束带操作流程

4.2.4 脚部约束流程（图 1 - 5 - 6）

（1）子锁放入约束带预锁孔内。

（2）约束带紧紧裹住患者脚腕部。

（3）腕带穿过床带约束孔，用磁扣锁锁定。

（4）固定床带用磁扣锁锁定。

5. 为患者盖好被单，整理用物。

6. 再次查对并安慰患者，交待注意事项。

7. 洗手，记录约束时间、部位、皮肤情况、约束带数量和种类等。

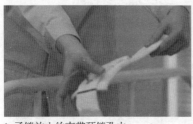
1. 子锁放入约束带预锁孔内

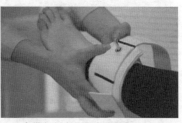
2. 约束带紧紧裹住患者脚腕部

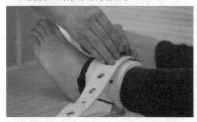
3. 腕带穿过床带的束孔，用磁扣锁锁定

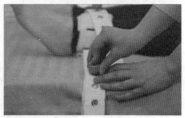
4. 固定床带，用磁扣锁锁定

图 1-5-6　磁扣式手脚部约束带操作流程

【难点及重点】

保护性约束的难点及重点在于准确判断患者具有约束适应证以及使用可替代性措施无效的情况，需要护士充分领会《中华人民共和国精神卫生法》精神和具有充分的人文关怀，确保精神障碍患者权益。

【注意事项】

1. 一般情况下，应当按照精神科执业医师的医嘱实施约束。特殊或者紧急情况下，可按精神科执业医师的口头医嘱实施紧急约束。医师应当在患者被紧急约束后 30 分钟内补充书面医嘱，并在病程记录内记载和说明理由。

2. 约束时使用正确的约束技术，体位舒适，松紧适宜，防止发生皮肤组织损伤、关节脱位或骨折、疼痛、臂丛神经麻痹、受损、肢体血液回流障碍等并发症。

3. 将患者安置在重点监护病室，加强巡视，防止其他患者攻击被保护患者；每15~30分钟巡视一次，2小时松解一次，活动肢体，协助翻身，及时解除约束并做好记录。

4. 被约束患者的护理交接班应当在床边进行，内容包括松紧情况、皮肤情况、保护带数目，以及护理记录是否完整、正确等。

5. 约束期间，做好患者的饮食、睡眠、保暖、大小便等生活护理。

6. 长时间保护性约束患者须进行静脉栓塞风险评估并做好预防。

【评分标准】

保护性约束评分标准

项 目	总分	技术操作要求	评 分 等 级				实际得分	备注
			A	B	C	D		
操作评估	15	1. 评估是否适宜约束	5	4	3	2		
		2. 评估患者一般及躯体疾病情况	5	4	3	2		
		3. 评估对保护性约束的认知和接受程度	5	4	3	2		
操作准备	15	1. 用物准备	5	4	3	2		
		2. 护士准备	5	4	3	2		
		3. 环境准备	5	4	3	2		
操作步骤	60	1. 做好操作准备，洗手	5	4	3	2		
		2. 解释操作目的，取得知情同意	5	4	3	2		
		3. 疏散围观的患者	5	4	3	2		
		4. 安抚患者	5	4	3	2		
		5. 分工合作控制患者	5	4	3	2		
		6. 患者肢体处于功能位	5	4	3	2		
		7. 正确使用约束用具	5	4	3	2		
		8. 约束松紧适宜	5	4	3	2		
		9. 约束带固定稳妥	5	4	3	2		
		10. 为患者盖好被单，整理用物	5	4	3	2		
		11. 再次查对并安慰患者，交待注意事项	5	4	3	2		
		12. 洗手，记录约束时间、部位、皮肤情况、约束带数量和种类等	5	4	3	2		

项 目	总分	技术操作要求	评 分 等 级				实际得分	备注
			A	B	C	D		
评价	10	1. 爱伤观念强，注意沟通 2. 操作熟练，动作到位	5 5	4 4	3 3	2 2		
总分	100							

第六节　服药评估

口服给药是临床上最常用，且方便、经济、安全的给药方法，适用范围最广。同时，口服给药也是精神障碍患者控制病情和预防复发的重要措施。精神障碍患者因自知力缺乏、受幻觉或妄想支配、病耻感等原因经常出现拒绝服药、藏药等行为。因此，护士给药必须要严格执行查对制度，评估患者依从性和个体差异，掌握准确的用药护理技术，观察和了解患者用药后的反应，确保用药安全。

【目的】

协助患者遵照医嘱安全、正确地服下药物，以达到减轻症状、治疗疾病、维持正常生理功能、协助诊断和预防复发的目的。

【操作评估】

1. 评估患者病情、年龄、意识状态、自理能力、用药史、过敏史、不良反应、腕带佩戴情况。

2. 评估患者的吞咽能力，口咽部有无溃疡、糜烂，有无恶心、呕吐状况。

3. 评估患者合作程度和遵医行为。

4. 评估患者对药物相关知识的了解程度，包括服药的目的、方法、注意事项和配合要点，取舒适体位。

【操作准备】

1. 环境准备　环境清洁、安静、舒适、安全、光线充足。

2. 护士准备　仪表端庄、衣帽整洁，无长指甲、（手）无饰品，洗手、戴口罩。

3. 药物及用物准备

（1）药物准备 病房医生下达医嘱并审核后，由中心药房根据医嘱备药，中心药房药剂师负责摆药、核对，并将药物送至病房。

（2）用物准备 服药车、药盘、药物、药杯、口服药执行单、药卡、温开水、注射器、研钵、舌钳、开口器、手电筒、滴管、免洗手消毒液、扫码设备等。

（3）备注 如需科内配药，应遵循以下原则：①固体药——药匙取用；②液体制剂——用量杯量取，摇匀药液，一手拇指置于所需刻度上并使之与护士视线平齐，另一手持液体制剂，瓶签朝向手心，倒出所需药液；③油剂或不足1ml按滴计算的药液，可先加入温开水，再用吸管吸取药液（1ml以15滴计算）；④需研碎的药物，研钵研碎后用包药纸包好备用。

【操作步骤】

1. 备齐用物，携至床旁，核对床号、姓名、性别、年龄、药名、浓度、剂量、有效期、时间、用法，询问药物过敏史。

2. 解释服药的目的、方法和配合要点，取舒适体位，如患者提出疑问，应重新核对。

3. 再次采用两种以上方式核对患者信息，正确识别患者身份。

4. 洗手或卫生手消毒。

5. 提供温开水，协助患者服药，确认服下后方可离开，对危重和不能自行服药的患者应予以喂药。

6. 药袋放回时应再次核对患者信息。

7. 协助患者取舒适体位，告知注意事项。

8. 严密观察药物疗效和不良反应，如有异常，应及时与医生联系处理。

9. 整理用物，清洁发药车。

10. 洗手或卫生手消毒，记录发药时间。

【注意事项】

1. 遵医嘱给药。

2. 严格执行查对制度和无菌操作原则。

3. 正确掌握各种药物的服药方法，小剂量液体药物应准确量取，确保剂量准确。

4. 口服药物通常用 40~60℃温开水送服，禁用茶水服药。

5. 鼻饲或消化道出血患者所用的固体药，发药前需将药片研碎。鼻饲给药时，将药物研碎后用水溶解，确保胃管在胃内，先注入 30~50ml 温开水后再将药物由胃管注入，再注入 30~50ml 温开水，最后将胃管末端反折并固定。

6. 增加或停用某种药物时，应及时告知患者。

7. 注意药物之间的配伍禁忌。

8. 对患者和家属进行服药知识健康教育。

9. 患者不在病房或因故暂不能服药者，应做好交班。

10. 同名同姓患者最好不安置在同一个病房，避免给药错误，必要时应通过使用至少两种身份识别方式、信息化等措施正确识别患者身份。

11. 患者拒服药物时，护士应接纳、理解患者，耐心询问患者拒服药物的原因，因药物反应导致的拒服药物应及时通知医生处理；因精神症状导致的拒服药物，应讲解用药的重要性和必要性，劝说无效时，应通知医生，根据医嘱给予相应的处理。

12. 服药后严格检查患者的口、手、杯，对于藏药高风险患者，服药后应专人看护 30 分钟后离开。

【评分标准】

服药评估考核评分标准

单位_____ 科室_____ 姓名_____

项　目	总分	技术操作要求	评 分 等 级				实际得分	备注
			A	B	C	D		
评估	15	1. 患者病情和口咽部情况	5	4	3	2		
		2. 患者合作程度和遵医行为	5	4	3	2		
		3. 患者对药物的了解情况	5	4	3	2		

续表

项 目	总分	技术操作要求	评 分 等 级				实际得分	备注
			A	B	C	D		
操作准备	15	1. 环境准备：清洁、安静、舒适、安全、光线充足	5	4	3	2		
		2. 护士准备：仪表、个人防护、备物等	5	4	3	2		
		3. 患者准备：解释、知晓配合要点	5	4	3	2		
操作步骤	60	1. 备齐用物，携至床旁	5	4	3	2		
		2. 核对患者身份和药物信息	5	4	3	2		
		3. 解释服药的目的、方法和配合要点，取舒适体位，患者提出疑问，应重新核对	5	4	3	2		
		4. 再次核对患者信息，正确识别身份（扫码）	5	4	3	2		
		5. 洗手或卫生手消毒	5	4	3	2		
		6. 协助患者服药	5	4	3	2		
		7. 危重及不能自行服药患者应喂药；鼻饲患者注入方法正确	5	4	3	2		
		8. 药袋放回时应再次核对患者信息	5	4	3	2		
		9. 协助患者取舒适体位，告知注意事项	5	4	3	2		
		10. 严密观察药物疗效和不良反应	5	4	3	2		
		11. 正确处理用物	5	4	3	2		
		12. 洗手、记录	5	4	3	2		
评价	10	1. 动作熟练、准确，查对规范	5	4	3	2		
		2. 与患者沟通有效	5	4	3	2		
总分	100							

主考教师＿＿＿＿＿＿＿＿　　　考核日期＿＿＿＿＿＿＿＿＿

第七节　留取各种标本

标本采集是指采集患者少许的血液、体液、排泄物、分泌物、呕吐物和脱落细胞等样本，通过物理、化学或生物学实验室技术和方法进行检验，作为判断患者有无异常的依据。标本检验结果对于患者疾病的诊断、治疗和预后判断有重要意义，而正确的检验结果与正确的标本采集方法关系密切。护士作为标本采集者，为保证标本的质量，应遵循标本采集的原则，了解检验的目的，掌握正确的标本采集和处理要求，采集过程中严格执行查对制度、遵守无菌技术操作原则及标准预防措施，保证检验结果的准确性。

一、血液标本采集法

（一）毛细血管采血法

毛细血管采血法用于血常规检查。常用的采血部位为耳垂和手指末梢，根据用血量多少和患者年龄、疾病等情况选择采血部位，一般由检验科工作人员具体实施。

（二）静脉采血法

静脉采血法是自静脉抽取血标本的方法。常用的静脉包括四肢浅静脉、颈外静脉、股静脉等。

【目的】

1. 全血标本　测定血沉、血常规及血液中某些物质的含量，如血糖、尿素氮、肌酐、尿酸、肌酸、血氨等。

2. 血清标本　测定肝功能、血清酶、脂类、电解质等。

3. 血培养标本　培养检测血液中的病原菌。

【操作评估】

1. 评估患者的病情、意识状态、治疗情况和肢体活动能力。

2. 评估患者对血标本采集的了解、认识和合作程度。

3. 评估患者的情绪状态有无紧张、焦虑等，有无晕针史。

4. 评估检查项目、采血量和是否需要特殊准备，需空腹取血者应了解是否空腹。

5. 评估穿刺部位皮肤状况和静脉充盈度及管壁弹性。

6. 向患者和家属解释静脉血标本采集的目的、方法、临床意义、注意事项和配合要点，取舒适体位，暴露穿刺部位。

【操作准备】

1. 环境准备 环境清洁、安静、舒适、安全、光线充足。

2. 护士准备 仪表端庄、衣帽整洁，无长指甲、（手）无饰品，洗手、戴口罩。

3. 用物准备

（1）治疗车上层 注射盘（内含碘伏、酒精、棉签、一次性止血带、治疗巾、垫枕、胶布、采血针、标本容器）、弯盘、一次性手套、检验单、扫码设备、免洗手消毒液，必要时备酒精灯、火柴。

（2）治疗车下层 医用垃圾桶、锐器盒。

【操作步骤】

1. 根据检验目的选择适当的标本容器，检查容器是否完好并粘贴标有患者信息的条形码。

2. 备齐用物，携至床旁，核对患者信息、检验单和标本容器。

3. 解释检验的目的、注意事项和配合要点，取舒适体位，暴露穿刺部位。

4. 选择合适的静脉，将治疗巾铺于小垫枕上，置于穿刺部位下。

5. 洗手或卫生手消毒。

6. 按静脉注射法消毒穿刺部位，大于穿刺点上方6cm处系止血带。

7. 再次核对患者身份（使用扫码设备扫描患者腕带和标本容器上的条形码），确认信息正确。

8. 洗手或卫生手消毒。

9. 采血，嘱患者握拳，一手绷紧皮肤，另一手持针，沿血管走行与皮肤成15°~30°穿刺，根据采集标本要求抽取所需用血量。

（1）全血标本 穿刺成功后，拔掉采血针另一端护套，刺入真空管，将血液沿管壁缓慢注入盛有抗凝剂的试管内，轻轻旋转摇动试管 8～10 次，使血液与抗凝剂充分混匀，避免血液凝固。

（2）血清标本　穿刺成功后，将血液沿管壁缓慢注入干燥试管内，避免溶血。

（3）血培养标本　打开血培养瓶盖，以 75% 的酒精棉签消毒血培养瓶口，充分待干 60 秒，将所需血液注入血培养瓶内，轻轻颠倒混匀，注意厌氧瓶勿注入空气。

10. 拔针、按压。抽血完毕，迅速拔出针头，用无菌棉签按压局部 1～2 分钟。

11. 再次核对检查单、患者和标本。

12. 协助患者取舒适卧位，指导患者合理饮食，告知患者检查结果知晓的方式。

13. 按要求处理标本，及时送检。

14. 整理用物，垃圾正确分类处理。

15. 洗手、执行签字。

【注意事项】

1. 严格执行查对制度和无菌操作原则。

2. 采集标本的方法、采血量和时间要准确。生化检验和住院患者静脉血标本应在清晨空腹时采血；细菌培养标本应在抗生素使用前或伤口局部治疗前、高热寒战期采集；门诊患者注意避免药物干扰。

3. 采集血培养标本时，应防止污染，检查瓶塞是否干燥，培养液是否足量。血培养标本应注入无菌容器内，不可混入消毒剂、防腐剂及药物。

4. 同时采集多种血标本时，先将血液注入血培养瓶，再注入抗凝管，最后注入干燥试管。

5. 严禁在输液、输血的肢体或针头处抽取血标本，应在对侧肢体采集。

6. 在安静状态下采集血标本。

7. 采血时尽量缩短止血带的结扎时间，采集后尽快送检，送检过程中避免过度震荡。

血液标本采集法流程见图 1-7-1。

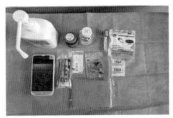

1.用物准备（碘伏、酒精、棉签、一次性止血带、治疗巾、胶布、采血针、标本容器、一次性手套、标签、扫码设备、免洗手消毒液）

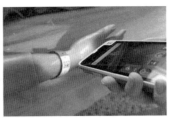

2.核对患者信息、检验单和标本容器

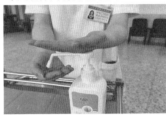

3.洗手或卫生手消毒

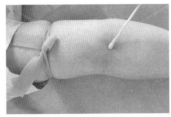

4.穿刺部位下方铺一次性治疗巾，穿刺点上方6cm处系止血带，消毒范围大于5cm

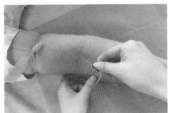

5.采血，嘱患者握拳，一手绷紧皮肤，另一手持针，沿血管走行与皮肤成15°~30°穿刺

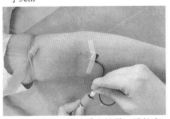

6.穿刺成功后，拔掉采血针另一端护套，刺入真空管，将血液沿管壁缓慢注入盛有抗凝剂的试管

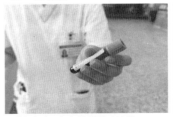

7.采集完毕，轻轻旋转摇动试管8~10次，使血液与抗凝剂充分混匀，避免血液凝固

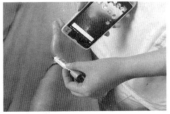

8.再次核对检查单、患者和标本，及时送检

A. 全血标本采集

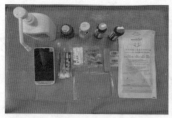

1.用物准备（碘伏、酒精、棉签、一次性止血带、治疗巾、胶布、采血针、血培养标本容器、无菌手套、标签、扫码设备、免洗手消毒液）

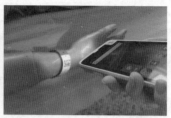

2.核对患者信息、检验单和标本容器

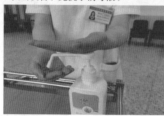

3.操作者进行卫生手消毒，戴帽子、外科口罩

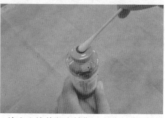

4.检查血培养瓶有效期，去除瓶盖，75%乙醇消毒橡皮塞，待干

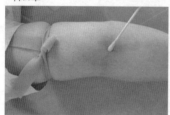

5.戴无菌手套，扎止血带，消毒穿刺部位

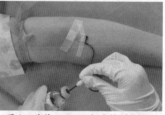

6.采血，先将8~10ml血标本接到需氧瓶，再将剩下的血标本接到厌氧瓶

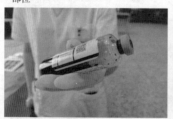

7.轻轻摇匀标本

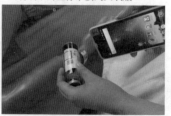

8.再次核对检验单、患者和标本，血培养瓶上注明采血部位及时间，脱手套、洗手、及时送检

B. 血培养标本采集

图1-7-1 血液标本采集流程

【评分标准】

血液标本采集法考核评分标准

单位_____　科室_____　姓名_____

项　目	总分	技术操作要求	评分等级 A	B	C	D	实际得分	备注
评估	15	1. 患者的病情和情绪状态	5	4	3	2		
		2. 穿刺部位皮肤和静脉充盈度	5	4	3	2		
		3. 患者对血标本采集的了解情况和合作程度	5	4	3	2		
操作准备	15	1. 环境准备：清洁、安静、舒适、安全、光线充足	5	4	3	2		
		2. 护士准备：仪表、个人防护、备物等	5	4	3	2		
		3. 患者准备：解释、取舒适体位，暴露穿刺部位	5	4	3	2		
操作步骤	60	1. 备齐用物，携至床旁，核对患者信息、检验单和标本容器	5	4	3	2		
		2. 解释检验的目的、注意事项和配合要点，取舒适卧位，暴露穿刺部位	5	4	3	2		
		3. 选择合适静脉，将治疗巾铺于小垫枕上，置于穿刺部位下方	5	4	3	2		
		4. 洗手或卫生手消毒	5	4	3	2		
		5. 按静脉注射法消毒穿刺部位，穿刺点上方 >6cm 处系止血带	5	4	3	2		
		6. 再次核对患者身份（使用扫码设备扫描患者腕带和标本容器上的条形码），确认信息正确	5	4	3	2		
		7. 洗手或卫生手消毒	5	4	3	2		
		8. 采血，患者握拳，一手绷紧皮肤，另一手持针，沿血管走行与皮肤成 15°～30° 穿刺，根据采集标本要求抽取所需用血量	5	4	3	2		

续表

项　目	总分	技术操作要求	评 分 等 级				实际得分	备注
			A	B	C	D		
操作步骤		9. 拔针、按压。抽血完毕，迅速拔出针头，用无菌棉签按压局部 1～2 分钟	4	3	2	1		
		10. 再次核对检查单、患者和标本	4	3	2	1		
		11. 协助患者取舒适体位，告知患者检查结果知晓的方式	4	3	2	1		
		12. 按要求处理标本，垃圾正确分类处理，及时送检	4	3	2	1		
		13. 洗手、执行签字	4	3	2	1		
评价	10	1. 操作方法正确，遵守无菌原则	5	4	3	2		
		2. 血标本处理正确	5	4	3	2		
总分	100							

主考教师＿＿＿＿＿＿＿　　考核日期＿＿＿＿＿＿＿

二、尿标本采集法

尿标本包括：尿常规标本、尿培养标本和 12 小时或 24 小时尿标本。

【目的】

1. 尿常规标本　检查尿液的颜色、透明度、尿比重，检查有无细胞和管型，进行尿蛋白及尿糖定性检测等。

2. 尿培养标本　用于细菌培养或细菌敏感试验，协助临床诊断和治疗。

3. 12 小时或 24 小时尿标本　用于各种尿生化检查和尿浓缩检查。

【操作评估】

1. 评估患者的病情、临床诊断、意识状态及心理状态。

2. 评估患者的排尿情况和合作程度。

3. 向患者及家属解释留取标本的目的、方法、注意事项和配合要点。

【操作准备】

1. 环境准备 环境宽敞、安静、安全、隐蔽。

2. 护士准备 仪表端庄、衣帽整洁，无长指甲、（手）无饰品，洗手、戴口罩。

3. 用物准备 根据检验目的备齐用物，将条形码粘贴于标本容器上。除检验单、免洗手消毒液、生活垃圾桶、医用垃圾桶及扫码设备外，根据检验目的不同，另备：

（1）尿常规标本 一次性尿常规标本容器、便盆或尿壶。

（2）尿培养标本 无菌标本试管、无菌手套、无菌棉球、消毒液、长柄试管夹、火柴、酒精灯、便器、屏风，必要时备导尿包。

（3）12 小时或 24 小时尿标本 集尿瓶、防腐剂。

【操作步骤】

1. 备齐用物，携至床旁，核对患者信息、检验单和标本容器。

2. 告知采集的目的和配合的方法，使用屏风或床帘遮挡。

3. 采集尿标本

（1）尿常规标本 能自理的患者，给予标本容器，嘱其将晨起第一次尿留于容器内，测定尿比重需留 100ml，其余检验留取 5 ~ 10ml；行动不便的患者，协助其床上使用便器收集尿液于容器内；留置导尿的患者，于集尿袋下方引流孔处打开橡胶塞收集尿液。

（2）尿培养标本 按导尿术要求消毒患者外阴后，嘱患者排尿，弃去前段尿，酒精灯上消毒试管口后接取中段尿 5 ~ 10ml。

（3）12 小时或 24 小时尿标本 应请患者将尿液先排在便器或尿壶内，再倒入集尿袋中，12 小时尿标本应嘱患者 7pm 排空膀胱后开始留尿至次晨 7am，24 小时尿标本应嘱患者 7am 排空膀胱后开始留尿至次晨 7am，测全部尿液总量。

4. 再次核对信息，协助患者取舒适体位，整理用物并正确处理。

5. 洗手、执行签字、及时送检。

【注意事项】

1. 女性患者月经期不宜留取尿标本。

2. 会阴部分泌物过多时，应先清洁或冲洗会阴部再采集标本。

3. 做早孕诊断应留取晨尿。

4. 采集尿培养标本应严格无菌操作，防止标本污染，应在使用抗生素前留取标本。

5. 留取 12 小时或 24 小时尿标本，应在患者留尿液后加入防腐剂，不可将便纸等物混入。

6. 留取尿标本前不宜过多饮水。

7. 尿标本留取后应及时送检。

尿标本采集流程见图 1-7-2。

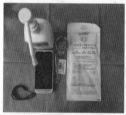

1.用物准备（标本容器、尿杯、一次性手套、标签、扫码设备、免洗手消毒液，尿培养标本采集另备无菌手套火柴、酒精灯）

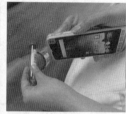

2.核对患者信息、检验单和标本容器

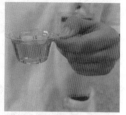

3.嘱患者将其晨起第一次尿留于尿杯内

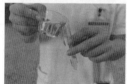

4.将尿杯中的尿液收集于标本容器中

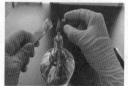

5.如需做尿培养，则戴无菌手套，按导尿术要求消毒患者外阴后，嘱患者排尿，弃去前段尿，在酒精灯上消毒试管口后接取中段尿5~10ml

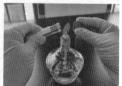

6.接取尿培养标本后，再次在酒精灯上消毒试管口

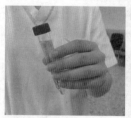

7.盖好标本容器盖子

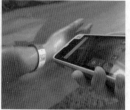

8.再次核对信息，洗手、记录、及时送检

图 1-7-2　尿标本采集流程

【评分标准】

尿标本采集法考核评分标准

单位_____　科室_____　姓名_____

项　目	总分	技术操作要求	评分等级 A	B	C	D	实际得分	备注
评估	15	1. 患者的病情、意识状态等	5	4	3	2		
		2. 患者的排尿情况和合作程度	5	4	3	2		
		3. 患者对留取标本相关知识知晓情况	5	4	3	2		
操作准备	15	1. 环境准备：宽敞、安静、安全、隐蔽	5	4	3	2		
		2. 护士准备：仪表、个人防护、备物等	5	4	3	2		
		3. 患者准备：理解并配合	5	4	3	2		
操作步骤	60	1. 备齐用物，携至床旁，核对患者信息、检验单和标本容器	10	8	6	4		
		2. 告知标本采集的目的和配合方法，使用屏风或床帘遮挡	10	8	6	4		
		3. 采集尿标本：根据需采集的尿标本种类指导患者留取尿标本	10	8	6	4		
		4. 再次核对信息，协助患者取舒适体位，整理用物并正确处理	10	8	6	4		
		5. 按要求处理标本，及时送检	10	8	6	4		
		6. 洗手、执行签字	10	8	6	4		
评价	10	1. 操作方法准确	5	4	3	2		
		2. 标本处理正确	5	4	3	2		
总分	100							

主考教师_____　　考核日期_____

三、粪便标本采集法

粪便标本包括常规标本、细菌培养标本、隐血标本和寄生虫及虫卵标本。

【目的】

1. 常规标本 检查粪便的性状、颜色、细胞等。

2. 培养标本 检查粪便中的致病菌。

3. 隐血标本 检查粪便中肉眼不能察见的微量血液。

4. 寄生虫及虫卵标本 检查粪便中的寄生虫、幼虫及虫卵计数等。

【操作评估】

1. 评估患者的病情、临床诊断、意识状态及心理状态。

2. 评估患者的排便情况和合作程度。

3. 向患者及家属解释留取标本的目的、方法和配合要点。

【操作准备】

1. 环境准备 环境宽敞、安静、安全、隐蔽。

2. 护士准备 仪表端庄、衣帽整洁，无长指甲、（手）无饰品，洗手、戴口罩。

3. 用物准备 根据检验目的备齐用物，将条形码粘贴于标本容器上。除检验单、手套、免洗手消毒液、生活垃圾桶、医用垃圾桶及扫码设备外，根据检验目的的不同，另备：

（1）常规标本 检验盒、清洁便盆。

（2）培养标本 无菌培养瓶、无菌棉签、消毒便盆。

（3）隐血标本 检验盒、清洁便盆。

【操作步骤】

1. 备齐用物，携至床旁，核对患者信息、检验单和标本容器。

2. 告知采集的目的、方法、注意事项和配合的方法，使用屏风或床帘遮挡。

3. 排尿：嘱患者排空膀胱。

4. 采集粪便标本

（1）常规标本 患者排便于便盆内，用检便匙取粪便中央部分或黏液脓血部分约5g，置于检便盒内送检。

（2）培养标本 患者排便于消毒便盆内后，用无菌棉签取粪便中央部分或黏液脓血部分2～5g置于培养瓶内，盖紧瓶塞送检。

（3）隐血标本　按常规标本留取。

（4）寄生虫及虫卵标本　根据寄生虫或虫卵特性进行标本采集。

5. 再次核对信息，协助患者取舒适体位，整理用物并正确处理。

6. 洗手、执行签字、及时送检。

【注意事项】

1. 采集培养标本时，如患者无便意，用无菌长棉签蘸取0.9%氯化钠溶液，由肛门插入6～7cm，顺一个方向轻轻旋转后退出，将棉签置于培养瓶内，盖紧瓶盖。

2. 采集隐血标本时，嘱患者检查前三天禁食肉类、动物肝脏、血和含铁丰富的药物、食物，三天后采集标本，以免造成假阳性。

3. 采集寄生虫标本时，如果患者服用过驱虫药或进行血吸虫卵检查，应留取全部粪便。

4. 检测阿米巴原虫时，在采集标本前几天，禁止服用钡剂、油质或含金属的泻剂，以免金属制剂影响阿米巴虫卵或包囊的显露。

5. 患者腹泻时的水样便应盛于容器中送检。

6. 粪便标本应新鲜，避免混入尿液及其他物质。

7. 灌肠后的粪便、过稀粪便及混有油滴等不宜作为检查标本。

粪便标本采集流程见图1－7－3。

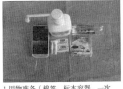

1.用物准备（棉签、标本容器、一次性手套、标签、扫码设备、免洗手消毒液）

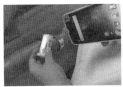

2.核对患者信息、检验单和标本容器

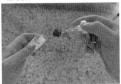

3.嘱患者排便于便盆内，用检便匙取粪便中央部分或粘黏液脓血部约5g，置于检便盒内

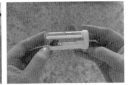

4.盖好检便盒盒盖，再次核对信息，洗手、记录、及时送检

图1－7－3　粪便标本采集流程

【评分标准】

粪便标本采集法考核评分标准

单位_____ 科室_____ 姓名_____

项　目	总分	技术操作要求	A	B	C	D	实际得分	备注
评估	15	1. 评估患者的病情、临床诊断、意识状态及心理状态	5	4	3	2		
		2. 评估患者的排便情况和合作程度	5	4	3	2		
		3. 患者对留取标本相关知识知晓情况	5	4	3	2		
操作前准备	15	1. 环境准备：宽敞、安静、安全、隐蔽	5	4	3	2		
		2. 护士准备：仪表、个人防护、备物等	5	4	3	2		
		3. 患者准备：理解并配合	5	4	3	2		
操作步骤	60	1. 备齐用物，携至床旁，核对患者信息、检验单和标本容器	10	8	6	4		
		2. 告知采集的目的和配合的方法，使用屏风或床帘遮挡	10	8	6	4		
		3. 排尿：嘱患者排空膀胱	10	8	6	4		
		4. 收集粪便标本：根据需采集的标本种类留取标本	10	8	6	4		
		5. 再次核对信息，协助患者取舒适体位	10	8	6	4		
		6. 整理用物，按要求处理标本，及时送检	5	4	3	2		
		7. 洗手、执行签字	5	4	3	2		
评价	10	1. 操作方法正确	5	4	3	2		
		2. 标本处理正确	5	4	3	2		
总分	100							

主考教师_____　　　考核日期_____

四、痰标本采集方法

痰标本包括常规痰标本、痰培养标本和24小时痰标本。

【目的】

1. 常规痰标本 检查痰液中的细菌、虫卵或癌细胞等。

2. 痰培养标本 检查痰液中的致病菌，为选择抗生素提供依据。

3. 24小时痰标本 检查24小时的痰量，并观察痰液的性状，协助诊断。

【操作评估】

1. 评估患者的年龄、病情、治疗情况、意识状态及心理状态。

2. 评估患者的合作程度。

3. 向患者及家属解释痰标本采集的目的、方法、注意事项和配合要点。

【操作准备】

1. 环境准备 温度适宜、光线充足、环境安静。

2. 护士准备 仪表端庄、衣帽整洁，无长指甲、（手）无饰品，洗手、戴口罩。

3. 用物准备 根据检验目的备齐用物，将条形码粘贴于标本容器上。除检验单、手套、免洗手消毒液、生活垃圾桶、医用垃圾桶及扫码设备外，根据检验目的的不同，另备：

（1）常规痰标本 痰盒。

（2）痰培养标本 无菌痰盒、漱口溶液。

（3）24小时痰标本 广口大容量痰盒。

（4）无力咳痰者或不合作者 集痰器、吸痰用物（吸引器、吸痰管）、一次性手套。

【操作步骤】

1. 备齐用物，携至床旁，核对患者信息、检验单和标本容器。

2. 告知患者采集的目的、方法、注意事项和配合的要点。

3. 采集痰标本

（1）常规标本　患者晨起漱口后深呼吸数次后用力咳出气管深处的痰液置于痰盒中；意识不清、无力咳嗽或不合作者应使用吸痰器和吸痰管采集痰标本。

（2）培养标本　患者晨起漱口后深呼吸数次后用力咳出气管深处的痰液置于无菌痰盒中；意识不清、无力咳嗽或不合作者采集方法同常规标本。

（3）24 小时痰标本　患者晨起漱口后第一口痰起至次晨漱口后第一口痰止，应采集 24 小时的全部痰液。

4. 再次核对信息，协助患者取舒适体位，整理用物并正确处理。

5. 洗手、执行签字、及时送检。

【注意事项】

1. 痰液采集时间宜选择在晨间（24 小时痰标本除外）。

2. 检查痰培养及肿瘤细胞的标本应立即送检，也可以用 95% 乙醇或 10% 甲醛固定后送检。

3. 勿将漱口水、鼻涕、唾液等混入痰标本中。

痰标本采集流程见图 1 - 7 - 4。

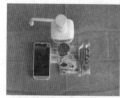
1.用物准备（棉签、标本容器、一次性手套、标签、扫码设备、免洗手消毒液）

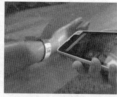
2.核对患者信息、检验单和标本容器

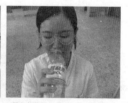
3.嘱患者漱口

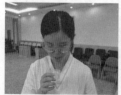
4.嘱患者深呼吸数次后，用力咳出气管深处的痰液，置于痰盒中

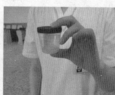
5.盖好痰盒盒盖

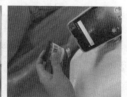
6.再次核对信息，洗手、记录、及时送检

图 1 - 7 - 4　痰标本采集流程

【评分标准】

痰标本采集方法考核评分标准

单位_____　科室_____　姓名_____

项　目	总分	技术操作要求	评 分 等 级				实际得分	备注
			A	B	C	D		
评估	15	1. 评估患者的病情	5	4	3	2		
		2. 患者的合作程度	5	4	3	2		
		3. 患者对留取标本相关知识知晓情况	5	4	3	2		
操作准备	15	1. 环境准备：安静、舒适	5	4	3	2		
		2. 护士准备：仪表、个人防护、备物等	5	4	3	2		
		3. 患者准备：理解并配合	5	4	3	2		
操作步骤	60	1. 备齐用物，携至床旁，核对患者信息、检验单和标本容器	10	8	6	4		
		2. 告知患者采集的目的、方法、注意事项和配合的要点	10	8	6	4		
		3. 按要求采集痰标本	10	8	6	4		
		4. 再次核对信息，协助患者取舒适体位	10	8	6	4		
		5. 整理用物，按要求处理标本，及时送检	10	8	6	4		
		6. 洗手、执行签字	10	8	6	4		
评价	10	1. 操作方法正确	5	4	3	2		
		2. 标本处理正确	5	4	3	2		
总分	100							

主考教师_____　　考核日期_____

第八节　组织管理

　　精神障碍患者的组织与管理是精神科临床护理工作中的重要环节，也是现代精神科病房科学管理的重要组成部分。对于患者来说，病房既是一个治疗场所，也是一个生活集体。同一个病房内的精神障碍患者不但精神症状各异，处于不同的疾病阶段，而且生活习惯、个性特征也各不相同，为了保证患者的安全舒适、医疗护理工作的顺利进行、病房秩序井然有序和促进患者康复，应做好住院患者的组织管理工作。

【目的】

1. 调动患者积极性，通过参与各项活动，培养患者的自我管理能力。

2. 帮助患者在集体活动中转移对症状的关注，稳定情绪，促进患者在生活自理、学习、工作、人际交往能力等方面的康复。

3. 创造良好的治疗、休养环境，保障病房正常的工作秩序。

【操作评估】

1. 评估患者病情、兴趣爱好、意识状态、自理能力、不良反应和心理状态。

2. 评估患者的护理风险、依从性和配合程度。

3. 向患者解释活动的名称、目的、流程，鼓励参与并取得知情同意。

【操作准备】

1. 环境准备 整洁、宽敞、安全，室温、光线适宜。

2. 护士准备 仪表端庄、衣帽整洁，无长指甲、（手）无饰品。

3. 用物准备 治疗单、记录单、记号笔、白板、话筒、计算机、视频设备、宣教材料、手工所需材料、屏风、轮椅、平车等。

4. 患者准备 嘱患者在活动前排尿或排便。

【操作步骤】

（一）制定制度，做好宣教

1. 制定完善的管理制度，包括病房健康宣教制度、患者作息制度、探视制度、外出检查制度等。

2. 根据患者的需求提供适宜的指导内容和方式，如讲座、黑板报、宣传栏、小处方、视频等，实施责任到人，帮助患者认识疾病，遵医嘱治疗，巩固疗效，减少复发。

3. 集体健康教育：由责任组长每月初制定本月集体健康教育计划，每周一次，主要针对病房共性健康问题进行宣教。

4. 个别健康教育：根据患者的病情和心理状况，责任护士应在患者入院、住院及出院时进行针对性的个别健康教育，每周至少一次。

5. 入院宣教：包括介绍住院制度、陪护探视制度、病房设施使用方法、住院环境、主管医护人员等，患者及家属知晓责任护士。

6. 住院期间宣教：主要进行疾病知识宣教，包括疾病及康复、饮食、活动、特殊检查治疗及用药指导，患者应知晓相关内容。

7. 出院指导：包括出院用药指导，饮食、活动、休息等注意事项，心理调节方法，定期复诊的重要性等，患者应知晓相关内容。

8. 及时了解患者心理状态、文化信仰及社会支持情况，做好心理护理。

（二）定期召开工休座谈会

1. 病房每月召开工休座谈会一次，康复期患者、陪护或家属代表参加。

2. 征求患者或家属对医院住院环境、服务质量、生活、饮食和病房管理等方面的意见和建议，改进工作。

3. 对患者或家属提出的意见或建议，给予合理解释并取得理解配合，采纳合理建议，不能立即解决的问题应逐级反映解决。

4. 针对病房存在的问题进行健康宣教，对患者明确要求。

5. 定期评选模范患者，并给予奖励。

（三）成立患者委员会

1. 病房设立患者委员会，由有组织能力、积极热心的康复期患者组成。

2. 委员会设立正、副主任委员，学习、文体、劳动卫生委员和病室组长，管理患者自身的生活、学习和劳动。

3. 委员会成员参与病房管理，协助医务人员组织和开展患者的日常活动。

4. 鼓励患者参与病房活动，活跃气氛，增加患者之间的交流。

5. 督促患者遵守病房内的各项制度，维持病房正常秩序和环境卫生。

6. 任职患者出院后，及时推荐补充新成员。

（四）患者院内康复活动

1. 每日组织患者学习时事、收看电视、唱卡拉 OK、跳舞或参加病房工娱疗等，定期举办文艺联欢会和运动会。

2. 生活技能训练：训练患者个人卫生、饮食、衣着、管理个人物品等，以矫正其仪表不整、生活懒散等退缩行为。

3. 文娱活动：培养患者参与集体活动，提高生活情趣，促进心身健康，如音乐、舞蹈、书法、绘画、棋牌、球类比赛等。

4. 社会技能训练：包括编织、烹饪、艺术绘画及游戏等。

5. 其他：积极组织患者参与病房组织的认知治疗、瑜伽、正念等团体康复治疗活动。

【难点及重点】

1. 兴奋患者不遵守住院规则或活动流程。

2. 患者受精神症状控制或药物作用的影响，对各项活动的合作性差、积极性低。

【克服与解救】

1. 积极向患者宣讲住院制度和规则，提高患者参与活动的依从性和配合度。

2. 帮助患者正确认识疾病，学习如何面对压力和各种负性情绪及各种症状的正确应对方式。

3. 积极宣传工娱疗活动在治疗疾病、改善症状、恢复功能等方面的重要意义，使患者自愿参加并坚持下去，以达到预期治疗、护理目的。

【注意事项】

1. 正确评估患者，根据患者病情和兴趣爱好做好组织管理。

2. 签署各项知情同意书，提高依从性，减少纠纷的发生。

3. 定期检查病房危险物品和安全设施，保障环境和重点环节的安全。

4. 严密观察患者病情变化，保障患者安全。

【评分标准】

组织管理考核评分标准

单位_____　科室_____　姓名_____

项　目		总分	技术操作要求	评分等级				实际得分	备注
				A	B	C	D		
评估		15	1. 评估患者病情、意识状态、自理能力、不良反应和心理状态	5	4	3	2		
			2. 评估患者的护理风险、依从性和配合程度	5	4	3	2		
			3. 向患者解释活动的名称、目的、流程，鼓励参与，取得知情同意	5	4	3	2		
操作准备		15	1. 环境准备：整洁、宽敞、安全，室温、光线适宜	5	4	3	2		
			2. 护士准备：仪表、备物等	5	4	3	2		
			3. 患者准备：在活动前排尿或排便	5	4	3	2		
操作步骤	健康教育	15	1. 制定完善的管理制度	3	2	1	0		
			2. 根据患者的需求提供适宜的指导内容和方式	3	2	1	0		
			3. 集体健康教育，每周一次	3	2	1	0		
			4. 个别健康教育：做好针对性入院宣教、住院宣教和出院指导	3	2	1	0		
			5. 及时了解患者心理状态、文化信仰及社会支持情况，做好心理护理	3	2	1	0		

续表

项 目		总分	技术操作要求	评 分 等 级				实际得分	备注
				A	B	C	D		
操作步骤	工休座谈会	15	1. 每月召开工休座谈会一次	3	2	1	0		
			2. 征求患者和家属的意见和建议，改进工作	3	2	1	0		
			3. 采纳合理的建议，不能立即解决的问题逐级反映解决	3	2	1	0		
			4. 针对病房存在的问题进行健康宣教，对患者明确要求	3	2	1	0		
			5. 定期评选模范患者，并给予奖励	3	2	1	0		
	患者委员会	15	1. 病房设立患者委员会	3	2	1	0		
			2. 委员会设立正、副主任委员，学习、文体、劳动卫生委员和病室组长，任职患者出院后，及时推荐补充新成员	3	2	1	0		
			3. 参与病房管理，协助医务人员组织和开展患者的日常活动	3	2	1	0		
			4. 鼓励患者参与病房活动，活跃气氛，增加患者之间的交流	3	2	1	0		
			5. 督促患者遵守病房内的各项制度，维持病房正常秩序和卫生	3	2	1	0		
	院内康复活动	15	1. 每日组织患者工娱疗，定期举办文艺联欢会和运动会	3	2	1	0		
			2. 生活技能训练	3	2	1	0		
			3. 文娱活动	3	2	1	0		
			4. 社会技能训练	3	2	1	0		
			5. 其他：积极组织患者参与病房组织的认知治疗、瑜伽、正念等团体康复治疗活动	3	2	1	0		
评价		10	1. 患者安全，沟通有效	5	4	3	2		
			2. 参与度高，康复有效	5	4	3	2		
总分									

主考教师＿＿＿＿＿＿＿＿　　　　考核日期＿＿＿＿＿＿＿＿

第九节　病房巡视

精神障碍患者在精神症状或药物不良反应的影响下，会出现突然发生的、难以防范的意外事件，常见的形式有自杀自伤、暴力攻击、外走、噎食等，如未及时发现和处置，可严重威胁患者及他人的健康和安全，并影响社会秩序。同时，分级护理指导原则也明确要求护理人员应根据患者的护理分级进行巡视，及时发现患者的病情变化和风险行为，进行预先干预，保障患者安全。

【目的】

通过病房巡视，密切观察患者病情，及时发现并处置意外事件和患者躯体合并症，保障安全。

【操作评估】

1. 评估患者病情、意识状态、自理能力、不良反应和心理状态。

2. 评估患者的护理风险、依从性和配合程度。

3. 向患者解释巡视的必要性，取得患者理解和配合。

【操作准备】

1. 环境准备　熟悉病房环境。

2. 护士准备　着装整洁，仪表符合护士规范，精神状态饱满。

3. 用物准备　胸表（手表）、巡视钥匙、巡视记录单、记录笔、手电筒、扫码设备（PDA）。

【操作步骤】

1. 严格履行巡视岗位职责，做到在岗、在位、在脑、在心。

2. 根据护理分级进行巡视。

3. 对重点患者（高风险患者、保护约束患者、MECT治疗患者、特级护理患者等）做到心中有数，掌握患者病情和风险行为。

4. 对重点环节，如工娱疗、特殊治疗、静脉输液和交接班等人力薄弱时段应加强巡视。

5. 做到巡视到位，观察患者言谈举止，及时发现风险先兆，预防关口前移。患者休息时应床前巡视，观察面色和呼吸情况，记录异常情况。

6. 巡视过程中进行解释安抚，帮助患者缓解不良情绪，满足心理需求。

7. 巡视责任落实到人，全面巡视病房，注意环境设施与消防安全，发现隐患及时上报处置。

8. 洗手，记录（PDA 扫描患者手腕带或床头卡二维码）。

【注意事项】

1. 住院患者入院查体和评估应全面，帮助责任护士全面掌握患者病情和风险。

2. 有精神障碍患者活动的区域，均需有护士定时巡视。

3. 暴力、自伤自杀、外走高风险的患者，应重点观察，做到心中有数，重点护理。

4. 巡视过程中注意自身安全，对于暴力攻击高风险患者巡视时注意沟通距离和技巧，提高自我防范意识。

5. 病房抢救仪器设备处于备用状态，对躯体合并症和不良反应的患者及时有效处置。

6. 定期进行应急预案演练，责任护士熟练掌握巡视过程中意外事件的处置流程。

7. 责任护士应克服麻痹思想、倦怠情绪和松懈心理，避免患者寻隙自杀或伤人。

【评分标准】

病房巡视考核评分标准

单位_____ 科室_____ 姓名_____

项　目	总分	技术操作要求	评 分 等 级				实际得分	备注
			A	B	C	D		
评估	15	1. 评估患者病情、意识、自理能力、不良反应和心理状态	5	4	3	2		
		2. 评估患者的护理风险、依从性和配合程度	5	4	3	2		

续表

项 目	总分	技术操作要求	评 分 等 级				实际得分	备注
			A	B	C	D		
评估	15	3. 向患者解释巡视的必要性，取得患者理解	5	4	3	2		
操作准备	15	1. 环境准备：熟悉病房环境	5	4	3	2		
		2. 护士准备：着装整洁、仪表规范、备物	5	4	3	2		
		3. 患者准备：知晓巡视的目的和重要性，理解并给予配合	5	4	3	2		
操作步骤	60	1. 严格履行巡视岗位职责，做到在岗、在位、在脑、在心	5	4	3	2		
		2. 根据护理分级按时进行巡视	10	8	6	4		
		3. 对重点患者心中有数，掌握患者病情和风险行为	10	8	6	4		
		4. 对重点环节应加强巡视	10	8	6	4		
		5. 巡视到位，观察患者言谈举止，及时发现风险先兆，预防关口前移。患者休息时应床前巡视，记录异常情况	10	8	6	4		
		6. 巡视责任落实到人，全面巡视病房	5	4	3	2		
		7. 进行解释安抚，帮助患者缓解不良情绪，满足心理需求	5	4	3	2		
		8. 洗手，记录（PDA 扫描腕带或床头卡二维码）	5	4	3	2		
评价	10	1. 按规范进行巡视，记录	5	4	3	2		
		2. 沟通处置有效，医患安全	5	4	3	2		
总分	100							

主考教师_____ 考核日期_____

第十节　安全检查

精神障碍患者在精神症状的支配下易出现冲动伤人、毁物、自伤、自杀、外走等突发事件。凡能被患者用于自杀、伤人的物品统称为危险物品。为了给患者提供安全、安静、整洁的住院环境，使患者接受良好的治疗和顺利康复，应做好精神科病房的安全管理，保障工作人员和患者住院期间的安全。

【目的】

通过对病房进行定期安全大检查和每日常规安全检查，保障安全和正常医疗秩序。

【操作评估】

1. 评估病房环境有无潜在危险。

2. 评估患者护理风险和躯体情况。

3. 向患者解释安全检查的必要性，取得患者理解和配合。

【操作准备】

1. 环境准备　熟悉病房环境。

2. 护士准备　着装整洁，仪表符合护士规范，精神状态饱满。

3. 用物准备　接班钥匙、安全检查表、橡胶手套、记录笔、手电筒。

【操作步骤】

1. 安全检查制度要求　每周进行一次安全大检查，彻底检查病房所有区域安全隐患；每日晨间、午间和晚间护理过程中，检查患者的衣物和床单元处有无危险物品（刀、剪、叉、绳带、药品、碎玻璃、搪瓷物品、火种等）；办公室刀、剪等固定区域上锁管理。

2. 交接班安全　准确清点危险物品和患者人数，高风险患者应重点交接，做好记录。

3. 陪检安全　患者外出检查、治疗、工娱疗时准确清点人数，返回病房应检查危险物品。

4. 洗澡安全 浴室内有护理人员照护，防止患者烫伤、跌伤。

5. 进餐安全 维持好进餐秩序，防噎食患者设专桌专人看护，患者出餐厅时专人检查有无携带食品。

6. 饮水安全 病房应使用恒温水炉，避免二次分装可能引起的医院感染和烫伤。

7. 消防安全 消防钥匙固定区域放置，消防通道不堆放杂物，病房禁止吸烟。

8. 药品安全 药品专人管理、固定分区放置，标识清楚，效期管理到位；严格患者服药管理，防止藏药顿服。

9. 设施设备安全 门窗设施处于完好状态；抢救仪器设备每周检查 2 次，处于完备状态；抢救车封条式管理，每月第一个工作日开封，双人检查。

10. 钥匙安全 工作人员妥善保管好钥匙，随手关门。

11. 医用织物安全 病房内被服、病员服等固定基数，定期清点，保持完好，防止被患者用作自杀工具；每周更换床单和病员服，保持清洁，防止医院内感染。

12. 探视安全 遵守探视制度，固定时间、地点探视，探视后检查有无携带危险物品，患者食品统一保管。

13. 洗手，记录。

【注意事项】

1. 工作人员牢固树立"安全第一"的观念。

2. 动态评估病房安全危险因素，邀请患者及家属主动参与护理安全管理。

3. 巡视时注意检查盥洗间、卫生间、走廊等地面是否清洁干燥，避免跌倒事件。

4. 定期对工作人员进行安全管理知识培训，提高安全防范能力。

5. 定期对住院患者及陪护人员进行安全知识健康宣教，提高安全意识。

【评分标准】

安全检查考核评分标准

单位＿＿＿＿＿＿＿　科室＿＿＿＿＿＿＿　姓名＿＿＿＿＿＿＿

项　目	总分	技术操作要求	评 分 等 级				实际得分	备注
			A	B	C	D		
评估	15	1. 评估病房内环境有无潜在危险	5	4	3	2		
		2. 评估患者的护理风险和躯体情况	5	4	3	2		
		3. 向患者解释安全检查的必要性，取得患者理解和配合	5	4	3	2		
操作准备	15	1. 环境准备：熟悉病房环境	5	4	3	2		
		2. 护士准备：着装整洁，仪表规范，备物	5	4	3	2		
操作准备	15	3. 患者准备：知晓安全检查的目的和必要性并配合	5	4	3	2		
操作步骤	60	1. 安全检查制度要求	5	4	3	2		
		2. 交接班安全	5	4	3	2		
		3. 陪检安全	5	4	3	2		
		4. 洗澡安全	5	4	3	2		
		5. 进餐安全	5	4	3	2		
		6. 饮水安全	5	4	3	2		
		7. 消防安全	5	4	3	2		
		8. 药品安全	5	4	3	2		
		9. 设施设备安全	5	4	3	2		
		10. 钥匙安全	5	4	3	2		
		11. 医用织物安全	5	4	3	2		
		12. 探视安全	5	4	3	2		
评价	10	1. 通过安全检查，及时发现并处理安全隐患，确保患者安全	5	4	3	2		
		2. 病房设施设备完好，处于备用状态	5	4	3	2		
总分	100							

主考教师＿＿＿＿＿＿＿　　　考核日期＿＿＿＿＿＿＿

第十一节 出院指导

精神疾病是一种致残率高、复发率高的慢性疾病。住院治疗是控制患者精神疾病症状、改善病态行为的重要措施。患者在急性期短暂住院治疗缓解后，会面临一系列生理、心理及社会问题，因此，当患者经过治疗病情好转、稳定、痊愈需出院或转院时，护士应针对患者的不同情况，对患者及其家属进行生理、心理和康复等知识的出院指导，以巩固治疗效果，促进全面康复。

【目的】

通过出院指导，协助患者尽快适应家庭社会生活，并遵医嘱接受治疗或定期复诊，促进社会功能全面康复，减少复发。

【操作评估】

1. 评估患者的病情、风险等级、接受程度、心理和情绪状态。

2. 评估患者对药物治疗的态度和治疗依从性。

3. 评估患者的家庭支持情况。

【操作准备】

1. 环境准备 清洁、舒适、安静、安全。

2. 护士准备 着装整洁，仪表符合护士规范，精神状态饱满。

3. 用物准备 出院健康教育单、满意度调查单、笔。

【操作步骤】

1. 对患者的指导

（1）根据患者不同的心理特征予以指导

①对于性格开朗有自知力的患者，应告诉他们继续保持乐观情绪，重视疾病恢复期注意事项和预防复发的措施，能够进行自我症状识别和护理。

②对于性格忧郁有自知力的患者，应指导他们学会自我情绪调节和放松的方法，讲解疾病相关知识，鼓励树立信心，积极配合治疗。

③对于自知力未完全恢复的患者，如焦虑、抑郁患者，应为其

讲解疾病恢复期注意事项：如情绪与疾病治疗预后的关系、继续用药的重要性等，提高依从性，巩固疗效，预防复发。

（2）精神疾病知识宣教　向患者讲解精神卫生常识和疾病的诱因、预防、治疗等有关事项，促进其对自身疾病的了解。

（3）药物治疗指导　根据患者对药物治疗的态度进行针对性宣教，讲解坚持服药的重要性，说明药物治疗是维持疗效和预防复发的重要手段，指导患者遵医嘱定时定量服药，定期复诊和体检。能够识别药物常见不良反应和应急处置；与患者和家属讨论出院后药品的保管方式，根据病情和患者需要提供适合的给药方法，保障疗效维持。

（4）社交技巧训练指导

①根据患者病情、年龄、体力、爱好、习惯、文化程度等，鼓励患者白天参加一些适合自己的有益身心健康的活动，如听音乐、做家务、打太极拳等，但不要过度疲劳。

②鼓励患者参与娱乐活动，多与社会接触，多与他人交往，广泛培养兴趣，提高情感活跃度，努力消除孤独、懒散和无所事事等表现。

③正确对待和处理婚姻、家庭等问题，可采用与人倾诉或自我调节等方式缓解压力和情绪，必要时求助心理医生。

（5）个人生活指导

①睡眠：睡眠的好坏直接影响着病情变化，家属应为患者创造良好的睡眠环境，居室安静、清洁、空气新鲜，减少强光和噪音刺激，养成良好作息习惯，睡前避免喝浓茶、咖啡、剧烈运动等。保证患者足够的睡眠时间、良好的睡眠质量。

②日常生活自理能力：指导患者注意卫生和饮食、衣着、排便等个人生活料理，重获日常生活技能，提高自我照顾能力。

（6）特殊状况处理　指导患者正确识别复发的先兆症状，避免恐慌，及时就诊处置，告知患者及家属应急处置的方式和医院求助热线。

2. 对家属的指导

（1）知识宣教　主动向家属介绍疾病的诱因、临床表现、日常管理、治疗护理等知识，掌握观察的方法和重点，给予患者良好的家庭支持。

（2）讲解服药的重要性　讲解精神疾病作为一种慢性疾病，规律服药和定期复诊对于预防复发的重要性，帮助患者提高治疗依从性。

（3）药物不良反应的观察　指导家属观察患者用药后的反应，能识别常见的不良反应表现，学会应急处置和预防的方法，避免恐慌。

（4）药物的保管　服用过量的抗精神病药物会引起毒性反应，甚至出现生命危险，应指导家属协助患者妥善保管药物，监护患者遵医嘱服药，并确保服下。

（5）病情观察指导　患者出院后，应由家属陪同定期复诊，如发现患者在家出现夜间不眠、乱走、行为怪异、乱语、拒服药等疾病复发征兆时，应及时陪同患者到医院诊治。

3. 社区指导　通过社区康复和重性精神疾病社区防治工作的开展，提高群众精神卫生知识知晓度和就医依从性，提高社会支持，关爱精神障碍患者，促进全面康复。

【注意事项】

对患者的出院指导，应在其急性期过后自知力慢慢恢复的过程中就要开展。在与患者接触的过程中，应针对患者不同的疾病特点、家庭情况，给予针对性指导，善于应用沟通技巧，建立和谐的治疗性护患关系，最大限度地让患者接受。

【评分标准】

出院指导考核评分标准

单位＿＿＿＿＿＿　科室＿＿＿＿＿＿　姓名＿＿＿＿＿＿

项　目	总分	技术操作要求	评 分 等 级				得分	备注
			A	B	C	D		
评估	15	1. 评估患者的病情、风险等级、接受程度、心理和情绪状态	5	4	3	2		
		2. 评估患者对药物治疗的态度和治疗依从性	5	4	3	2		
		3. 评估患者的家庭支持情况	5	4	3	2		

续表

项 目	总分	技术操作要求	评 分 等 级 A	B	C	D	得分	备注
操作准备	15	1. 环境准备：清洁、舒适、安静、安全	5	4	3	2		
		2. 护士准备：着装整洁，仪表规范，备物	5	4	3	2		
		3. 患者准备：集中精力接受指导	5	4	3	2		
操作步骤	60	1. 对患者的指导						
		（1）根据患者不同的心理特征予以指导	5	4	3	2		
		（2）精神疾病知识宣教	5	4	3	2		
		（3）药物治疗指导	5	4	3	2		
		（4）社交技巧训练指导	5	4	3	2		
		（5）个人生活指导	5	4	3	2		
		（6）特殊状况处理	5	4	3	2		
		2. 对家属的指导						
		（1）知识宣教	5	4	3	2		
		（2）服药的重要性	5	4	3	2		
		（3）药物不良反应的观察	5	4	3	2		
		（4）药物的保管	5	4	3	2		
		（5）病情观察指导	5	4	3	2		
		3. 社区指导	5	4	3	2		
评价	10	1. 患者能接受疾病知识宣教及坚持服药等	5	4	3	2		
		2. 家属能接受出院指导内容	5	4	3	2		
总分	100							

主考教师＿＿＿＿＿＿　　考核日期＿＿＿＿＿＿＿

（夏志春　钟耕坤　卢庆华）

第二章

危机状态的护理技术

精神疾病患者的危机状态是指患者存在威胁自身或他人生命安全可能性的一种严重的需要立即干预的状态。

本章内容包括：暴力患者的护理、自杀自伤患者的护理、拒食患者的护理、噎食患者的护理、癫痫大发作患者的护理、中毒患者的护理、吞食异物患者的护理、触电患者的护理、木僵患者的护理、外走患者的护理、严重药物不良反应的护理、与精神活性物质滥用相关的急症护理、坠床患者的护理、跌倒患者的护理。

第一节　暴力患者的护理

暴力行为通常是指一种强烈的攻击行为，个体对自己、他人和其他目标做出伤害的行为，是精神科最为常见的危机事件，具有极强的爆发性和破坏性，会对攻击对象造成不同程度的伤害，甚至威胁生命。暴力行为包括身体暴力和心理暴力。身体暴力包括打、拍、扎、推、咬等行为，心理暴力则包括口头辱骂、威胁和言语性骚扰。因此及时预测和处理是避免患者发生暴力行为的最佳办法。

【目的】

精神科护理人员需要提高对患者暴力行为的认识，对患者潜在或已发生的暴力行为的原因进行分析和总结，找出最佳的预防和护理措施，减少暴力行为的发生。

【用物】

准备《外显攻击行为量表》、条索状宽布带、安静与安全的环境、床单元等。

【操作步骤】

1. 运用《外显攻击行为量表》（表2-1-1）进行暴力风险评估。

表2-1-1 外显攻击行为量表

科　　室：_____　　姓　　名：_____　　床　　号：_____

年　　龄：_____　　住　院　号：_____　　诊　　断：_____

家属签名：_____

日期	既往经常出现冲动毁物、肇事肇祸等暴力行为	偶尔发生冲动暴力行为	既往有暴力冲动的口头威胁，但无行为	有药物、酒精滥用史	一个月内有明显的与被害有关的幻觉、妄想、猜疑、激越、兴奋等精神病性症状	有明显的社会心理刺激	治疗依从性差	评分	护理措施	护士签名	护士长签名

　　填表说明：评估每项1分，≤2分一般风险；3～4分中度风险；≥5分高风险。护理措施：①安置隔离室；②保护性约束；③家属探视；④环境的安全管理；⑤外出时工作人员陪伴；⑥定期巡视；⑦鼓励患者参加工娱活动。

　　评估说明：依据评估得分，按规定进行记录。入院前三日每日评估一次；≥5分，每日评估一次；≤4分低、中度风险，每周评估一次。

2. 患者出现暴力行为或高风险时，护士首先学会自我保护，寻求帮助，呼叫其他工作人员，集体干预。

3. 转移被攻击对象，疏散其他围观患者离开现场。

4. 语言制止无效时，一组人员转移患者注意力，另一组人员趁其不备快速夺下危险物品。

5. 紧急情况下，可以先行保护性约束，并及时通知医生补录医嘱，其目的是为了保护患者，使其不会伤害他人或自己。同时将患者与他人分开，隔离于一个安全、安静的环境中。隔离的原则是封闭、减少感官刺激。帮助患者重建行为控制的能力，并减少对整个病房治疗体系的破坏。

6. 一旦发生伤害事件，及时通知医生给予相应处理（病情危重者进行紧急抢救），并逐级上报，同时告知患者监护人。

【注意事项】

1. 创造良好舒适的病房环境 周围环境是诱发精神病患者发病的重要外界因素，因此提供舒适、安全的病房环境是预见性护理干预过程中必不可少的环节，护理人员要以极高的洞察力，随时观察周围环境，清除一切会引发暴力的不确定因素。首先，根据患者教育背景及病情轻重安排房间，对于病情不易控制、暴力倾向严重的患者要给予单人病房；其次，要定期对病房进行卫生清理，保证房内安静，无其他无关人员，走廊内无吵闹、喧哗声；同时，还要严格实行危险物品管理制度，清除病房内能作为暴力攻击的物品，若发现室内物品、门窗有损坏要及时维修，并做好防护。

2. 提高有关暴力行为的预测能力 在患者入院后，护理人员要仔细查阅患者病历，详细进行护理风险评估，并掌握患者病情及易诱发暴力行为的既往因素，严密监护患者行为以及心理变化，护士之间通过交班记录或患者风险标识给予提示，这有利于预见性护理的实施。日常接触时，要以友善、和蔼的态度，真诚、耐心的服务来感化患者，使患者消除戒备心理，自愿接触护理人员以便进一步沟通；同时，护理人员要尽可能满足患者合理要求，让其体会到舒适的生活环境，减少不良情绪及暴力行为的发生。护理人员加强专科护理培训，通过观察提高掌握患者出现暴力行为先兆的能力，如突然击打物体、握拳不放等，并随时记录行为变化，为预防各种暴力行为的发生做好充足准备和紧急预案。

3. 丰富患者住院娱乐生活　长时间独处及单调的生活不利于精神疾病患者病情的控制，甚至可加重病情。所以，护理人员可为患者提供丰富的娱乐活动，并全程陪伴、给予相应奖励，用以分散患者注意力，提高患者生活乐趣，减少紊乱行为和暴力行为。但要注意活动的量及度，若发现异常情况要及时停止，并针对其行为采取有效的疏导措施。

4. 做好心理护理　护理人员要熟练掌握疏导患者情绪的技巧，根据先兆症状给予预见性的护理干预。在察觉发病先兆时，首先要给患者营造一个放松、安静的环境，同时面带微笑并平视其双眼，使患者感觉自己处于一个平等、祥和的集体，用以消除其紧张情绪；然后，用和蔼的语气同患者沟通，鼓励其吐露心声，并持有同情态度，使患者不良情绪得以发泄，有利于减轻其激动程度，降低暴力行为的发生率；还要教会患者自我控制情绪的能力，对于控制良好者可给予适当物质奖励，提高其战胜病魔的信心。

5. 服用药物　药物治疗可有效地减少患者冲动行为的发生。护士应及时执行医嘱，使患者的精神症状尽快得到控制。

6. 认知 – 行为方式重建　运用心理治疗对患者进行长期性的认知 – 行为干预。帮助患者确认造成自己激动、愤怒的因素，能够以适当的方式表达自己的情绪及需求，以积极的心态面对困难、挫折，及时寻求工作人员帮助，缓解紧张等感受，并能控制自己的行为或立即寻求帮助。

【评分标准】

暴力患者护理考核评分标准

单位_____　科室_____　姓名_____

项　目	总分	技术操作要求	评分等级 A	B	C	D	实际得分	备注
目　的	5	减少暴力行为的发生	5	4	3	2		
评估	10	1. 既往暴力行为的方式，程度和控制方法，症状表现，激惹程度，自控能力，从医行为态度	3	2	1	0		
		2. 精神疾病与症状因素	3	2	1	0		
		3. 心理因素	2	1	0	0		
		4. 社会环境、文化等因素	2	1	0	0		
操作过程	用物准备 5	准备《外显攻击行为量表》、条索状宽布带、安静与安全的环境、床单元	5	4	3	2		
	操作步骤 50	1. 首先学会自我保护，寻求帮助，呼叫其他工作人员，集体干预	10	8	6	4		
		2. 转移被攻击对象，疏散其他围观患者离开现场	10	8	6	4		
		3. 语言制止无效时，一组人员转移患者注意力，另一组人员趁其不备快速夺下危险物品	10	8	6	4		
		4. 紧急情况下，可以先行保护性约束，隔离于一个安全、安静的环境中	10	8	6	4		
		5. 一旦发生伤害事件，及时通知医生进行紧急处理，逐级上报，同时告知患者监护人	10	8	6	4		
	注意事项 20	1. 为患者创造良好舒适安全的病房环境	4	3	2	1		
		2. 提高有关暴力行为的预测能力	4	3	2	1		
		3. 丰富患者住院娱乐生活	3	2	1	0		
		4. 做好心理护理	3	2	1	0		
		5. 服用药物	3	2	1	0		
		6. 认知 – 行为方式重建	3	2	1	0		

续表

项　目	总分	技术操作要求	评 分 等 级				实际得分	备注
			A	B	C	D		
评价	10	1. 患者是否发生了攻击行为，有无伤害他人	2	1	0	0		
		2. 患者是否能预知失去自制力前的征兆，并立即寻求帮助	2	1	0	0		
		3. 患者是否能以建设性的方式处理自己的愤怒情绪	2	1	0	0		
		4. 患者是否能识别应激源并以有效的方法处理压力	2	1	0	0		
		5. 患者的人际关系是否改善	2	1	0	0		
总　　分	100							

主考教师＿＿＿＿＿＿　　考核日期＿＿＿＿＿＿

第二节　自杀自伤患者的护理

自杀是指有意识地伤害自己的身体，以达到结束生命的目的。自杀是精神科较为常见的危机事件之一，也是精神疾病患者死亡的最常见原因。自杀行为按照程度的不同，可分为：自杀意念、自杀威胁、自杀姿态、自杀未遂、自杀死亡。

【目的】

自杀的原因很多，但大多数患者在自杀前都有一定的表现。护理人员应严密观察患者病情，做好风险评估，严格落实各项护理措施，有利于防患于未然。一旦发现患者自伤自杀，应争分夺秒抢救患者的生命。

【用物】

急救设施和药品、生命体征监测工具、自杀评估量表、记录用纸和笔等。

【操作步骤】

精神疾病患者多采用服毒、自缢、坠楼、撞墙、割腕、触电等方式进行自杀。当自杀行为发生时，护理人员应立即和医生一起对患者进行抢救。

1. 服毒 首先要在很短时间内大致判别是何种中毒，精神科患者服毒以精神科药物最常见；其次立即准备洗胃用具；然后用洗胃液给予洗胃；最后对症治疗及血液透析等处理方法。

2. 自缢 是精神疾病患者常用的一种自杀方法。引起死亡的主要原因是由于身体的重力压迫颈动脉使大脑缺血缺氧。处理方法如下：

（1）将患者向上托起，立即解脱自缢的绳带套，可用刀切断或用剪刀剪断。

（2）将患者就地放平，松解衣领和腰带。如患者心跳尚存，可将患者的下颌抬起，使呼吸道通畅，并给予吸氧。

（3）心跳、呼吸停止者，立即进行心肺复苏。

（4）复苏后期要纠正酸中毒和脑水肿，并给予支持治疗。

3. 触电 又称电击伤，是人体直接接触电源受到电流通过而造成的伤害。电流对人体的损伤，主要是电热所致的烧伤和强烈的肌肉痉挛，可引起心跳骤停，处理如下：

（1）立即切断电源。救护者不可直接用手接触触电患者，当找不到电源时，可穿上胶鞋，用绝缘物体如被服类套住触电患者，牵拉其脱离电源。

（2）意识清醒者就地平卧休息，松解衣服，抬起下颌，保持呼吸道通畅。

（3）心跳、呼吸停止者，立即进行心肺复苏。

（4）复苏后期要维持血压稳定，纠正酸碱平衡失调，防治脑水肿，彻底清创电灼伤面，肌注破伤风抗毒素并应用足够的广谱抗生素。

4. 撞击 当发现患者撞击时，立即阻止患者，转移其注意力。对不能听从劝告又无法控制者，应将其约束。迅速检查患者的伤情，观察患者的意识、瞳孔、呼吸、脉搏、血压及有无呕吐等。如有开放性伤口，立即进行清创缝合，配合医生对患者进行各项检查和紧急处理。

5. 坠楼 如果发现自高处坠落，应立即检查有无开放性伤口，患者意识是否清醒，有无头痛、呕吐，外耳道有无液体流出，肢体有无骨折等；对开放性伤口，应立即用布带结扎肢体近心端止血，如果发现骨折，应减少搬动患者，搬动时应使用硬板，并观察有无内脏损伤。如果休克，就地抢救，初步处理后，送入相应的科室进一步治疗。

6. 自伤 对于用锐利器具引起的切割伤，应迅速止血，可用布带结扎近心端，观察患者的面色、口唇、尿量、血压、脉搏、神志，并根据受伤部位、时间，估计失血量，判断是否存在休克，决定是否需要就地抢救或外科治疗。在对自伤患者的急救之后，常需要进一步使用精神科药物进行治疗。有的需采用无抽搐性电休克治疗，还可用心理治疗和危机干预帮助患者解决存在的问题和矛盾，改变原有的思维和行为方式，提高适应能力。

【注意事项】

自杀与其他原因所致死亡相比，更具有可预防性，这是因为所有自杀者对于生命的取舍都是自相矛盾的。在护理自杀者时，其中一个重要方面是向患者提供一个关怀的、治疗性的环境。

1. 预防自杀需要全体医护人员夜以继日的共同努力。任何自杀的征兆，不管看起来是多么的不起眼，都应该向其他医务人员汇报。一些细微的征兆可能反映了患者的真正意图，若被忽视，可能就会错过了挽救患者的良好时机。

2. 保证环境安全，住院治疗者应留陪护，并严格管理危险物品。

3. 在安全的环境中对有自杀危险的患者进行持续性观察（一对一的监护）或间隔性观察（大约10分钟一次）。观察水平根据患者自杀意图程度和医院规章制度来确定。护士在观察时应该认真仔细，不放过蛛丝马迹。有的患者在采取自杀行动前，可能会出现情绪好转，护士不能被患者的一时表现所迷惑而放松警惕，让患者独处，在确定自杀危机过去之前，都应该保持高度警惕。

4. 加强心理护理。建立治疗性护患关系，在真诚、接纳、理解、支持的基础上与患者建立一种治疗性人际关系，经常倾听患者诉说，了解其内心感受，与其一起分析导致痛苦或自杀企图的原因，探讨可以提供帮助的潜在力量，如亲人或朋友等。这对经历着无用、无助及无希望感觉的患者来说，具有重要作用。能与患者建立一种融洽的关系，本身就是一种最大的预防自杀的措施。

5. 使用安全契约。不伤害或不自杀契约对治疗自杀患者非常有帮助。在此契约中，患者要同意（口头上或书面上）在一定时间内不会采取自杀行为，如果有自杀冲动应立即与工作人员联系。大多数治疗者认为当患者乐意接受在规定的时间内不伤害自己的条件时，危险会降低。当这个时间段过去时，再重新商定一段时间，这种做法给了护理人员一段时间来帮助患者。当患者在一种开放、无偏见的氛围中与所信任的人说出自杀想法时，会有一种解脱的感觉。最后，患者的亲友也应该参与制订契约，因为他们都是护理患者的重要参与者。

6. 给患者提供希望。护理人员应鼓励其接受一些积极的信息，告诉其生活会好起来的；并注意与其讨论解决困难或矛盾的方法，告诉患者尽管过程可能比较困难，但存在希望。

7. 提高患者自尊。护理人员应留意患者的优点，并真诚地给予表扬，以帮助患者建立正向的感觉和自信。

8. 参加有益活动。一些有意义的活动可帮助释放紧张和愤怒的情绪，如洗衣服、打扫卫生、修理家具等。让患者独立参与日常活动也很重要，因为这些活动可以使患者融入生活，增加其成就感、归属感、自我价值感。

9. 调动社会支持系统。自杀行为常常反映了内在与外在资源的缺乏，动员社会支持系统是护理干预的一个重要方面。患者的亲友或许对患者的自杀行为有诸多感受，他们也需要一个机会来表达并对未来作一些现实的计划。社会资源对于自杀患者的长期护理也非常重要。专业性危机干预机构设立热线电话、危机干预或心理咨询门诊，这对预防自杀起着非常积极的作用。

10. 提高防范意识与技能。利用晨会、业务学习等时间使护理人员了解、掌握精神病患者自杀的特点与规律，提高护理人员对患者潜在自杀风险的评估与识别能力。同时，加强病房护理人员责任心、防范意识与技能培训工作。及时组织对病房重点防范对象的护理查房，总结类似患者的护理经验，讨论解决病房存在的安全隐患等，保持护理人员拥有较高的主动防范意识和能力。

【评分标准】

自杀自伤患者护理考核评分标准

单位_____ 科室_____ 姓名_____

项 目		总分	技术操作要求	评 分 等 级				实际得分	备注
				A	B	C	D		
目的		5	预防自伤、自杀，抢救患者的生命，降低自伤、自杀发生率	5	4	3	2		
评估		10	1. 自杀的原因及危险因素评估	3	2	1	0		
			2. 自杀行为发生的征兆评估	3	2	1	0		
			3. 自杀意愿的强烈度评估	2	1	0	0		
			4. 评估自杀意念强度的辅助工具	2	1	0	0		
操作过程	用物准备	5	急救设施和药品，生命体征监测工具，自杀评估量表，记录用纸和笔等	5	4	3	2		
	操作步骤	50	1. 服毒抢救流程	10	8	6	4		
			2. 自缢抢救流程	8	6	4	2		
			3. 触电（又称电击伤）抢救流程	8	6	4	2		
			4. 撞击抢救流程	8	6	4	2		
			5. 坠楼抢救流程	8	6	4	2		
			6. 自伤抢救流程	8	6	4	2		
	注意事项	20	1. 预防自杀	2	1	0	0		
			2. 保证环境安全	2	1	0	0		
			3. 对有自杀危险的患者进行持续性观察	2	1	0	0		
			4. 加强心理护理	2	1	0	0		
			5. 使用安全契约	2	1	0	0		
			6. 给患者提供希望	2	1	0	0		

续表

项 目		总分	技术操作要求	评 分 等 级				实际得分	备注
				A	B	C	D		
操作过程	注意事项		7. 提高患者自尊	2	1	0	0		
			8. 组织患者参加有益活动	2	1	0	0		
			9. 调动社会支持系统	2	1	0	0		
			10. 提高防范意识与技能	2	1	0	0		
评价		10	1. 患者能否自己述说不会自杀，或出现自杀意念时，能积极地寻求帮助	3	2	1	0		
			2. 患者的抑郁情绪是否好转，能否建立和保持一个更为积极的自我概念	3	2	1	0		
			3. 患者是否学会更多的向他人表达情感的有效方法，人际关系是否成功	2	1	0	0		
			4. 患者是否有良好的支持系统，感觉被他人接受，有归属感	2	1	0	0		
总分		100							

主考教师＿＿＿＿＿＿＿＿　　考核日期＿＿＿＿＿＿＿＿

第三节　拒食患者的护理

拒食是指在意识清晰的状态下，有意拒绝进食甚至拒绝饮水的行为。拒食是精神科住院患者中的常见问题，拒食不仅影响精神科药物的应用，以致延误治疗，而且长期拒食将导致患者水、电解质、酸碱平衡失调，从而加重病情，给临床治疗和护理增加负担。拒食不仅阻碍了药物治疗的顺利进行，还可能导致精神症状的恶化，甚至并发各种躯体疾病。由于精神科的主要治疗方式是口服药物，是否有良好的进食是精神科住院患者治疗和康复的前提。

【目的】

护理人员了解拒食产生的原因，有针对性地给予心理护理，运

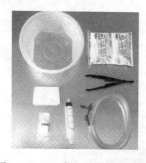

图2-3-1　鼻饲管及相应配餐

用饮食护理技巧，提高患者的依从性，使患者尽快恢复饮食，及早康复。

【用物】

进餐环境、饮食用具，鼻饲管及相应配餐（图2-3-1），营养液等。

【操作步骤】

1. 对有幻觉、妄想的拒食患者，应进行耐心、诚恳的劝说，虽然存在一定的困难，也不应该放弃（图2-3-2）。

2. 对有被害妄想的患者，在耐心说教的基础上，应避免单独进食，鼓励集体进餐，让拒食患者参与开饭工作，工作人员可当面先尝，使其认识到大家是分吃同样的饭，可减轻或消除患者的疑虑，护理人员切不可在患者面前低声耳语，以免加重患者的疑虑情绪（图2-3-3，图2-3-4）。

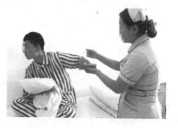

图2-3-2　拒食患者

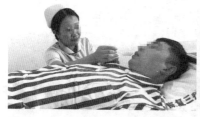

图2-3-3　喂食

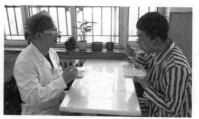

图2-3-4　护士与妄想患者同餐

3. 对木僵患者，不能强行喂食，最好让患者在安静的病房内单独进食，工作人员在旁耐心督促，注意语言和态度，必要时鼻饲和静脉输液。护士要亲自给患者喂食，喂食时态度和蔼，耐心说服，动作温柔，不流露厌烦态度。也可将饭菜放在其旁边，护士要注意观察，有时患者可在夜间或别人不注意时自行进食。必要时按医嘱给予鼻饲，以保证供给足够的营养（图2-3-5）。

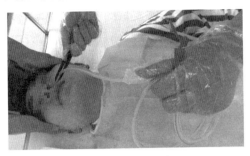

图2-3-5　鼻饲管插入

4. 精神运动性兴奋患者不必苛刻患者准时用餐，以免激惹患者，患者闲下来常会主动进食。

5. 抑郁症患者常少活动，生活不主动，故应加强生活护理，多关心患者，让患者感到像在家一样的温暖，对工作人员信赖，以减轻患者内心的痛苦，提高对待生活的兴趣；并根据患者的饮食习惯，提高饭菜质量，供给可口食物，采取反复督促劝慰的方法帮助患者进食。对情绪低落的拒食者，应耐心地鼓励和支持，或放一些轻松的音乐，使其情绪稳定而进食。

6. 对因药物不良反应而拒食患者应立即告知医生及时处理，解除药物不良反应，并采取相应的护理措施，如便秘者督促多饮水，多吃水果和蔬菜；尿潴留者，让其听流水声；吞咽困难者给予半流食或流食；体位性低血压者，服药后要休息片刻再活动，改变体位时减慢速度。

7. 对因合并躯体疾病而影响进食的患者，则应遵医嘱给予对症支持疗法，如发热的应降温等，尽量减少原发病对患者进食的影响。对有抵触情绪的患者，应耐心诚恳地与患者交谈沟通，关心体贴患者，尽量满足患者的合理要求，使其尽快适应新环境。还应对患者宣教精神疾病相关知识，使其认识到不住院治疗的严重性及住院治疗的好处，并能安心住院。还要有针对性地选择他们感兴趣的话题与之交谈，对他们进行心理安慰，使其对护士产生亲切感，从而减轻抵触情绪，配合治疗，主动进食。

【注意事项】

1. 安全护理和生活护理。提供良好的进食饮水环境，提供营养丰富的食物，注意水分摄入，特殊情况可给特殊饮食，也可请家属自备患者喜欢的食物。

2. 对待患者应热情，态度和蔼，言谈举止稳重，取得患者的信任，消除患者的恐惧、焦虑心情。

3. 心理护理。护士应关心体贴患者，尽量满足其合理要求，使其尽快适应住院环境。同时有针对性地进行心理疏导，配合医生做好行为治疗，饮食情况改善时要给予鼓励。

4. 喂食过程中注意避免食物呛吸至气管。

5. 喂食后应清洁口腔，观察喂食后食物是否咽下而留在咽喉部，防止噎食。

【评分标准】

拒食患者护理考核评分标准

单位_____ 科室_____ 姓名_____

项 目		总分	技术操作要求	评 分 等 级				实际得分	备注
				A	B	C	D		
目的		5	给予心理护理，运用饮食护理技巧，使患者尽快恢复饮食，及早康复	5	4	3	2		
评估		10	1. 精神因素	4	3	2	1		
			2. 社会、心理、躯体因素	3	2	1	0		
			3. 药物不良反应	3	2	1	0		
操作过程	用物准备	5	进餐环境、饮食用具，鼻饲管及营养液等	5	4	3	2		
	操作步骤	50	1. 对有幻觉、妄想的拒食患者的护理，应进行耐心诚恳的劝说	8	6	4	2		
			2. 对有被害妄想的患者，在耐心说教的基础上，应避免单独进食，鼓励集体进餐	8	6	4	2		
			3. 对木僵患者，不能强行喂食，最好让患者在安静的病房内单独进食	8	6	4	2		

项　目		总分	技术操作要求	评 分 等 级				得分	备注
				A	B	C	D		
操作过程	注意事项	20	1. 安全护理和生活护理	4	3	2	1		
			2. 对待患者热情，态度和蔼，言谈举止稳重	4	3	2	1		
			3. 加强心理护理	4	3	2	1		
			4. 喂食过程中注意避免食物呛吸至气管	4	3	2	1		
			5. 喂食后应清洁口腔，观察喂食后食物是否咽下而留在咽喉部，防止噎食	4	3	2	1		
	操作步骤	50	4. 精神运动性兴奋患者不必苛刻患者准时用餐，闲下来常会主动进食	8	6	4	2		
			5. 抑郁症患者应加强生活护理，多关心患者。根据患者饮食习惯，提高饭菜质量	6	4	2	0		
			6. 对因药物不良反应而拒食患者应立即告知医生及时处理	6	4	2	0		
			7. 对因躯体并发其他症状而影响进食的患者，则应遵医嘱给予对症支持疗法	6	4	2	0		
	评价	10	1. 患者的饮食情况是否恢复正常	4	3	2	1		
			2. 营养不良以及造成的身心损害能否恢复	3	2	1	0		
			3. 患者能否客观地评价自己的形象，认知心理社会因素与疾病的关系	3	2	1	0		
总分		100							

主考教师＿＿＿＿＿＿　　　考核日期＿＿＿＿＿＿

第四节 噎食患者的护理

噎食是指食物堵塞咽喉部或卡在食道的第一狭窄部，甚至误入气管，引起呼吸窒息。精神疾病患者发生噎食较正常人多见，原因主要是服用抗精神病药物发生锥体外系不良反应时，出现吞咽肌肉运动的不协调而使食物误入气管。患者在进食中突然发生严重呛咳、呼吸困难，且出现面色苍白或青紫者，应就地抢救，分秒必争，立即清除口咽部食物，疏通呼吸道，进行胸外心脏按压，直至完全恢复。

【目的】

噎食患者的防范工作是精神科护理中的重点和难点，噎食的护理应以预防为主，防范噎食的发生，提高抢救的成功率。

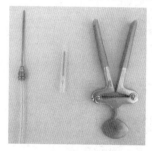

图 2 - 4 - 1 环甲膜穿刺针、粗针头、开口器

【用物】

噎食危险因子评估表、粗针头或环甲膜穿刺针、撬开口腔用具等（图 2 - 4 - 1，表 2 - 4 - 1）。

【操作步骤】

1. 就地抢救，分秒必争，立即清除口咽部食物，疏通呼吸道。如果患者牙关紧闭，可用开口器等撬开口腔，取出食物（图 2 - 4 - 2）。

如果清除口咽部食物后仍未缓解，采用"海姆立克急救法"，立即将患者拦腰抱住，头朝下并拍背，或将患者腹部俯于凳子上，让其上半身悬空，快速冲击其腹部迫使膈肌上移，压迫肺部，使肺内气体外冲，将气管内的食物冲出。如重复 5 ~ 6 次无效，应立即用一粗针头甲状软骨下缘和环状软骨的上缘之间的凹陷插入气管或行紧急气管切开，暂时恢复通气（图 2 - 4 - 3 ~ 图 2 - 4 - 6）。

表 2 - 4 - 1 噎食危险因子评估表

科　　室：_____　　姓　　名：_____　　床　　号：_____

年　　龄：_____　　住院号：_____　　诊　　断：_____

家属签名：_____

日期	长期服用抗精神病药物 1分	噎食病史 2分	药物致锥体外系不良反应 3分	唾液分泌减少、口干 1分	中、重度智力低下 1分	脑血管意外后遗症 1分	抽搐发作史 1分	极度兴奋、抢食 3分	暴饮暴食 3分	饥饿感增加，进食速度快 3分	老年人牙齿脱落影响咀嚼 1分	老年人咳嗽、吞咽反射减弱 3分	电休克治疗后 1分	身体虚弱 1分	生活不能自理、卧床需喂食 1分	洼田饮水试验 3分	评分	护理措施	护士签名	护士长签名

填表说明：按照每项分值进行评分，≤7 分低度风险；8 ~ 15 分中度风险；≥16 分高度风险。护理措施：①饮食指导；②软食；③半流质或流质饮食；④看守患者进食；⑤喂食；⑥鼻饲饮食；⑦防其他患者给患者食物；⑧严格执行电休克治疗后进食时间和指征；⑨控制进食量和速度；⑩避免患者独自留存食物。

评估说明：依据评估得分，按规定进行记录，建立特殊护理记录单。≥16 分高度风险每日评估一次；8 ~ 15 分中度风险每 3 天评估 1 次；≤7 分低度风险每周评估一次。

洼田饮水试验操作说明：1. 检查方法：患者端坐，喝下 30 毫升温开水，观察所需时间和呛咳情况。1 级（优）能顺利地 1 次将水咽下；2 级（良）分 2 次以上，能不呛咳地咽下；3 级（中）能 1 次咽下，但有呛咳；4 级（可）分 2 次以上咽下，但有呛咳；5 级（差）频繁呛咳，不能全部咽下。2. 评定正常：1 级，5 秒之内；可疑：1 级，5 秒以上或 2 级；异常：3_5 级。3. 具体分值：评定 3 级为 1 分；4 级为 2 分；5 级为 3 分。

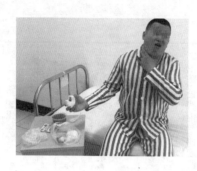

图2-4-2　噎食患者

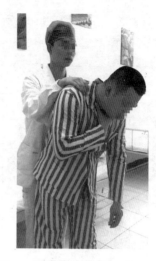

图2-4-3　抢救者站在患者背后

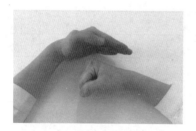

图2-4-4　一手握拳、另一只手
的手掌压在拳头上

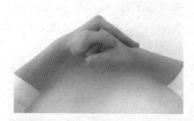

图2-4-5　使拇指掌关节突出顶住
腹部正中线脐上部位

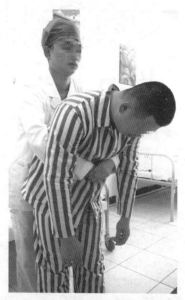

图2-4-6　连续快速向内向上
推压冲击5~6次

3. 经上述处理后，呼吸困难可暂时缓解，如果食物仍滞留气管内，可请五官科医师会诊，决定采用气管镜、气管插管或是气管切开取出食物。

4. 当取出食物后，应立即采取护理措施，防止吸入性肺炎。

5. 如心跳骤停，立即进行胸外心脏按压，在心肺复苏的同时，应及早进行脑复苏。

6. 如自主呼吸恢复，应持续吸氧，专人持续监护，直至完全恢复。

【注意事项】

1. 严密观察病情，了解患者用药情况及药物的不良反应，注意有无吞咽困难。

2. 对暴食和抢食患者应专人护理，控制进食速度，禁止患者将食物带回病室。

3. 对有明显锥体外系症状者，可酌情在餐前给拮抗剂，并为其选用流质或半流质食物，必要时专人喂饭或给予鼻饲。

4. 精神病患者应集体用餐，开饭时护士应严密观察，酌情协助，防止噎食发生或力争对噎食早发现、早抢救。

5. 预防再次发生噎食窒息，可减小抗精神药物剂量或换药。

6. 饮食过程中需要规律、均衡、适量、小口、细嚼慢咽，口中含有食物时应避免大笑、讲话、行走或跑步。发现吞咽不舒适要及时报告医护人员。指导患者自救处理方法。

【评分标准】

噎食患者护理考核评分标准

单位_____　科室_____　姓名_____

项　目	总分	技术操作要求	评 分 等 级				实际得分	备注
			A	B	C	D		
目的	5	防范噎食的发生，提高抢救的成功率	5	4	3	2		
评估	10	1. 噎食的原因及危险因素评估	4	3	2	1		
		2. 噎食的表现评估	3	2	1	0		
		3. 评估噎食患者的辅助工具	3	2	1	0		

项　目		总分	技术操作要求	评 分 等 级				实际得分	备注
				A	B	C	D		
操作过程	用物准备	5	窒息噎食危险因子评估表，粗针头或环甲膜穿刺针，撬开口腔用具	5	4	3	2		
	操作步骤	50	1. 就地抢救，分秒必争，立即清除口咽部食物，疏通呼吸道。如果患者牙关紧闭，可用开口器等撬开口腔，取出食物	10	8	6	4		
			2. 如果清除口咽部食物后仍未缓解，采用"海姆立克急救法"，如重复5~6次无效，应立即用一粗针头在甲状软骨下缘和环状软骨的上缘之间的凹陷插入气管或行紧急气管切开，暂时恢复通气	8	6	4	2		
			3. 经上述处理后，呼吸困难可暂时缓解，采用气管镜、气管插管或气管切开取出食物	8	6	4	2		
			4. 当取出食物后，应立即采取护理措施	8	6	4	2		
			5. 如心跳骤停，立即进行胸外心脏按压	8	6	4	2		
			6. 如自主呼吸恢复，应持续吸氧，专人持续监护，直至完全恢复	8	6	4	2		
	注意事项	20	1. 严密观察病情，了解患者用药情况及药物的不良反应，注意有无吞咽困难	4	3	2	1		
			2. 对暴食和抢食患者应专人护理	4	3	2	1		
			3. 对有明显锥体外系症状者为其选用流质或半流质，必要时专人喂饭或给予鼻饲	3	2	1	0		
			4. 精神病患者应集体用餐，防止噎食发生或力争对噎食早发现、早抢救	3	2	1	0		

续表

项 目		总分	技术操作要求	评分等级 A	B	C	D	实际得分	备注
操作过程	注意事项		5. 预防再次发生噎食窒息，可减小抗精神药物剂量或换药	3	2	1	0		
			6. 饮食过程中需要规律、均衡、适量、小口、细嚼慢咽，口中含有食物时应避免大笑、讲话、行走或跑步	3	2	1	0		
评 价		10	1. 各种预防措施是否有效，患者有无噎食发生	4	3	2	1		
			2. 患者是否认识到缓慢进食、细嚼慢咽的重要性，能否对所摄食物进行选择	3	2	1	0		
			3. 发生噎食的患者是否得到及时、正确的抢救，急救措施是否有效，有无并发症发生	3	2	1	0		
总分		100							

主考教师＿＿＿＿＿＿ 考核日期＿＿＿＿＿＿

第五节 癫痫大发作患者的护理

癫痫大发作俗称羊角风，是一组反复发作的脑神经异常放电，导致短暂的大脑功能障碍。癫痫大发作（全面强直－阵挛发作）以意识丧失和全身抽搐为特征。癫痫发作可导致脑功能的损伤、外伤、精神异常甚至死亡等不良后果，会给患者的身体健康和心理健康带来很大的危害，也给患者家庭带来沉重的经济压力。

【目的】

癫痫大发作时护理措施是非常关键的，可以减轻病痛，减少意外事件的发生，很好地保护癫痫患者身体最大限度地不受伤害。在药物治疗的基础上，做好健康教育，使患者对疾病有充分的了解，

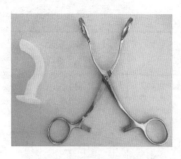

图 2 - 5 - 1　舌钳和牙垫

增强信心，积极配合治疗，规律用药，减少癫痫发作的次数，促进康复。

【用物】

舌钳、牙垫、床栏、吸引器、急救设备、急救及对症药品、生命体征检测工具、记录纸和笔（图 2 - 5 - 1）。

【操作步骤】

1. 密切观察病情变化，及时发现发作先兆，尽早采取防范措施（图 2 - 5 - 2）。

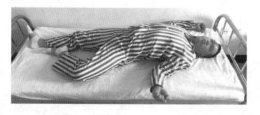

图 2 - 5 - 2　癫痫大发作患者

2. 癫痫大发作时的紧急措施。首先保证呼吸通畅，让患者就地平卧，松开衣领和腰带，头转向一侧，用纱布包裹压舌板放于上、下臼齿之间（如来不及，可用手紧托患者下颌，使口紧闭），以免咬伤舌头，抽搐时切勿用力按压患者肢体，以防骨折（图 2 - 5 - 3，图 2 - 5 - 4）。

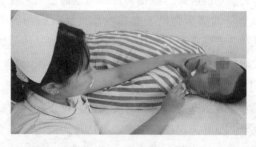

图 2 - 5 - 3　头转向一侧，用纱布包裹压舌板放于上、下臼齿之间

3. 癫痫大发作后的注意事项。将患者侧卧，以免吸入分泌物或胃内容物，用吸引器吸引口鼻腔分泌物或呕吐物，取出口中的活动义齿，加强皮肤护理，注意保护易受损伤的关节，如发作停止，意识恢复过程中发生兴奋躁动，应有专人守护，并设床档，持续吸氧（图2-5-5）。

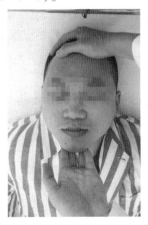 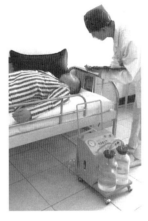

图2-5-4 用手紧托患者下颌，使口紧闭　图2-5-5 专人守护，设床档，给氧，随时吸痰，密切观察病情变化并记录

4. 持续癫痫发作，应立即采取以下紧急措施：立即报告医生组织抢救；给氧，随时吸痰，保持气道通畅，建立静脉通道；遵医嘱使用抗癫痫药和其他对症或对因药物；专职监护，密切观察生命体征及病情变化，及时作特别护理记录；落实各项安全护理措施，加强躯体生活护理，保持床铺干燥和患者清洁，冷暖适宜，避免亮光和声响刺激；预防感染和各类并发症。

5. 密切观察发作情况并作记录，包括生命体征，意识状态，瞳孔反应，神经系统反射，癫痫发作的形态、类型，抽搐部位、程度，有无大、小便失禁等；发作起止时间，清醒时间，发作时有无受伤及发作后患者的感觉等。

6. 对精神运动性发作，出现意识朦胧，以及频繁癫痫发作者，应立即报告医师并迅速移开周围物品，应由两名以上工作人员保护患者；按医嘱予以肌注抗癫痫药物；密切观察直至清醒。

7. 注意冲动行为和自杀、自伤行为的防范，如移开危险物品，密切观察患者情绪变化，要以和蔼的态度接纳患者，避免刺激性言语对患者的激惹；对谵妄、冲动的患者或受幻觉支配冲动的患者，应有组织地防范，并保护他人安全。

8. 如有精神病性症状（幻觉、妄想等），可采取转移注意力暂时中断妄想思维的方法，帮助患者回到现实中来，并要根据幻觉、妄想的内容，预防各种意外。

【注意事项】

1. 建立适当的安全措施。病室内外，床边无危险物品及障碍物，备好牙垫、舌钳及床栏等，协助患者确认现实环境，指导使用避免伤害的方法，如有发作先兆时，避开危险地点或请护士帮助，平时应取出口腔中的活动义齿。

2. 避免往患者口中塞入任何东西。有些人为防止患者咬伤舌头而强行往患者口中塞入木筷、勺子等，这样有可能导致患者牙齿断裂、松动，如果患者佩戴义齿，强行撬开患者紧闭的嘴还可能导致假牙脱落而误入呼吸道。

3. 癫痫大发作时呼吸道分泌物较多，容易造成呼吸道阻塞或吸入性肺炎，自大发作时开始，应将患者头、身侧向一边，以使得分泌物自然流出，一旦开始发作，就不要在上、下牙齿间垫东西，尤其是硬东西，否则会咬碎牙齿。

4. 阵挛期患者四肢肌肉收缩，易造成关节脱臼和四肢擦伤。癫痫大发作时可适当用力按压四肢大关节处（如肩、肘、膝、髋），限制其抽动幅度，但是不要用力过猛，强行按压，会造成骨折或肌肉损伤。

【评分标准】

癫痫大发作患者护理考核评分标准

单位_____　科室_____　姓名_____

项　目	总分	技术操作要求	评　分　等　级				实际得分	备注
			A	B	C	D		
目的	5	减少了癫痫发作的次数，减轻病痛	5	4	3	2		

续表

项 目		总分	技术操作要求	评 分 等 级				实际得分	备注
				A	B	C	D		
评估		10	1. 癫痫大发作的先兆评估	5	4	3	2		
			2. 评估主观、客观资料和相关因素	5	4	3	2		
操作过程	用物准备	5	舌钳、牙垫、床栏、吸引器、急救设备、急救及对症药品、记录纸和笔等	5	4	3	2		
	操作步骤	50	1. 抽搐发作时的紧急措施	8	6	4	2		
			2. 抽搐停止后应注意事项	8	6	4	2		
			3. 持续癫痫发作，应立即采取以下紧急措施，立即报告医生组织抢救	8	6	4	2		
			4. 密切观察发作情况并作记录						
			5. 对精神运动性发作，意识朦胧，或频繁癫痫发作者，应立即报告医师，密切观察直至清醒	8 6	6 4	4 2	2 0		
			6. 注意冲动行为和自杀、自伤行为的防范	6	4	2	0		
			7. 有精神病性症状的患者，预防各种意外发生	6	4	2	0		
	注意事项	20	1. 建立适当的安全措施	5	4	3	2		
			2. 不要往患者口中塞入任何东西	5	4	3	2		
			3. 癫痫大发作时呼吸道分泌物较多，容易造成呼吸道阻塞或吸入性肺炎	5	4	3	2		
			4. 阵挛期患者四肢肌肉收缩，易造成关节脱臼和四肢擦伤	5	4	3	2		
评价		10	1. 患者癫痫大发作是否减少或避免	3	2	1	0		
			2. 发作时是否能够避免或减少外伤	3	2	1	0		
			3. 住院期间不发生身体受伤和伤害他人	2	1	0	0		
			4. 患者的情绪是否改善	2	1	0	0		
总分		100							

主考教师_____ 考核日期_____

第六节　中毒患者的护理

中毒是由于有毒化学物质进入人体后，在效应部位累积到一定量，产生损害全身性的疾病。引起中毒的化学物质称毒物。根据接触毒物的剂量和时间不同将中毒分为急性中毒和慢性中毒。毒物往往造成呼吸衰竭、心血管功能不全、肺水肿、脑水肿、肾衰竭、惊厥和昏迷等，甚至危及生命。

【目的】

一旦发现中毒，应迅速切断毒源和防止毒物继续吸收；促进解毒和排毒；及早对症治疗和支持治疗，为中毒者赢取宝贵的救治时间，提高抢救急性中毒的成功率。

【用物】

生命体征监测工具，急救药品及设备，洗胃用具及洗胃液。

【操作步骤】

1. 立即终止接触毒物，迅速清除体内尚未被吸收的毒物。

2. 毒物由呼吸道吸入者，立即脱离中毒现场，移至通风良好的环境中，给予氧气吸入、休息、保暖。皮肤黏膜接触中毒：立即更换衣物、鞋袜等，用水冲洗染毒部位。毒物由消化道吸收者，立即进行催吐、洗胃、导泻。但对服强酸、强碱等腐蚀性毒物者禁止洗胃，可用鸡蛋清、牛奶等沉淀物保护胃黏膜。

3. 保持呼吸道通畅，维持有效的呼吸功能。一氧化碳中毒时，给予高流量氧气吸入或高压氧治疗，加速一氧化碳排出。

4. 建立静脉通道，予以对症补液以促进吸收毒物的排出。鼓励患者大量饮水，同时遵医嘱应用利尿剂，加速毒物的排出。

5. 做好心电监护及抢救配合，如意识不清或惊厥者，设专人护理。

6. 观察生命体征及意识、瞳孔、循环等变化，准确观察出入水量，并作好记录。如出现昏迷，肺、脑水肿及呼吸、循环、肾衰竭时，积极配合医师抢救。

7. 及时留取大、小便，呕吐物及分泌物送检，正确采集血标本进行毒物分析检测。

8. 重度中毒需作透析治疗时，应做好透析前准备工作。

9. 提供良好病房环境。严格执行病区安全管理与检查制度，维持水、电解质、能量代谢平衡，必要时给予鼻饲。

10. 特殊护理

（1）预防急性中毒并发症的治疗护理：保持呼吸道通畅，做好口腔治疗护理，取头偏向一侧卧位；做好二便护理；预防压力性损伤。

（2）遵医嘱给予相关治疗。

（3）对兴奋躁动者必要时给予约束保护。

【注意事项】

1. 了解病情，不采取训斥的方式，要尊重患者。

2. 对重度中毒者要制定专门的特护记录单，安排技术娴熟的护理人员进行护理，20分钟左右测量一次脉搏、体温、血压以及呼吸，注意瞳孔的大小变化以及对光反射情况。如果患者出现异常要及时通知医师，协助医师进行处理。在患者病情出现好转时，要注意观察患者是否有中间综合征等并发症，即是否出现肌无力的情况。护理人员要对患者的各项指标变化进行详细地记录并备案。

3. 给患者取平卧位，使患者的头部偏向一侧，以防止呕吐物的误吸而引起窒息。给予持续低流量氧气吸入，必要时可借助呼吸机进行辅助通气，以保持患者呼吸道的畅通，维持呼吸功能，预防休克、肺水肿、脑水肿及呼吸衰竭。

4. 细致观察患者的病情变化。对患者的病情变化要进行密切观察，监测患者的脉搏、体温、血压、心率及血氧饱和度等生命体征，注意患者尿量、神志、瞳孔以及发绀情况的变化。同时要观察患者药物输入情况，确保药物足量输送给患者，也要注意患者是否有药物不良反应。

5. 预防细菌感染。要经常更换患者的注射部位，严格遵守无菌操作原则。要保持病房及患者床单位整洁舒适，有利于患者保持良好心态，促进病情好转。同时，要注意保持患者的口腔清洁，帮助患者排痰，并遵医嘱使用抗生素，以防止患者肺部感染。

6. 加强患者的皮肤护理，防止压力性损伤的发生。

7. 要加强对患者的心理护理，开导患者，耐心倾听患者的痛楚，关心体贴患者，了解患者的心理状态。同时对于不同的患者，要采用不同的心理护理方法，通过悉心护理解除患者的逆反心理以及烦躁情绪。避免对患者的不良刺激，使患者保持情绪稳定，能积极配合医护人员的治疗，促进患者病情好转。

8. 对兴奋躁动者必要时给予约束保护，护理人员应加强巡视，加强责任心，使肢体处于功能位，保证患者安全、舒适，观察四肢约束部位皮肤颜色及末梢血运情况，必要时行按摩以促进血液循环。

【评分标准】

中毒患者护理考核评分标准

单位_____ 科室_____ 姓名_____

项　目	总分	技术操作要求	A	B	C	D	实际得分	备注
			评 分 等 级					
目的	5	提高抢救中毒患者的成功率	5	4	3	2		
评估	10	1. 中毒的原因	4	3	2	1		
		2. 评估主观与客观资料	3	2	1	0		
		3. 评估相关症状和相关治疗护理诊断	3	2	1	0		
操作过程	用物准备	5	生命体征监测工具，急救药品及设备、洗胃用具及洗胃液	5	4	3	2		
	操作步骤	50	1. 立即终止接触毒物，迅速清除体内尚未被吸收的毒物	5	4	3	2		
			2. 毒物由呼吸道吸入者，立即脱离中毒现场。皮肤黏膜接触中毒：立即更换衣物、鞋袜等。毒物由消化道吸收者，立即进行催吐、洗胃、导泻。但对服强酸、强碱等腐蚀性毒物者禁止洗胃	5	4	3	2		
			3. 保持呼吸道通畅	5	4	3	2		

续表

项　目		总分	技术操作要求	评　分　等　级				实际得分	备注
				A	B	C	D		
操作过程	操作步骤		4. 建立静脉通道	5	4	3	2		
			5. 做好心电监护及抢救配合	5	4	3	2		
			6. 观察生命体征及意识、瞳孔、循环等变化，准确观察出入水量，并作好记录	5	4	3	2		
			7. 及时留取大、小便，呕吐物及分泌物送检	5	4	3	2		
			8. 重度中毒需作透析治疗时，应做好透析前准备工作	5	4	3	2		
			9. 提供良好病房环境	5	4	3	2		
			10. 特殊护理	5	4	3	2		
	注意事项	20	1. 了解病情，不采取训斥的方式，要尊重患者	3	2	1	0		
			2. 对重度中毒者要制定专门的特护记录单，派技术娴熟的护理人员进行护理	3	2	1	0		
			3. 给患者取平卧位，使患者的头部偏向一侧，给予持续低流量氧气吸入，必要时可借助呼吸机进行辅助通气	3	2	1	0		
			4. 细致观察患者的病情变化	3	2	1	0		
			5. 预防细菌感染	2	1	0	0		
			6. 加强患者的皮肤护理	2	1	0	0		
			7. 要加强对患者的心理护理	2	1	0	0		
			8. 对兴奋躁动者必要时给予约束保护	2	1	0	0		
评价		10	1. 患者的生命体征是否保持稳定	3	2	1	0		
			2. 重要器官是否免受损害	3	2	1	0		
			3. 住院期间是否发生并发症	2	1	0	0		
			4. 患者的安全意识是否提高	2	1	0	0		
总分		100							

主考教师＿＿＿＿＿＿　　　考核日期＿＿＿＿＿＿

第七节　吞食异物患者的护理

吞食异物是指患者将异物吞食到消化道内。吞食异物种类很多，如玻璃片、铁钉、图钉、钱币、铁丝、发卡、别针、缝针、指甲钳、钥匙、体温表、折断的筷子或饭勺、纽扣、棉花等。吞食异物可能是思维障碍所致，也可能是一种冲动行为或想以此作为自杀的方法，多发生于自杀企图者、有对抗行为者及痴呆患者。吞食异物的危险视吞食异物的性质而不同，锋口的金属或玻璃片可损伤重要器官或血管，吞食塑料等可引起中毒，吞下较多的纤维织物可引起肠梗阻等。

【目的】

针对吞食异物原因和异物种类，进行护理干预，使患者病情稳定，配合治疗，加强预防，减少精神病患者吞食异物的发生，确保患者在住院期间的生命安全。

【用物】

镊子、物理检查设备（X 线、B 超检查）、特殊饮食（多纤维蔬菜、牛奶、蛋清）、导泻剂。

【操作步骤】

1. 护理人员要掌握患者的病情、诊断和治疗，做到心中有数。一旦患者吞食异物行为发生时，不要惊慌，要沉着冷静。

2. 在通知医生的同时，要用支持和积极暗示的语言，冷静劝慰患者，稳定患者情绪，争取患者合作，使患者讲出吞食异物的种类及异物的大小、数量及有何不适。

3. 检查口腔和咽部有无外伤，异物是否卡在咽喉部。如异物所在位置较浅，视线可及，则可用镊子轻轻取出，避免损伤局部黏膜。

4. 在吞食金属物或不明性质异物时立即进行 X 线或 B 超检查，以便查明异物性质，及时处理。如异物较小，边缘圆钝，可让患者食用多纤维的蔬菜，如韭菜、芹菜等，其目的是通过胃肠蠕动，使纤维裹住异物，以防异物对胃肠壁的损伤进行刺激，同时促进肠蠕动。食用时粗略咀嚼即下咽，可同时给予缓泻剂，以利异物排出。如患者咬碎体温表并吞食水银，应让患者立即吞食蛋清和牛奶。

5. 自吞食异物起，要对患者每次的大便进行仔细检查，直到找全异物为止，并保留异物的标本。

6. 密切评估患者的生命体征和主诉，有无痛苦表情或主诉异常感觉，密切观察内出血征兆如腹痛、腹胀、四肢发冷、出汗、解柏油样的大便等，如出现症状应立即请外科会诊处理。如吞服异物较大，不可能通过肠道排出，也应采用外科手术取出。

7. 处理异物引起的并发症，如异物误入气管，可以引起严重呛咳和呼吸困难，甚至窒息、死亡，应立即处理。

【注意事项】

1. 在不能确认是否吞食异物时，宁可信其有，不可信其无。应及时给予 X 线检查确定，如 X 线阴性仍需密切观察患者的生命体征和病情变化，防患于未然。在等待异物自行排出的过程中，要指导患者继续日常饮食，观察粪便以发现排出的异物。

2. 对有吞食异物倾向的患者要了解原因，不要斥责患者，耐心地向其说明吞食异物会导致的不良后果，并帮助患者改变行为方式。

3. 积极治疗精神疾病是防止吞食异物行为发生的根本措施。对把吞食异物行为作为自杀手段的精神病患者要积极治疗精神疾病，及时有效的治疗以尽快控制精神症状是防止自杀行为的根本所在。同时要加强患者的用药安全监护，每次发药时应要求患者当场服下并仔细检查口腔每一个部位，确定完全服下后再到护理人员视线下活动半小时后方可离开，严防藏药行为发生。

4. 勤查异物是避免吞食异物行为发生的有力保证。加强工作责任心，强化护理人员的安全意识，严格执行安全管理制度，设立安全护理警示标识。严格搜集危险物品加以管理，严格检查患者入院时随身物品，严禁携带铁丝、发夹、玻璃器具等危险物品。鼓励患者进病房时主动交出危险物品，同时加强病区内物品和探视者的管理，定期或不定期进行安全检查，禁止任何危险物品带入病房。病房的危险物品应严格交班，加锁保管。告知家属禁止带任何危险物品到病房的意义及重要性。探视完毕或请假返院患者要专人接待，交待有关注意事项，空人回病房，再次仔细安全检查。每天检查患者的床单位、患者身上、床铺、厕所及任何可能的角落有无危险物品。患者衣服纽扣是否减少，卫生纸随用随发，避免积存现象发生，同时禁止患者进入办公区域。

5. 专人护理是防止吞食异物行为发生的重要措施。急性期患者要安置在距护士站较近的重护室，注意患者病情变化，24 小时在专人监护下活动，重点交班。强化重点时段的巡回与护理，护理人员应掌握患者的病情、诊断和治疗，做到心中有数，有的放矢，重点患者重点巡视，巡视病房的时间不能刻板固定。对把吞食异物作为自杀企图的患者应详细了解病史，床头交接班，严密动态监护，禁止住单人间。测量体温时要守候在患者身边不离视线。鼓励患者自行修剪指（趾）甲时，要严密监护，由护理人员协助完成基础护理工作，用过的指甲钳一定要及时收回，并班班交接数目。

6. 加强心理护理。与患者建立良好的治疗性人际关系，通过主动与患者交流，了解其思想动态及心理演变过程，耐心帮助患者学会自我解脱，鼓励患者多与外界环境接触，积极开展工娱活动，鼓励患者参加力所能及的劳动，丰富活跃患者的情绪，转移其病态注意力。同时护理人员应以耐心、热情、接纳的态度与患者建立良好的护患关系，关心和共情患者，鼓励患者抒发内心体验。根据患者吞食异物的动机对其宽慰劝导，帮助其分析这种行为的后果和危害，避免发生再次吞食异物行为。

7. 加强环境设施管理是防止吞食异物行为发生的有效方法。为患者提供安全的治疗环境，病房环境设施应每天检查，及时维修。日常生活中多注意周围环境物品是否保持完好，及时查找遗失和损坏物品，患者所到之处不能存放可供患者自杀的工具及危险物品。定期进行环境安全检查，门窗有无破损松动，桌椅有无损坏，餐具、墙壁有无缺损，治疗护理用品有无数量减少，严防各种异物流入患者手中，努力营造安全、舒适的住院环境。

【评分标准】

吞食异物患者护理考核评分标准

单位_____ 科室_____ 姓名_____

项 目		总分	技术操作要求	评分等级				实际得分	备注
				A	B	C	D		
目 的		5	进行护理干预，减少患者吞食异物的发生，确保患者在住院期间的生命安全	5	4	3	2		
评估		10	1. 吞食异物的原因及危险因素评估	4	3	2	1		
			2. 吞食异物的表现	3	2	1	0		
			3. 患者吞食了异物，护士应立即评估患者所吞食异物的种类及时间，从而判断危险程度	3	2	1	0		
操作过程	用物准备	5	镊子、物理检查设备（X线、B超检查）、特殊饮食、导泻剂等	5	4	3	2		
	操作步骤	50	1. 一旦发现患者吞食异物行为发生时，不要惊慌，要沉着冷静	8	6	4	2		
			2. 通知医生，稳定患者情绪	8	6	4	2		
			3. 检查口腔和咽部有无外伤，异物是否卡在咽喉部	8	6	4	2		
			4. 在吞食金属物或不明异物性质时立即进行 X 线或 B 超检查，以便查明异物性质，及时处理	8	6	4	2		
			5. 自吞食物起，要对患者每次的大便进行仔细检查	6	4	2	0		
			6. 密切评估患者的生命体征和主诉，观察内出血征兆	6	4	2	0		
			7. 处理异物引起的并发症	6	4	2	0		
	注意事项	20	1. 在不能确认是否吞食异物时，宁可信其有，不可信其无，应及时 X 线检查确定	3	2	1	0		

续表

项 目		总分	技术操作要求	评分等级				实际得分	备注
				A	B	C	D		
操作过程	注意事项		2. 对有吞食异物倾向的患者要了解原因，帮助患者改变行为方式	3	2	1	0		
			3. 积极治疗精神疾病	3	2	1	0		
			4. 勤查异物	3	2	1	0		
			5. 专人护理是防止吞食异物行为发生的重要措施	3	2	1	0		
			6. 加强心理护理	3	2	1	0		
			7. 加强环境设施管理	2	1	0	0		
评价		10	1. 患者是否吞食了异物，以及是否发生了内出血、中毒等危险情况	5	4	3	2		
			2. 患者是否认识到吞食异物的危险性，从而改变行为方式	5	4	3	2		
总分		100							

主考教师_____　　考核日期_____

第八节　触电患者的护理

触电俗称电击伤，是指一定强度的电流通过人体造成的机体损伤及功能障碍，严重者可致呼吸、心跳骤停。触电急救的要点是动作迅速，救护得法。一旦患者触电，就地仰面平躺，及时抢救，确保呼吸道通畅，行心肺复苏直至呼吸和心跳恢复为止。

【目的】

最大限度地降低死亡率和伤残率，提高伤者愈后的生存质量。

【用物】

绝缘工具、急救与治疗药品、医疗设备、生命体征监测工具，记录用纸和笔等。

【操作步骤】

1. 发现患者触电，要立即关闭电源或用绝缘物切断电源，切忌在断电之前触动患者。

2. 切断电源后让患者就地平卧休息。对意识清醒者，立即松解衣服，抬起下颌，保持呼吸道通畅。密切评估呼吸、脉搏及血压的变化，尤其心律的变化，若出现心律严重失常应给予相应的药物处理。

3. 对呼吸、心跳停止者，应即刻实行人工呼吸及胸外心脏按压术、吸氧。人工呼吸直至自主呼吸恢复为止。

4. 心肺复苏仍处于昏迷者或有颅内压增高的表现，需持续给氧和促脑代谢药物，如高渗糖、ATP、辅酶 A、细胞色素 C 等。

5. 复苏后期必须维持血压的稳定，纠正酸碱平衡失调，防止因缺氧所致的脑水肿，彻底清创电灼伤面，肌注破伤风抗毒素并应用足够的广谱抗生素。

6. 触电者心肺复苏后应严密监护，不可使其下床走动，以免引起继发性心律失常甚至心力衰竭或休克。对重度触电的患者此时还应注意评估深组织的损伤，如出血、渗液及血红蛋白尿，甚至急性肾衰竭等，争取早发现早诊治。

【注意事项】

1. 发现有人触电应设法使其尽快脱离电源。

2. 使触电人脱离电源的同时，还应防止触电人脱离电源后发生二次伤害。如应采取措施预防触电人在解脱电源时从高处坠落。

3. 使触电人脱离电源后，若其呼吸停止，心脏不跳动，必须立即就地进行抢救。

4. 救护工作应持续进行，不能轻易中断抢救。

5. 如触电人触电后已出现外伤，处理外伤不应影响抢救工作。

6. 对触电人急救期间，千万不要给触电者打强心针或拼命摇动触电者，以免触电者的情况更加恶化。

7. 夜间发生触电事故时，切断电源会同时使照明失电，应考虑切断后的临时照明，如应急灯等，以利于救护。

8. 当被抢救者面色好转、嘴唇逐渐红润、瞳孔缩小、心跳和呼吸恢复正常，即表明抢救有效。

【评分标准】

触电患者护理考核评分标准

单位＿＿＿＿＿＿ 科室＿＿＿＿＿＿ 姓名＿＿＿＿＿＿

项　目		总分	技术操作要求	评分等级				实际得分	备注
				A	B	C	D		
目的		5	最大限度地降低死亡率和伤残率，提高伤者愈后的生存质量	5	4	3	2		
评估		10	1. 精神疾病	4	3	2	1		
			2. 心理因素	3	2	1	0		
			3. 社会因素	3	2	1	0		
操作过程	用物准备	5	绝缘工具、急救与治疗药品、医疗设备、生命体征监测工具，记录用纸和笔等	5	4	3	2		
	操作步骤	50	1. 发现患者触电，要立即关闭电源或用绝缘物切断电源	10	8	6	4		
			2. 切断电源后让患者就地平卧休息	8	6	4	2		
			3. 对呼吸、心跳停止者，应即刻实行人工呼吸及胸外心脏按摩术、吸氧	8	6	4	2		
			4. 心肺复苏仍处于昏迷者或有颅内压增高的表现，需持续给氧和促脑代谢药物	8	6	4	2		
			5. 复苏后期必须维持血压的稳定，纠正酸碱平衡失调，防止因缺氧所致的脑水肿等治疗	8	6	4	2		
			6. 触电者心肺复苏后应严密监护	8	6	4	2		
	注意事项	20	1. 发现有人触电应设法使其尽快脱离电源	3	2	1	0		
			2. 防止触电人脱离电源后发生二次伤害	3	2	1	0		
			3. 呼吸、心脏停止不跳动，立即就地进行抢救	3	2	1	0		
			4. 救护工作应持续进行	3	2	1	0		

续表

项　目		总分	技术操作要求	评 分 等 级				实际得分	备注
				A	B	C	D		
操作过程	注意事项		5. 处理外伤不应影响抢救工作	2	1	0	0		
			6. 对触电人急救期间，不要给触电者打强心针或拼命摇动触电者	2	1	0	0		
			7. 夜间发生触电事故时，切断电源会同时使照明失电，应考虑切断后的临时照明	2	1	0	0		
			8. 当抢救者面色好转、嘴唇逐渐红润、瞳孔缩小、心跳和呼吸恢复正常，即表明抢救有效	2	1	0	0		
评价		10	1. 患者未发生触电行为	4	3	2	1		
			2. 患者的安全防范意识是否提高	3	2	1	0		
			3. 当患者出现触电意念时，能寻求医护人员的帮助	3	2	1	0		
总分		100							

主考教师＿＿＿＿＿＿＿＿　　　考核日期＿＿＿＿＿＿＿＿

第九节　木僵患者的护理

木僵为精神运动性抑制，指动作、行为和言语活动的完全抑制或减少。轻者言语和动作明显减少、缓慢或迟钝。严重时全身肌张力增高，随意运动完全抑制。木僵不同于昏迷，患者一般无意识障碍，对外界事物能正确感知，各种反射存在。护理中需尽快确定引起木僵的原因，然后针对病因或不同类型的木僵制定护理计划，做好安全、躯体、心理护理等。

【目的】

患者生命体征保持稳定，重要器官免受损害，不发生并发症。待患者木僵状态解除后，生活自理能力和心理社会功能恢复正常。

【用物】

安全环境、口腔护理用物（清洁治疗盘、口腔护理包、生理盐水、棉签、压舌板、弯止血钳、镊子、石蜡油、治疗巾或毛巾、手电筒、一次性水杯、吸管、根据医嘱备口腔护理药）、压力性损伤护理用物（护理车，按摩液，浴巾，气圈，大、小海绵，床刷等）、二便护理用物、条索状宽布带、ECT 治疗用物、特殊饮食、饮食用具、营养液等。

【操作步骤】

1. 加强生活护理，注意口腔卫生，避免发生溃疡。注意预防并发症，定时翻身，防止压力性损伤形成。做好二便护理，注意排便情况，必要时导尿和灌肠。

2. 保持呼吸道通畅，做好口腔护理，采取卧位，头偏向一侧。

3. 必要时遵医嘱配合医生作 ECT，注意观察治疗效果与不良反应。

4. 紧张性木僵患者有可能突然发生剧烈的兴奋状态或冲动行为，必须加强防范，防止患者自伤和伤人。

5. 要防止其他患者攻击或伤害木僵患者。

【注意事项】

1. 注意环境安静。

2. 木僵患者的生活不能自理，需重点予以照顾。

3. 加强观察，以防突然兴奋伤害他人。

4. 保证患者的营养和液体的摄入。如患者能接受喂食，应耐心喂饲；对完全拒食者，应采用鼻饲，鼻饲食物应保证足够的蛋白质、热量和维生素。维持水、电解质、能量代谢平衡。

5. 木僵患者的意识大多清晰，医护人员在患者面前的言语和行为必须注意，应避免刺激患者。

【评分标准】

木僵患者护理考核评分标准

单位_____ 科室_____ 姓名_____

项　目	总分	技术操作要求	评 分 等 级 A	B	C	D	实际得分	备注
目的	5	保证患者生命体征保持稳定，重要器官免受损害，不发生并发症	5	4	3	2		

续表

项 目		总分	技术操作要求	评 分 等 级				实际得分	备注
				A	B	C	D		
评估		10	1. 木僵的原因及危险因素评估	5	4	3	2		
			2. 木僵的表现评估	5	4	3	2		
操作过程	用物准备	5	安全环境、条索状宽布带、ECT 治疗用物、特殊饮食、饮食用具、营养液等	5	4	3	2		
	操作步骤	50	1. 加强生活护理，注意预防并发症	10	8	6	4		
			2. 保持呼吸道通畅，做好口腔护理	10	8	6	4		
			3. 必要时遵医嘱配合医生作 MECT	10	8	6	4		
			4. 紧张性木僵患者，要防止自伤和伤人	10	8	6	4		
			5. 要防止其他患者攻击或伤害木僵患者	10	8	6	4		
	注意事项	20	1. 注意环境安静	4	3	2	1		
			2. 生活不能自理患者，需重点予以照顾	4	3	2	1		
			3. 加强观察，以防突然兴奋伤害他人	4	3	2	1		
			4. 保证患者的营养和液体的摄入	4	3	2	1		
			5. 医护人员要注意自己的言行	4	3	2	1		
评价		10	1. 患者是否保持生命体征的平稳，有无发生并发症	3	2	1	0		
			2. 患者有无发生受伤或伤人等意外情况	3	2	1	0		
			3. 患者生活自理能力是否恢复正常	2	1	0	0		
			4. 患者心理社会功能是否恢复正常	2	1	0	0		
总分		100							

主考教师＿＿＿＿＿　　　考核日期＿＿＿＿＿

第十节　外走患者的护理

外走是指患者在住院期间，没有得到医生的同意而私自离开医院的行为，是精神科的重要危机事件。患者的外走会使治疗中断，可能造成自己受伤或伤害他人，还可能因外走而导致各种意外。因此，护理人员必须掌握如何应对精神疾病患者的外走行为防范和护理的方法，减少患者外走行为的发生。

【目的】

护理人员掌握应对精神疾病患者的外走行为的原因及方式，采取相应的护理防范措施，减少患者外走行为的发生。

【用物】

电话、交通工具、患者近期照片、媒体、条索状宽布带、记录用纸和笔、《精神科护理风险评估量表》等。

【操作步骤】

1. 值班护士在护理活动中，发现患者外走后，必须在第一时间内向科室主任、护士长报告，夜间及节假日向总值班报告。

2. 寻找过程

（1）护士长安排工作，组织力量进行寻找，及时通知家属取得合作，报告护理部，护理部报告主管院长。

（2）科室负责人与相关科室和部门商量制定实施方案。

（3）向家属详细了解患者的亲属、朋友、同事的住址及联系电话，在最短时间内拿到患者近期照片。

（4）建立寻找网络　患者的亲属、朋友、同事由家属负责寻找，但要做好解释工作；工作人员在最短时间内将寻人启事贴到火车站、汽车站等公共场所，同时到患者所在地派出所及医院管辖的派出所报案；可通过媒体、广播、互联网的帮助。

（5）寻找过程中科室负责人要随时报告情况，遇到困难向主管部门报告，请求相关科室帮助。

3. 发生意外

（1）患者在外走时发生意外，科室负责人立即报告主管院长。

（2）科室负责人与当事人配合有关部门共同处理此件事情。

【注意事项】

1. 护理人员应掌握病史，密切观察病情变化，加强与患者的交流，了解其心理反应及外走企图，及时发现，随时防范，并重点交班。

2. 严格按照安全管理制度及危险物品管理制度执行，经常巡视病房，巡视时间不定，以免患者掌握规律而外走。

3. 加强监护：对于精神发育迟滞、痴呆、处于谵妄状态以及外走动机强烈患者，应制定出相应的护理计划和措施，应加强监护，严格交接班，区卡放置特殊标识，以防止出现外走。

4. 护理人员要端正服务态度，对患者提出的问题要做好耐心细致的解释工作，避免用简单生硬的语言刺激患者。

5. 丰富住院生活：经常开展室内工娱活动，充实患者的住院生活，使其安心住院，而且能促进其精神活动及社会功能的恢复。如果有条件，可组织患者到户外活动。

6. 争取社会支持，加强与患者家属或单位的联系，鼓励他们来医院探视患者，减少患者的被遗弃感和社会隔离感。

7. 外走归院的患者，要慎重对待做好心理护理，消除患者外走的想法，适应医院的环境；降低患者对治疗和护理的焦虑、恐惧，增强对自身疾病正确的认识。重点交班，防止再次发生外走，切忌惩罚患者。

【评分标准】

外走患者护理考核评分标准

单位＿＿＿＿＿＿＿＿ 科室＿＿＿＿＿＿＿＿ 姓名＿＿＿＿＿＿＿＿

项 目		总分	技术操作要求	评 分 等 级				实际得分	备注
				A	B	C	D		
目的		5	采取相应的护理防范措施，减少患者外走行为的发生	5	4	3	2		
评估		10	1. 外走的原因及危险因素评估	4	3	2	1		
			2. 外走的征兆评估	3	2	1	0		
			3. 外走患者的表现评估	3	2	1	0		
操作过程	用物准备	5	电话、交通工具、患者近期照片、媒体、《精神科护理风险评估量表》等	5	4	3	2		

项 目		总分	技术操作要求	评 分 等 级				实际 得分	备注
				A	B	C	D		
操作过程	操作 步骤	50	1. 值班护士发现患者外走后，必须在第一时间内向科室主任、护士长报告	20	15	10	5		
			2. 寻找过程	20	15	10	5		
			3. 发生意外						
			（1）患者在外走时发生意外，科室负责人立即报告主管院长	5	4	3	2		
			（2）科室负责人与当事人配合有关部门共同处理此件事情	5	4	3	2		
	注意 事项	20	1. 护理人员应掌握病史，密切观察病情变化	3	2	1	0		
			2. 严格按照安全管理制度及危险物品管理制度执行	3	2	1	0		
			3. 加强监护	3	2	1	0		
			4. 护理人员要端正服务态度	3	2	1	0		
			5. 丰富住院生活	3	2	1	0		
			6. 争取社会支持	3	2	1	0		
			7. 外走归院的患者，要慎重对待做好心理护理	2	1	0	0		
评价		10	1. 患者有无外出的想法和计划	3	2	1	0		
			2. 患者是否能适应医院的环境，对治疗和护理有无焦虑、恐惧	3	2	1	0		
			3. 患者是否对自身疾病有正确的认识，并表示要安心住院	2	1	0	0		
			4. 患者有无因外出而受到伤害或伤害他人	2	1	0	0		
总分		100							

主考教师＿＿＿＿＿＿＿　　　　考核日期＿＿＿＿＿＿＿

第十一节 严重药物不良反应患者的护理

抗精神病药物无论是新型的还是传统的，都会有一定程度的不良反应，影响治疗效果，增加患者的负担。如果没有仔细的观察及良好的护理，患者极可能发生严重的药物不良反应，即以持续高热、肌肉强直、意识障碍、自主神经功能紊乱以及严重的心血管症状为特征的一组临床综合征。这些情况是由抗精神病药物引起的黑质纹状体和脊髓多巴胺受体过度抑制所致的锥体外系和自主神经等全身中毒症状群，这种不良反应起病急、进展快、死亡率高，严重威胁患者的生命安全。

【目的】

及早发现患者用药不良反应，及时汇报医生并给予周全细致的护理措施，减轻患者躯体不适，消除心理压力，减少严重药物不良反应的发生，使患者更好配合治疗，提高用药依从性，保障精神疾病患者的用药安全。

【用物】

《药物不良反应量表》、药品（苯海索、氢溴酸东莨菪碱、异丙嗪、地西泮、心得安、肾上腺皮质激素、抗生素、输血或升白细胞药物）、特殊饮食、营养液、鼻饲管套具、单间房、外用药、条索状宽布带等。

【操作步骤】

1. 锥体外系的症状是典型抗精神病药物最常见的不良反应之一。护理人员应注意观察患者一旦出现上述症状，立即报告医生，遵医嘱给抗震颤麻痹药对症处理，也可口服盐酸苯海索（青光眼患者禁用）、氢溴酸东莨菪碱或每日 2~4 次口服异丙嗪等，必要时减药或停药以减轻或消除症状。

2. 急性肌张力障碍患者可出现咽部肌痉挛，可致呼吸困难、窒息，立即遵医嘱口服盐酸苯海索，如果症状仍不缓解，则应肌内注射氢溴酸东莨菪碱后，症状可迅速缓解，必要时减量或停药。

3. 出现震颤麻痹综合征应立即口服盐酸苯海索，每日 2 ~ 3 次，必要时减量或换药。

4. 静坐不能的患者，监测脉搏的同时可口服盐酸苯海索、地西泮、心得安缓解症状。必要时减药量或换药。

5. 迟发性运动障碍尚无特殊治疗方法，必要时逐渐减药或换药，并停服抗胆碱药。

6. 发现吞咽困难患者，不要给患者吃干硬的食物，进食、进水不要催促患者，以免发生呛咳。患者的饮食以粥、面条汤等半流食为主。吞咽困难明显时，应绝对禁止喂食，可采用鼻饲或静脉输液来保证热量供应。

7. 白细胞下降不论是何原因立即停用抗精神病药物，给予肾上腺皮质激素、抗生素、输血或升白细胞药物对症处理。服药期间定期查血常规，发现白细胞下降要每天监测其变化。此时要对患者施行保护性隔离，将患者安置在单间病房，每天 3 次紫外线消毒，通风 2 次，注意保暖、休息，加强营养，严格执行无菌技术操作，防止并发感染。

8. 发现药物过敏患者，如果没有发现确切的过敏源，则应停药观察，抗过敏治疗。确定为某种药物过敏后，这种药物就永远不能再用于该患者了。护理人员应嘱患者在服药期间避免日光直接暴晒，对服用吩噻嗪类药物的患者尤应注意。发现患者有散在皮疹出现时，应报告医生，暂缓给药。要说服患者不要搔抓皮疹，以防止损伤皮肤并感染。对出现剥脱性皮炎的患者，要实行保护性隔离，住单间病房，病室保持一定温度，每天 3 次消毒，防止合并感染，同时做好基础护理，保持皮肤及黏膜的清洁。与患者皮肤接触的被服用品要经过高压灭菌后使用，对有渗出的伤面可用 2% 硼酸水或 0.5% 雷夫诺尔液湿敷。治疗时要严格执行无菌技术操作。

9. 药源性癫痫大发作时，护理人员在患者身边保护以防摔伤，不要马上搬动，也不要用力按压四肢，以免造成肌肉拉伤及骨折。

10. 体位性低血压，临床护理中护理人员应密切观察血压变化，特别是年老体弱伴有心血管疾病、进食不好的患者，注意观察有无发生体位性低血压的趋势，如头晕、心悸等。患者注射给药应卧床休息，在改变体位如起床、赴厕站起时动作要慢，当感到头晕时立即坐下或躺下。一旦发生体位低血压，立即让患者就地平卧或抬高下肢30°，测血压同时报告医生，密切观察病情变化，并准备好急救用品和药物。如平卧后血压及意识仍不恢复，可按医嘱给去甲肾上腺素、间羟胺等，或给中枢兴奋药，血压持续不升者，应输液、给氧，注意禁忌使用肾上腺素。

11. 肝功能异常的患者应给高碳水化合物、高蛋白、高维生素、低脂肪饮食，鼓励患者多饮水，保证充分休息。

12. 恶性症候群是抗精神病药物中一种较少见且最严重的合并症，护理人员在治疗过程中应密切观察病情及药物不良反应，及早发现恶性症候群的前驱症状，报告医生，及时处理，以免延误病情。

13. 一旦发生锂中毒反应时，要做好基础护理和各项对症护理，观察病情变化，预防合并症的发生。当患者出现上述严重的药物不良反应时，护理人员一定要保持镇定，不要把担惊害怕、忧心忡忡的情绪带给患者，这样会增加患者的紧张、焦虑情绪，增加患者对服药的恐惧感和厌烦心理。护理人员可以利用自己掌握的丰富的护理知识，对患者做简单的护理。同时通知医生对这些不良反应给予的恰当的处理。

【注意事项】

1. 护士要熟悉药物不良反应的临床表现，及时发现严重药物不良反应的早期症状，早期鉴别诊断并采取正确的护理方法，是避免严重药物不良反应发生和发展的重要措施。严重药物不良反应通常可有前期症状，多为原有抗精神病药物不良反应的加重，如不及时处理，可出现高热、大汗、意识障碍、呼吸困难和周围循环衰竭。心电图的异常和心肌酶的持续升高，导致心肌损伤、心律失常、心跳骤停甚至死亡。严重药物不良反应可由多种不同的抗精神病药物引起，这就提示护理人员在日常工作中应做到心中有数，对大量应用抗精神病药物者应注意观察其生命体征，及时发现严重药物不良反应的早期症状。

2. 加强病情观察是防止严重药物不良反应发生的重要措施，护士对严重药物不良反应要有全面正确的认识，熟悉掌握急救知识及急救药物与仪器的使用，加强临床监护，做好安全护理，患者的严重药物不良反应在临床往往是突然被发现的，但它的发生是逐渐发展的，而护理人员要掌握抗精神病药物的不良反应知识，对加药速度快、合并用药、频繁更换抗精神病药物的患者，要加强临床观察，尤其对以下几类患者要重点观察：长期不能摆脱精神症状的慢性精神分裂症患者、情感性疾病的患者、中枢神经系统损害的患者、脱水患者。在临床护理工作中，要注意倾听和观察患者的主诉，一旦发生不良反应要给予重视，及时报告医生，防止不良反应向严重程度发展。

3. 加强饮食护理是避免严重药物不良反应的有力保障。患者持续高热、多汗、吞咽困难，容易导致严重的营养不良、脱水及电解质紊乱，营养支持非常重要。对兴奋躁动患者要及时控制病情，避免长时间约束。患者过度紧张、兴奋，出现摄入量不足或需要量增加、长期营养不良、缺铁性贫血又合并兴奋拒食的患者应作为重点观察对象；对高温季节入院的，长期约束、进食差、拒食、需快速增加药量合并躯体疾病的患者要重点监护，及时告知主管医生，尽快纠正危险因素。加强饮食，给予高热量、高蛋白、富含多种维生素饮食，纠正患者的代谢紊乱，必要时静脉输液或鼻饲，增加患者营养，增强患者对疾病的抵抗力。

4. 安全护理：药物不良反应可使患者处于易受伤危险中。如头晕、体位性低血压、锥体外系反应的患者易发生跌伤、摔伤，要确保环境的安全，保持地板干燥，通道畅通。

5. 心理护理：是缓解严重药物不良反应患者紧张、焦虑的重要方法，药物不良反应来势急、进展快，应根据患者的不同特点进行心理疏导，动作轻柔，减少不良刺激，使意识清晰的恢复期患者积极主动地配合治疗，消除不良情绪及紧张心理。严重药物不良反应患者均有一种明显的面部惊恐表情，部分患者出现欲说不能和濒死感，个别患者受幻觉的折磨，同时由于疾病和高热的折磨容易出现烦躁、焦虑、紧张等心理变化，护士要与患者建立良好的护患关系，进行有效的沟通交流。

【评分标准】

严重药物不良反应患者护理考核评分标准

单位_____ 科室_____ 姓名_____

项　目		总分	技术操作要求	评分等级				实际得分	备注
				A	B	C	D		
目　的		5	减轻患者躯体不适，消除心理压力，减少严重药物不良反应的发生	5	4	3	2		
评估		10	1. 出现药物严重不良反应的原因	3	2	1	0		
			2. 诱发因素	3	2	1	0		
			3. 药物主要不良反应	2	1	0	0		
			4. 评估严重药物不良反应患者的辅助工具	2	1	0	0		
操作过程	用物准备	5	《药物不良反应量表》、药品、特殊饮食、营养液、单间房、外用药、条索状宽布带等	5	4	3	2		
	操作步骤	50	1. 护理人员应注意观察患者，一旦发现，立即报告医生，遵医嘱对症处理	4	3	2	1		
			2. 患者出现急性肌张力障碍，必要时减量或停药	4	3	2	1		
			3. 患者出现震颤麻痹综合征应立即口服苯海索，必要时减量或换药	4	3	2	1		
			4. 静坐不能的患者，必要时减药量或换药	4	3	2	1		
			5. 迟发性运动障碍尚无特殊治疗方法，必要时逐渐减药或换药，并停服抗胆碱药	4	3	2	1		
			6. 患者出现吞咽困难，应绝对禁止喂食，可采用鼻饲或静脉输液来保证热量供应	4	3	2	1		
			7. 白细胞下降患者，立即停用抗精神病药物	4	3	2	1		

续表

项 目		总分	技术操作要求	评 分 等 级				实际得分	备注
				A	B	C	D		
操作过程	操作步骤		8. 发现药物过敏患者，则应停药观察，抗过敏治疗	4	3	2	1		
			9. 药源性癫痫大发作时，护理人员在患者身边保护以防摔伤	4	3	2	1		
			10. 患者一旦发生体位性低血压，护理人员应测量血压，同时报告医生，密切观察病情变化，并准备好急救用品和药物	4	3	2	1		
			11. 肝功能异常的患者应给予特殊饮食	4	3	2	1		
			12. 发现恶性症候群的前驱症状，报告医生，及时处理，以免延误病情	3	2	1	0		
			13. 发生锂中毒反应时，观察病情变化，预防合并症的发生，同时通知医生处理	3	2	1	0		
	注意事项	20	1. 护士要熟悉药物不良反应的临床表现、早期症状和早期鉴别诊断，并采取正确的护理方法	4	3	2	1		
			2. 加强病情观察	4	3	2	1		
			3. 加强饮食护理	4	3	2	1		
			4. 加强安全护理	4	3	2	1		
			5. 加强心理护理	4	3	2	1		
评 价		10	1. 患者是否保持生命体征的平稳，有无生命危险	3	2	1	0		
			2. 重要器官是否免受损害	3	2	1	0		
			3. 住院期间是否发生并发症	2	1	0	0		
			4. 患者心理社会功能是否恢复正常	2	1	0	0		
总分		100							

主考教师＿＿＿＿＿＿　　　考核日期＿＿＿＿＿＿

第十二节　与精神活性物质滥用相关的急症护理

精神活性物质又称成瘾物质，是指来自体外能够影响人类情绪、行为和意识状态，并可导致依赖作用的一类化学物质，包括违禁物质如麻醉药品（阿片类、可卡因、大麻等）、精神药品（苯丙胺类、镇静催眠药、致幻剂等）及非违禁物质（烟、酒精等）。此类物质不仅能引起令人愉悦欣快的意识状态，而且还会引起人出现对欣快感的强烈渴求，迫使人们无止境地追求使用，导致人们非医疗目的自行反复、大量地使用，即通常所说的"物质滥用"或"药物滥用"。滥用又称有害使用，是指偏离医疗所需或有悖于社会常规的使用或反复使用精神活性物质。一旦成瘾难以自动戒除，需住院进行治疗，缓慢撤完成瘾物质，采用替代疗法、躯体支持疗法，以及支持性心理治疗来巩固疗效，预防复发。

【目的】

1. 急性中毒者生命体征保持平稳，重要器官免受损害，不发生并发症，出院后能主动参加和认真执行戒酒或戒药计划，对社会生活有妥善的考虑和安排。

2. 觅取行为明显者能描述有关因素，有效处理和控制自己的情绪和行为，不发生因行为不当造成的躯体或物品损害，改善人际关系和行为方式。

3. 逐步主动行使社会功能和承担社会责任。

4. 焦虑者预期目标：个体能描述产生焦虑的原因；个体能正确使用健康的调适机制，而不用精神活性物质来处理压力及危机。

【用物】

良好的病房环境、鼻饲管套具、条索状宽布带、生命体征监测工具、《社会支持评定量表》《适应行为量表》《药物不良反应量表》、记录用纸和笔、营养液、药品（替代性和支持性）、防压力性损伤用品等。

【操作步骤】

1. 对急性中毒者应维持水、电解质、能量代谢平衡，必要时给予鼻饲。

2. 预防急性中毒并发症的护理：保持呼吸道通畅，做好口腔护理，取头偏向一侧卧位；做好二便护理；预防发生压力性损伤。

3. 遵医嘱给予相关治疗，注意观察药物治疗作用与不良反应。

4. 对兴奋躁动者必要时给予约束保护。

5. 坚守岗位，加强巡视，对明显觅取行为的患者应严加防范，班班交接。

6. 由于觅取行为易于导致与他人的冲突，应注意保护患者的人身安全。

7. 对长期卧床的患者应注意要使其肢体处于功能位置，并进行被动运动，防止压力性损伤的发生。患者恢复活动时，可能出现全身乏力、面色苍白或运动不协调，若活动停止后心率超过130次/分或发生心律失常，呼吸频率增快，甚至发生呼吸困难等缺氧表现，应想到是否活动过多，必要时停止活动。

8. 当患者的防卫性努力失败并开始对目前情景自我检查时，应积极开展心理治疗和护理。

9. 让患者了解酒精或药物滥用问题的危害，一起讨论酒精或药物滥用的诊断含义，如疾病的性质、病程、有关诊断和治疗的意义及副作用、预后，娱乐活动可能产生的影响和可供帮助的资源等。

10. 正确对待和处理患者的心理防御机制，帮助消除消极部分，发扬积极部分。

（1）酗酒者的常见心理防御为否认，患者否认失去自制，否认对个人和家庭的痛苦或对家庭关系的影响。

（2）协助患者根据个人能力和以往经验，采取适当对策，去解决有关问题，并提供各种选择方案，鼓励进行尝试。

【注意事项】

1. 提供良好的病房环境，严格执行病区安全管理与检查制度，防止再次使用精神活性物质（如酒精或药物）。

2. 做好日常生活护理，注意服务态度，建立良好的护患关系。

3. 帮助患者制定日常生活时间表，鼓励在其能力范围内自理生活。

4. 了解病情，对觅取行为采取不训斥的方式，要尊重患者，但决不轻易迁就。要规范患者的行为，鼓励患者参加有兴趣的活动，适当地安排工娱疗、体育锻炼和康复治疗。

5. 注意对患者的品德和安全教育，争取病友、家庭和社会的理解和支持。

6. 应强调每个人有保持自己生活方式的权利，应尊重患者（包括其隐私权），使患者明白为了舒适、自尊和社交，应养成良好的卫生习惯。

7. 要注意判断患者自我惩罚的可能，并给予适当的干预，如对饮食、睡眠习惯的调整等。

8. 对患者认为自己无能或无用的想法不采取争辩和说服的方法，认知性干预有助于个人重新获得对生活的控制力。要指导患者进行有效的情绪调控，并强调其在治疗中的重要意义，表扬其每一处进步。

9. 要善于等待，允许患者用较多的时间做出反应。认真倾听患者叙述，收集有关事实，并观察患者表情、姿态、眼神、语言和语调等，弄清心理反应与某些事件的关系。

【评分标准】

与精神活性物质滥用相关的急症患者护理考核评分标准

单位＿＿＿＿＿＿＿＿　科室＿＿＿＿＿＿＿＿　姓名＿＿＿＿＿＿＿＿

项　目	总分	技术操作要求	评 分 等 级 A	B	C	D	实际得分	备注
目的	5	生命体征保持平稳，重要器官免受损害，不发生并发症	5	4	3	2		
评估	10	1. 病史的评估（既往史）	3	2	1	0		
		2. 生理评估（一般情况）	3	2	1	0		
		3. 心理评估（知情意活动）	2	1	0	0		
		4. 社会功能评估（受损与完善）	2	1	0	0		

项　目		总分	技术操作要求	评 分 等 级				实际得分	备注
				A	B	C	D		
操作过程	用物准备	5	安静环境、条索状宽布带、生命体征监测工具、《药物不良反应量表》、营养液、药品等	5	4	3	2		
	操作步骤	50	1. 对急性中毒者应维持水、电解质、能量代谢平衡，必要时给予鼻饲	5	4	3	2		
			2. 预防急性中毒并发症的护理	5	4	3	2		
			3. 遵医嘱给予相关治疗，注意观察药物治疗作用与不良反应	5	4	3	2		
			4. 对兴奋躁动者必要时给予约束保护	5	4	3	2		
			5. 坚守岗位，加强巡视，班班交接	5	4	3	2		
			6. 注意保护患者的人身安全	5	4	3	2		
			7. 对长期卧床的患者应注意要使其肢体处于功能位置	5	4	3	2		
			8. 积极开展心理治疗和护理	5	4	3	2		
			9. 对患者进行健康教育	5	4	3	2		
			10. 正确处理患者的心理防御机制	5	4	3	2		
	注意事项	20	1. 提供良好的病房环境，严格执行病区安全管理与检查制度	3	2	1	0		
			2. 做好日常生活护理，注意服务态度	3	2	1	0		
			3. 鼓励患者在其能力范围内自理生活	2	1	0	0		
			4. 了解病情，尊重患者，要规范患者的行为，鼓励患者参加有兴趣的活动	2	1	0	0		
			5. 注意对患者的品德和安全教育	2	1	0	0		
			6. 宣教患者明白为了舒适、自尊和社交，应养成良好的卫生习惯	2	1	0	0		
			7. 给予适当的护理干预	2	1	0	0		
			8. 认知性干预有助于患者对生活的控制力	2	1	0	0		
			9. 要善于等待患者用较多时间做出反应	2	1	0	0		

续表

项 目	总分	技术操作要求	评 分 等 级				实际得分	备注
			A	B	C	D		
评价	10	1. 患者是否保持生命体征的平稳，有无发生并发症	2	1	0	0		
		2. 患者营养状态是否得到改善，有无发生躯体感染性疾病	2	1	0	0		
		3. 患者是否控制情绪和行为，有无发生安全事件	2	1	0	0		
		4. 患者感知过程是否恢复正常	1	0	0	0		
		5. 患者睡眠是否恢复正常	1	0	0	0		
		6. 患者是否纠正不正确的认知，建立正确的人际关系和行为模式	1	0	0	0		
		7. 患者是否行使社会职能和承担社会责任	1	0	0	0		
总分	100							

主考教师＿＿＿＿＿＿＿＿　　考核日期＿＿＿＿＿＿＿＿

第十三节　坠床患者的护理

安全是患者住院过程中必须满足的首要需求，住院患者坠床是危害患者身体健康的主要原因之一，必须引起高度的重视，采取有效的护理预防措施。同时需要患者、家属与护理人员之间互相配合。

【目的】

明确坠床对象，消除导致住院患者坠床的各种因素，给予相应护理措施，降低并发症，预防住院期间意外事件发生，减少患者坠床，确保患者住院安全。

【用物】

《坠床风险评估量表》、护栏床、生命体征监测工具、记录纸和笔、X线片、外用药、灭菌敷料、药品（破伤风针剂）、轮椅、缝合包等。

【操作步骤】

1. 当患者突然坠床，护士应立即到患者身边，检查患者摔伤情况；通知医生判断患者的神志、受伤部位、伤情程度、全身状况等，并初步判断摔伤原因。

2. 对疑有骨折或肌肉韧带损伤，根据摔伤的部位和伤情采取相应的搬运患者的方法，将患者抬到病床；请医生对患者进行检查，必要时遵医嘱行 X 线片检查及其他治疗。

3. 对于摔伤头部，出现意识障碍等危及生命的情况时，应立即将患者抬到病床；严密观察病情变化，注意瞳孔、神志、呼吸、血压等生命体征变化情况；通知医生，迅速采取相应的紧急措施。

4. 受伤程度较轻者，可搀扶或用轮椅将患者送至病房，嘱其卧床休息；安慰患者，并测量血压、脉搏；根据病情做进一步的检查和治疗。

5. 皮肤破损时：对皮肤出现瘀斑，进行局部冷敷；皮肤擦拭渗血，用碘伏或过氧化氢溶液清洗伤口后，以无菌敷料包扎；出血较多的伤口，先用灭菌敷料压迫止血，再由医生酌情进行伤口清创缝合；创面较大，伤口较深，遵医嘱注射破伤风针。

6. 加强巡视，及时观察采取措施后的效果，直到病情稳定。

7. 准确、及时书写护理记录，认真交班。及时上报。

8. 向患者了解当时的摔伤情况。帮助患者分析坠床的原因，向患者做宣传教育，提高患者的自我防范意识，尽可能避免再次坠床。

【注意事项】

1. 加强护理安全管理　根据各科室对应的疾病及特点，制定预防住院患者坠床相关制度，以及坠床后的应急预案，定期组织护理人员进行系统学习。同时加强护理人员法律及疾病等相关知识的学习，提升综合素质，增强护士的风险预防意识。

2. 落实安全措施　责任护士应使新入院患者尽快熟悉医院环境，告知患者及其家属，正确使用手杖以及轮椅等相关辅助器具，对有认知行为改变及意识障碍患者予以卧床，必须采用保护性措施，要做好解释工作。对使用降压药、镇静药、抗精神病药的患者，告知其注意相关事项。

3. 重点时间段做好主动护理措施 值班护士必须按时巡视病房，积极做好患者的生活护理及基础护理，患者有呼叫要尽快回应。对于患者坠床的高发时段，需增加护理人员，强化巡视力度。

4. 重点预防高危患者 对意识模糊、情绪烦躁、偏瘫、65 岁以上患者，年老体弱、半卧位与病情复杂等患者安置多功能病床，降低病床的高度，安置护栏，必要时添加安全带。要把患者日常用品放置在其容易拿到的地方，同时要把呼叫器放在患者手旁。

5. 实施防范措施 入院时仔细观察患者病情，根据年龄、疾病、既往有无坠床史、活动能力，护士要进行有关坠床等意外危险因素评估，及时填写坠床危险度评估表，预见患者坠床的潜在危险因素，确定为高危因素和重点人群。在患者床头或床尾悬挂防止坠床的标识，提醒所有为其服务的医护人员注意安全，落实安全规程。

【评分标准】

坠床患者护理考核评分标准

单位_____ 科室_____ 姓名_____

| 项　目 | 总分 | 技术操作要求 | 评 分 等 级 | | | | 实际得分 | 备注 |
			A	B	C	D		
目的	5	减少患者坠床，确保患者住院安全	5	4	3	2		
评估	10	1. 疾病因素	2	1	0	0		
		2. 年龄因素	2	1	0	0		
		3. 遵医行为差	2	1	0	0		
		4. 既往史	2	1	0	0		
		5. 药物因素	1	0	0	0		
		6. 排泄	1	0	0	0		
操作过程	用物准备 5	坠床风险评估量表、护栏床、生命体征监测工具、外用药、灭菌敷料等	5	4	3	2		

续表

项 目		总分	技术操作要求	评 分 等 级				实际得分	备注
				A	B	C	D		
操作过程	操作步骤	50	1. 当患者突然坠床，护士应立即到患者身边，检查患者摔伤情况，通知医生	8	6	4	2		
			2. 根据摔伤的部位和伤情采取相应搬运患者的方法，必要时遵医嘱检查及治疗	6	4	2	0		
			3. 危及生命的情况时，严密观察病情变化，通知医生，迅速采取相应的紧急措施	6	4	2	0		
			4. 受伤程度较轻者，根据病情做进一步的检查和治疗	6	4	2	0		
			5. 皮肤破损时，由医生酌情进行伤口清创缝合及治疗	6	4	2	0		
			6. 加强巡视，及时观察采取措施	6	4	2	0		
			7. 准确、及时书写护理记录，认真交班。	6	4	2	0		
			8. 向患者做宣传教育	6	4	2	0		
	注意事项	20	1. 加强护理安全管理	4	3	2	1		
			2. 落实安全措施	4	3	2	1		
			3. 重点时间段做好主动护理措施	4	3	2	1		
			4. 重点预防高危患者	4	3	2	1		
			5. 实施防范措施	4	3	2	1		
评价		10	1. 患者有无因坠床而受到伤害	3	2	1	0		
			2. 患者发生坠床事件是否减少或避免	3	2	1	0		
			3. 患者有无发生并发症	2	1	0	0		
			4. 患者防范坠床的安全意识是否提高，是否采取防范措施	2	1	0	0		
总分		100							

主考教师＿＿＿＿＿＿＿＿＿ 考核日期＿＿＿＿＿＿＿＿＿

第十四节　跌倒患者的护理

跌倒是指身体的任何部位（不包括双脚），因失去平衡而意外地触及地面或其他低于平面的物体。跌倒是住院患者常见的伤害事件，患者在住院期间跌倒，不仅影响患者的身心健康和生活质量，更给患者和家属带来不必要的痛苦和经济负担。住院患者跌倒是多因素积累作用的结果，只有客观分析、全面评估，才能有效预防跌倒的发生。

【目的】

使用预见性护理程序，采用科学的个体化风险评估方法，提高护士工作的积极性和针对性，制定有效的护理干预措施，早预见，早干预可以减少跌倒事件的发生，保证护理安全，减少护患纠纷。

【用物】

《跌倒风险评估量表》、生命体征监测工具、记录纸和笔、X 线片、外用药、灭菌敷料、药品（破伤风针剂）、轮椅、缝合包等。

【操作步骤】

1. 当患者突然跌倒，护士应立即到患者身边，检查患者摔伤情况；通知医生判断患者的神志、受伤部位、伤情程度、全身状况等，并初步判断摔伤原因。

2. 对疑有骨折或肌肉韧带损伤，根据摔伤的部位和伤情采取相应的搬运患者的方法，将患者抬到病床；请医生对患者进行检查，必要时遵医嘱行 X 线片检查及其他治疗。

3. 对于摔伤头部，出现意识障碍等危及生命的情况时，应立即将患者抬到病床；严密观察病情变化，注意瞳孔、神志、呼吸、血压等生命体征变化情况；通知医生，迅速采取相应的紧急措施。

4. 受伤程度较轻者，可搀扶或用轮椅将患者送至病房，嘱其卧床休息；安慰患者，并测量血压、脉搏；根据病情做进一步的检查和治疗。

5. 皮肤破损时：对皮肤出现瘀斑，进行局部冷敷；皮肤擦拭渗血，用碘伏或过氧化氢溶液清洗伤口后，以无菌敷料包扎；出血较多的伤口，先用灭菌敷料压迫止血，再由医生酌情进行伤口清创缝合；创面较大，伤口较深，遵医嘱注射破伤风针。

6. 加强巡视，及时观察采取措施后的效果，直到病情稳定。

7. 准确、及时书写护理记录，认真交班，及时上报。

8. 向患者了解当时的跌倒情况。帮助患者分析跌倒的原因，向患者做宣传教育，提高患者的自我防范意识，尽可能避免再次跌倒。

【注意事项】

1. 完善病房设施，保证住院周围环境安全。比如地面要清洁、干燥，病房走廊有扶手，房间内有坐便器，光线充足，环境宽敞等。

2. 医院应重视安全知识培训，方式灵活多样，应视患者安全为工作第一要务。建立畅通的上下沟通渠道，定期对跌倒事件做认真的分析，查找客观原因，采取行之有效的措施。积极的安全文化是接受安全问题出现的必然性，主动去寻找系统内部潜在的危机并且切实地去解决它。

3. 注意工作中的细节：病室内物品摆放整齐，以免行走绊倒；穿防滑鞋，衣服大小合身；地面有水渍需随时清扫，未干时应立"小心滑倒"的警示牌；医疗仪器如床旁监护仪、氧气筒、吸引器等摆放在指定位置，医疗仪器的电线卷放有序；床有床栏，床脚轮要有良好的制动功能，厕所内设有呼叫铃，安置防滑垫、扶手；将护理安全纳入交班内容；为患者生活上提供方便，如打好开水、倒好水、帮忙打饭等。定期沟通、交流工作中好的经验，及时发现隐患并予以解决。

4. 对服用镇静、安眠药的患者在未清醒时不要下床活动，清醒后起床、如厕时要缓起扶稳慢行，尤其同时服用多种药物要注意用药后的反应，防止跌倒的发生。

【评分标准】

跌倒患者护理考核评分标准

单位＿＿＿＿＿＿ 科室＿＿＿＿＿＿ 姓名＿＿＿＿＿＿

项　目		总分	技术操作要求	评分等级				实际得分	备注
				A	B	C	D		
目的		5	减少或避免跌倒事件的发生	5	4	3	2		
评估		10	1. 疾病因素	2	1	0	0		
			2. 药物因素	2	1	0	0		
			3. 生物力学因素	2	1	0	0		
			4. 病区环境因素	2	1	0	0		
			5. 心理因素	2	1	0	0		
操作过程	用物准备	5	《跌倒风险评估量表》、生命体征监测工具、X 线片、外用药、灭菌敷料、缝合包等	5	4	3	2		
	操作步骤	50	1. 当患者突然跌倒，护士应立即到患者身边，通知医生	8	6	4	2		
			2. 根据摔伤的部位和伤情采取相应的搬运患者的方法，请医生对患者进行检查	6	4	2	0		
			3. 危及生命的情况时，严密观察病情变化，通知医生，迅速采取相应的紧急措施	6	4	2	0		
			4. 受伤程度较轻者，根据病情做进一步的检查和治疗	6	4	2	0		
			5. 皮肤破损时，由医生酌情进行伤口清创缝合以及治疗	6	4	2	0		
			6. 加强巡视，及时观察病情	6	4	2	0		
			7. 准确、及时书写护理记录，认真交班	6	4	2	0		
			8. 向患者做宣传教育	6	4	2	0		
	注意事项	20	1. 保证住院周围环境安全	5	4	3	2		
			2. 医院应重视安全知识培训	5	4	3	2		
			3. 注意工作中的细节	5	4	3	2		
			4. 对服用镇静、安眠药的患者，注意防止跌倒的发生	5	4	3	2		

项　目	总分	技术操作要求	评 分 等 级				实际得分	备注
			A	B	C	D		
评价	10	1. 患者有无因跌倒而受到伤害	3	2	1	0		
		2. 患者发生跌倒事件是否减少或避免	3	2	1	0		
		3. 患者有无发生并发症	2	1	0	0		
		4. 患者防范跌倒的安全意识是否提高，是否采取防范措施	2	1	0	0		
总分	100							

主考教师＿＿＿＿＿＿　考核日期＿＿＿＿＿＿

（田洪伟）

第三章

物理治疗

物理治疗是现代医学与传统医学中不可缺少的一部分。它采用非侵入性、非药物性的治疗方法，使用包括声、光、冷、热、电、力（运动和压力）等物理因子进行治疗，引起体内一系列生物学效应，达到消除病因，消除或减轻疼痛，恢复受破坏的生理平衡，增强机体防御机能、代偿机能和组织的再生机能，使疾病得到康复。精神科物理治疗主要包括无抽搐电痉挛治疗、重复经颅磁刺激治疗、脑循环和脉冲治疗、气压式血液循环驱动等。

第一节　无抽搐电痉挛治疗

无抽搐电痉挛治疗（MECT）是应用静脉麻醉药物和肌肉松弛剂，使患者在无意识和肌肉完全去极化松弛的状态下，利用短暂适量的电流刺激大脑，诱导大脑皮层广泛性放电，促使脑细胞发生一系列生理变化反应，使精神症状减轻甚至消失，而达到治疗精神疾病的一种物理方法。MECT起效快，疗效好，安全性高，并发症少，较电痉挛治疗（ECT）而言，其治疗过程中患者的痉挛明显减轻或消失。该方法起效快，疗效好，安全性高，并发症少。

【目的】

通过短暂适量的电流刺激大脑，诱导大脑皮层广泛性放电，使紊乱的大脑神经递质重新达到平衡水平，从而达到改善患者情绪，防范自伤自杀意外；控制患者冲动症状，防范伤人毁物行为，快速控制病情，提高患者治疗依从性，促进患者康复的目的。临床上广泛用于：严重抑郁，有强烈自伤、自杀或明显自责自罪者；极度兴奋躁动、冲动、伤人者；拒食，违拗和紧张性木僵者；精神药物治疗无效或对药物治疗不能耐受者。

【评估】

1. 病史评估 现病史、既往史、药物史、过敏、治疗史，评估患者有无癫痫史，有无心脑血管病史，有无新近骨折史及新近呼吸道感染病史，麻醉药物过敏史等治疗相对禁忌证。

2. 生理评估 意识是否清楚，生命体征是否平稳，有无义齿及牙齿松脱，四肢功能有无异常及禁食禁饮情况。

3. 心理评估 对 MECT 的认知及反应，合作程度，目前的心理状态是否平稳，是否对治疗存在恐惧、焦虑及抗拒心理。

【用物】

1. 仪器设备 无抽搐电休克治疗仪、呼吸机、心电监护仪、吸氧装置、吸痰装置、抢救车、体重磅。

2. 一次性物品 氧气管、氧气面罩、吸痰管、牙垫、输液器、注射器。

3. 药品 阿托品、麻醉药、肌松剂、0.9% 氯化钠及抢救药品。

【操作步骤】

1. 洗手，戴口罩。

2. 治疗前的护理

(1) 正确识别患者身份，并向患者及家属介绍 MECT 治疗的目的、过程、效果、疗程、注意事项及可能出现的不良反应和风险，做好心理护理，并签署知情同意书。

(2) 治疗前详细了解病史，做好体格检查及必要的理化检查。

(3) 首次治疗或体重变化明显时应测量体重。

(4) 治疗前禁食 6~8 小时，禁饮 4 小时以上。

(5) 术前，MECT 治疗工作人员应与病房工作人员、家属做好患者及相关文书交接及记录工作。

（6）做好患者头发、皮肤清洁，保持头发干燥，协助患者取下活动义齿、眼镜、首饰及去除指甲油。嘱患者排空大、小便。

（7）治疗前测量生命体征并记录，如有异常及时告知医生，遵医嘱做相应处理。

3. 治疗中的护理

（1）核对患者，给予心理安慰，减轻患者的紧张情绪，争取更好地配合。

（2）协助患者仰卧于治疗床上，四肢自然伸直。松解患者的领扣、胸带和裤带，检查口腔有无松动、破损的牙齿、异物等。

（3）连接多参数监测系统，监测生命体征、血氧饱和度、心电图、脑电图等。

（4）为患者开放静脉通道，协助医生做好诱导麻醉，遵医嘱准确、安全、顺序给药。

（5）痉挛发作时，密切观察患者心率、血氧饱和度的变化，以及发作时长。

（6）痉挛发作后，观察患者自主呼吸恢复情况，测量生命体征。

4. 治疗后护理

（1）治疗后让患者头偏向一侧，及时吸氧，保持呼吸道通畅。观察患者呼吸道分泌物情况，及时擦除，防止呛咳和呼吸道阻塞。

（2）严密监测患者血氧饱和度及自主呼吸恢复情况，包括节律、频率、深浅，是否有异常呼吸，末梢循环有无发绀。

（3）观察患者意识恢复情况，包括睁眼反应、言语反应、运动反应。

（4）观察患者肌力恢复情况。

（5）监测生命体征。

（6）加强看护，防止坠床、跌倒等意外事件的发生。

【难点及重点】

1. 推注氯化琥珀胆碱注射液时，应在 10 秒内注完。因其起效快、代谢快，快速推注可使药物浓度迅速达到峰值，利于治疗的开展。

2. 醒复期密切观察患者呼吸恢复情况，呼吸的频率应在 12 ~ 20 次/分，呼吸的节律应平稳。如处于异常情况，应及时检查患者气道是否开放，氧气是否吸入。

【注意事项】

1. 治疗前 6 小时内禁食禁饮，根据医嘱做好术前药物调整及服药护理。

2. 治疗前排空大、小便，着宽松衣裤，禁止佩戴首饰、涂指甲油，摘除活动性义齿、眼镜。

3. 严格执行查对制度及 MECT 室分区域管理，防止差错事故的发生。

4. 严防药液外漏，造成局部组织坏死。

5. 指导患者治疗完成 2 小时或经吞咽功能评估恢复正常后可进食，防止噎食及误吸。

6. 术后患者不要急于下床活动，躁动患者可遵医嘱保护性约束，防止患者跌倒、坠床。

7. 术后应严格观察患者有无头痛加剧等症状，预防颅内出血等并发症。

【评分标准】

无抽搐电痉挛治疗（MECT）护理技术操作考核评分标准

单位_____ 科室_____ 姓名_____

项目	总分	技术操作要求	评 分 等 级				实际得分	备注
			A	B	C	D		
仪表	5	仪容仪表整洁，修剪指甲。规范洗手，戴口罩	5	4	3	2		
评估	10	1. MECT 治疗的目的，解释操作，取得知情同意	2	1	0	0		
		2. 病史评估	2	1	0	0		
		3. 生理评估	2	1	0	0		
		4. 心理评估	2	1	0	0		
		5. 环境评估	2	1	0	0		

续表

项目	总分	技术操作要求	评分等级 A	B	C	D	实际得分	备注
操作前准备	15	1. 核对检查结果	3	2	1	0		
		2. 首次治疗或体重变化明显时测量体重	3	2	1	0		
		3. 确认治疗前 6 小时内禁食禁饮	3	2	1	0		
		4. 确认排空大、小便，患者头发、皮肤清洁，取下眼镜、活动义齿等	2	1	0	0		
		5. 测量生命体征	2	1	0	0		
		6. 各项交接、记录齐全、规范	2	1	0	0		
操作过程	35	1. 查对医嘱，核对患者，再次确认准备情况符合要求	4	3	2	1		
		2. 卧位正确，松解患者的领扣、胸带和裤带，检查口腔	4	3	2	1		
		3. 连接多参数检测系统，监测生命体征、血氧饱和度、心电图、脑电图等	4	3	2	1		
		4. 建立静脉通路，协助医生做好诱导麻醉，遵医嘱准确、安全、顺序给药，维持静脉通道通畅	10	8	6	4		
		5. 痉挛发作时，密切观察患者心率、血氧饱和度的变化，以及发作时长	5	4	3	2		
		6. 痉挛发作后，观察患者自主呼吸恢复情况，测量生命体征	4	3	2	1		
		7. 做好护理记录	4	3	2	1		
操作后	20	1. 专人监护，维持呼吸道通畅	3	2	1	0		
		2. 观察患者血氧饱和度及自主呼吸恢复情况	3	2	1	0		
		3. 监测生命体征	3	2	1	0		
		4. 观察患者意识恢复情况	3	2	1	0		
		5. 观察患者肌力恢复情况	3	2	1	0		

续表

项 目	总分	技术操作要求	评 分 等 级				实际得分	备注
			A	B	C	D		
操作后		6. 观察病情，防止坠床、跌倒等意外事件的发生	3	2	1	0		
		7. 整理用物，洗手，记录	2	1	0	0		
评价	15	1. 态度和蔼，与患者的沟通恰当，关爱患者	2	1	0	0		
		2. 操作规范、熟练，病情观察及时、护理到位	2	1	0	0		
		3. 严格执行无菌操作技术和查对制度	2	1	0	0		
		4. 遵医嘱娴熟配合治疗	2	1	0	0		
		5. 记录及时、准确、规范，签名清楚	2	1	0	0		
		6. 提问目的、注意事项	5	4	3	2		
总分	100							

主考教师＿＿＿＿＿＿＿＿ 考核日期＿＿＿＿＿＿＿＿

第二节 重复经颅磁刺激治疗

经颅磁刺激（TMS）技术是 Barker 等在 1985 年创立的一种无电极刺激形式，是利用时变磁场，无创伤、无疼痛地穿过皮肤和颅骨作用于大脑皮层，通过不同频率对大脑局部神经元进行干预（兴奋或抑制）的一种检查和治疗技术。重复经颅磁刺激（rTMS）是在其基础上对某一特定皮质部位给予重复刺激的过程。该技术主要适用于治疗有失眠、睡眠障碍和抑郁症困扰的患者，目前已被广泛应用于精神、神经、康复、疼痛等领域疾病的诊断、治疗以及相关科学研究，被誉为是 21 世纪脑科学四大技术之一。

【目的】

通过改变磁场脉冲作用于大脑的刺激频率，改变皮层神经细胞的膜电位，使之兴奋或抑制，从而影响脑内代谢和神经电活动，促使神经网络重建，调节各种递质分泌，维持大脑平衡以达到治疗作用。

【用物】

治疗仪器、磁刺激定位帽、木床或木椅、耳塞、急救车。

【操作步骤】

1. 治疗室内环境整洁、舒适，空气新鲜。

2. 治疗者查阅患者病历，了解患者疾病诊断及躯体状态等相关情况。

3. 热情接待患者，评估患者精神症状、情绪、心理状况及对治疗的依从性。

4. 向患者讲解治疗原理，交待患者在治疗过程中保持正确体位、不要拉扯设备、不要向治疗设备倾倒液体等注意事项，完善筛查表格，筛查是否有新近颅脑外伤、高血压、青光眼、癫痫、躯体是否有金属植入物及佩戴人工耳蜗等病史或躯体特殊情况。

5. 帮助患者正确磁刺激定位帽，协助患者取舒适体位，坐着或躺下，两手掌心向上，放于膝盖上或身体两侧。

6. 手持线圈拍在患者肘窝部单刺激让患者感受刺激强度，减轻其紧张感。

7. 测运动阈值（MT）：手持线圈拍在定位帽红色区域手的部位附近（皮质运动功能区）手动触发，观察对侧手部有微弱抽动的最小强度，在此强度基础上调低5%~10%（目测法测量运动阈值简单直观但比实际阈值偏大，为减少目测法误差），确定相应磁场强度即被确定为运动阈值100%。

8. 根据患者病情，选择治疗方案，确定刺激参数，固定线圈拍于治疗部位，嘱患者头部保持不动，开始治疗。

9. 治疗时，观察患者耐受程度，如无法耐受，可减小刺激强度（阈值80%~120%为安全刺激范围，可低于80%，但不能高于120%），嘱患者头保持不动，重新开始治疗。

【难点及重点】

经颅磁刺激治疗属个性化治疗，治疗师对患者的精细化评估及治疗方案制定是疗效的重点，专业性要求较高。要求治疗师持续学习，不断总结经验，根据患者体验和疗效调整治疗方案，提高患者治疗依从性，以保证最佳治疗效果。

【注意事项】

1. 热情接待患者，建立良好的护患关系，取得患者信任，消除紧张感，增加治疗依从性。

2. 治疗时，患者勿携带金属物品，勿携带和使用电子产品。

3. 有颅内出血性疾病急性期、颅内感染、颅内肿瘤、严重心脏疾病、体内有金属植入物、高血压、青光眼、癫痫史、癫痫家族史者禁止使用高频刺激治疗。孕妇及十岁以下儿童慎用。

4. 测运动阈值：满足两个要求即可观察到患者手部抽动：①合适的强度；②精确的手部刺激部位。

5. 治疗时，线圈拍定位部位和角度要精准，刺激参数可根据基础方案适当调整。

6. 治疗过程中注意观察和询问患者感受，根据患者耐受情况适时调整参数。

7. 通常 10 次为一疗程，3～4 次逐渐显效，每天治疗不超过 2 次，根据患者病情决定治疗疗程。

8. 该治疗可能会导致患者出现一过性头痛、头晕及头皮局部不适等症状，会自行消退，告诉患者不用太过紧张、焦虑，治疗过程中患者如有其他特殊不适应及时告知医生，遵医嘱及时处理。

【评分标准】

重复经颅磁刺激治疗技术操作考核评分标准

单位_____ 科室_____ 姓名_____

项　目	总分	技术操作要点	评分等级 A	B	C	D	实际得分	备注
仪表	5	规范着装，清洁双手	5	4	3	2		
评估	10	1. 评估病情、躯体及情绪状态	5	4	3	2		
		2. 了解有无禁忌证、告知注意事项，完善禁忌证筛查表格	3	2	1	0		
		3. 评估患者配合程度、心理反应	2	1	0	0		

续表

项 目	总分	技术操作要点	评 分 等 级 A	B	C	D	实际得分	备注
操作前准备	15	1. 治疗室内环境整洁、舒适，空气新鲜	5	4	3	2		
		2. 备齐用物：治疗仪器、磁刺激定位帽、木床或木椅、耳塞、压舌板	5	4	3	2		
		3. 嘱患者取出随身携带金属、磁卡类物品及电子产品	5	4	3	2		
操作过程	55	1. 核对患者信息，解释并告知治疗目的、原理、注意事项，取得患者配合	10	8	6	4		
		2. 协助患者取舒适位置，戴上定位帽，测量运动阈值	10	8	6	4		
		3. 根据病情选择治疗方案	10	8	6	4		
		4. 调节刺激参数，固定线圈拍于治疗部位，开始治疗	10	8	6	4		
		5. 观察患者治疗反应，适时调整刺激强度	10	8	6	4		
		6. 治疗结束，妥善固定线拍，保存治疗参数，为下一次治疗作参考	5	4	3	2		
评价	15	1. 评估患者治疗效果，掌握操作目的和注意事项	5	4	3	2		
		2. 操作熟练、准确	5	4	3	2		
		3. 接待热情、解释耐心，患者安全	5	4	3	2		
总分	100							

主考教师＿＿＿＿＿＿＿＿　　考核日期＿＿＿＿＿＿＿＿

第三节　脑循环和脉冲治疗

　　脑循环和脉冲治疗技术是通过脑循环综合治疗仪，应用生物信息模拟技术及计算机软件技术合成脉冲组合波形，通过粘贴于两耳侧乳突的电极贴片，无创引入小脑顶核，对人的脑部进行电刺激治疗，当脑内固有的神经传导通路受到特定的电刺激，会影响脑循环和脑血管自动调节功能，为脑损伤部位供给氧气，加速修复脑损害，促进患者的神经功能恢复的非药物治疗技术。此项治疗技术虽为无创，但如果操作不当，仍可对患者造成一定损伤，故为规范临床护士对此项治疗的操作，避免护理不良事件发生，本节对脑循环及脉冲治疗的操作步骤和注意事项等进行相应的介绍。

【目的】

通过使用脑循环治疗仪，对人的脑部进行电刺激治疗，扩张大脑血管，改善脑微循环，显著增加脑部血流量，保护神经细胞，促进神经功能恢复，稳定大脑细胞膜的电兴奋性，从而达到对器质性精神障碍、神经衰弱、睡眠障碍、认知功能障碍、老年性痴呆、抑郁症等疾病的辅助治疗作用。

【用物】

脑循环治疗仪、一次性体表粘贴电极、生理盐水、棉签。

【操作步骤】

1. 治疗前准备

（1）操作人员准备：仪表大方、举止端庄、衣帽整洁、态度和蔼、语言温柔，洗手。

（2）仪器及用物准备：接上电源，打开电源开关，仪器处于待机状态；操作各按钮功能正常；装上输出线（图3-3-1）。

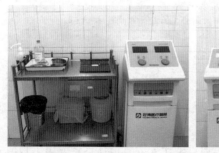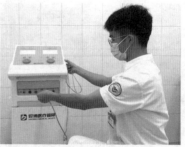

图3-3-1 设备及用物准备

（3）患者准备：核对姓名、诊断、部位、方法，评估患者症状及躯体、心理状态是否能够完成治疗，告知患者治疗过程中局部出现针刺样感觉属于正常现象，是特定电刺激局部后产生的，消除患者对电刺激的顾虑，以取得患者配合，坚持治疗，并协助患者取合理体位（图3-3-2）。

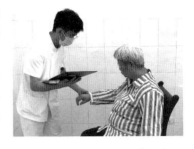

图3-3-2 核对及评估患者

2. 仪器使用

（1）将主输出线一端插入治疗仪"主线"端口，主线的两条支线分别与一次性体表粘贴电极贴片正确连接，备用。用生理盐水棉球清洁患者两耳侧乳突后，贴上一次性体表粘贴电极。主输出线主要用于脑部仿生电两刺激，另有一对辅助输出线主要用于肢体或人体其他部位电刺激。不同设备，应根据设备使用说明及医嘱进行使用（图3-3-3）。

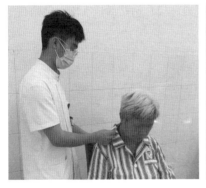
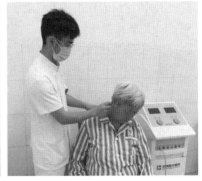

图3-3-3 设备连接

（2）根据患者具体状况，设置各参数指标：模式、比率、强度、频率、时间（具体数值视厂家设备确定）。

（3）按下准备/启动钮使机器处于启动状态，输出的信号通过输出线传输到患者，开始进行仿生电刺激，计时器进行倒计时，随后按患者反馈调整合适强度。

（4）当设定输出时间完成，主机会发出提示音，主机恢复到待机状态。关闭电源，取下粘贴电极，用生理盐水清洁患者耳后乳突部位皮肤，用医用酒精棉球清洁输出线。

3. 治疗后处置

（1）整理床单位，用物整理。

（2）根据医嘱的要求，观察脑循环治疗仪治疗后的效果及不良反应，及时调整治疗方案。

【难点及重点】

脑循环和脉冲治疗常规每天治疗 1～2 次，每次 20～30 分钟，10 天为一个疗程。一般做 3～5 个疗程，每做完一个疗程休息 3～5 天再进行下一个疗程的治疗。精神科患者治疗依从性较差，自知力不足，工作人员应做好治疗相关的宣教及督促治疗工作，同时对患者治疗体验及疗效进行细致观察和询问，及时调整治疗方案，提高患者的治疗依从性。

【注意事项】

1. 治疗前应仔细检查仪器，保证电极片粘贴部位准确，粘贴良好，与皮肤接触充分。

2. 皮肤清洁使用生理盐水，禁用酒精。

3. 治疗仪在使用过程中，不可强行关闭电源，以免损坏仪器。

4. 应先将主输出线取下后，再关闭电源，以免造成输出线损坏或输出不良。

5. 严禁拉拽各类治疗线。

6. 避免靠近微波治疗、高频手术设备。

7. 避免靠近胸部使用，因其可使心脏纤颤的危险增加。

8. 应严格掌握治疗禁忌证：全身及颅内出血性疾病的急性期患者，颅内感染、颅内肿瘤、颅内有金属物、重症心脏病及使用心脏起搏器的患者以及孕妇禁用。

9. 治疗中严密观察患者，重视患者主诉，对治疗做出及时正确的调整。

【评分标准】

脑循环和脉冲治疗技术操作考核评分标准

单位_____ 科室_____ 姓名_____

项 目	总分	技术操作要求	评分等级 A	B	C	D	实际得分	备注
仪表	5	仪表端庄，衣帽整洁，规范洗手	5	4	3	2		
评估	15	1. 评估患者症状、躯体及心理状态	5	4	3	2		
		2. 评估患者周围环境	5	4	3	2		
		3. 向患者解释治疗的目、注意事项、取得患者的配合	5	4	3	2		
操作前准备	15	1. 用物准备：脑循环治疗仪、一次性体表粘贴电极、生理盐水、棉签、屏风（需要时）	5	4	3	2		
		2. 告知患者治疗过程中局部出现针刺样感觉属于正常现象，是特定电刺激局部后产生的，消除患者对电刺激的顾虑	5	4	3	2		
		3. 告知患者治疗过程中如有其他不适，及时告知护士，勿自行移动或摘除电极片	5	4	3	2		
操作过程	45	1. 用生理盐水棉签清洁患者两耳侧乳突后，贴上一次性体表粘贴电极，保证电极位置准确，与皮肤表面接触良好	10	8	6	4		
		2. 将输出主输出线分别固定于两侧粘贴电极纽扣上	5	4	3	2		
		3. 根据患者具体状况，设置各参数指标：模式、比率、强度、频率、时间	5	4	3	2		
		4. 按下准备/启动钮使机器处于启动状态，输出的信号通过输出线传输到患者，开始进行仿生电刺激，计时器进行倒计时，随后按患者反馈调整合适强度	5	4	3	2		

项　目	总分	技术操作要求	评分等级				实际得分	备注
			A	B	C	D		
操作过程		5. 当设定输出时间完成，主机会发出提示音，主机自动恢复为待机状态，关闭电源	10	8	6	4		
		6. 取下粘贴电极，在患者乳突处擦生理盐水作清洁处理，将主输出线用医用消精棉作清洁处理	5	4	3	2		
		7. 整理床单位，用物整理	5	4	3	2		
操作后	5	根据医嘱的要求，观察脑循环治疗仪治疗后的客观详细情况，及时调整治疗方案	5	4	3	2		
评价	15	1. 操作顺利有效进行	5	4	3	2		
		2. 操作过程中患者能与医护人员合作	5	4	3	2		
		3. 操作过程中无造成患者身体损害和仪器损坏的不良事件发生	5	4	3	1		
总分	100							

主考教师　　　　　　　　　考核日期　　　　　　

第四节　气压式血液循环驱动治疗

气压式血液循环驱动治疗是一项机械性、非侵入性预防深静脉血栓形成的治疗技术。气压治疗仪使脉动气流通过气管进入紧束在肢体治疗部位上充气袋的气室，气囊随着压力的上升对肢体进行大面积的挤压、按摩，其挤压力和刺激可达深部肌肉、血管和淋巴管，加压时受压部位静脉血管尽量排空，加速血液回流或流向周围毛细血管，骤然减压时使静脉血迅速自动充盈，从而显著地增大血流速度，显著地降低了血液淤滞，减少了血栓的形成。由于血流速度增大，流经局部的血流量必然大，从而增加了氧和其他营养成分的供给，促进新陈代谢，增强网状内皮细胞的吞噬功能，促进渗出液的吸收，加速病理产物的代谢和排泄，因而具有清除肿胀，预防深静脉血栓和肺部栓塞的作用。

【目的】

通过气压式血液循环驱动治疗，提高静脉的血流速度，减少血液淤积；增强纤维蛋白溶解的活性，降低血凝块形成的概率，预防深静脉血栓及肺部栓塞。

【用物】

气压式血液循环驱动仪（包括腿部充气袋、连接管）、治疗车、病历本、治疗本、电源插座。

【操作步骤】

1. 操作人员准备。仪表大方，举止端庄、衣帽整洁、态度和蔼、语言温柔，洗手。

2. 环境评估。治疗室内环境整洁、舒适，空气新鲜，调节室温。

3. 准备用物，检查仪器功能是否正常。

4. 核对及评估患者，评估患者精神症状及情绪状态，确认患者能否配合治疗，评估患者是否有吸烟、静脉曲张、活动过少、脱水、手术等血栓高危因素；评估患者双下肢功能有无异常、局部皮肤有无破损等。向患者讲解治疗目的、原理、过程及注意事项，取得其配合。

5. 合理放置气压式血液循环驱动仪器于患者床旁，连接电源及连接管路，确保仪器处于待机状态。

6. 核对患者，协助患者取舒适卧位，协助患者暴露下肢。

7. 正确放置腿部充气袋，确保双下肢、连接管位置正确（图 3 - 4 - 1）。

8. 充气袋松紧适度、无褶皱，确保连接管与腿部充气袋连接得当。

9. 打开仪器电源，指示灯显示无异常后，调节参数，开始治疗。

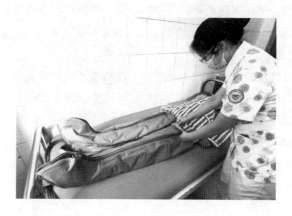

图 3 - 4 - 1　放置腿部充气袋

【难点及重点】

精神科患者由于受症状影响，易出现自伤自杀、伤人毁物等危险行为，往往需要通过保护性约束限制其活动。患者被保护期间应遵医嘱及时完善下肢血管 B 超等检查，排除血管疾病，并在专人看护及协助下，尽早进行气压式血液循环驱动治疗，预防血栓形成及血栓脱落造成的肺梗死等不良事件。

【注意事项】

1. 每 10 ~ 15 分钟巡视患者一次，观察患者治疗部位功能状况、皮肤温度和颜色、足背动脉波动情况。如遇患者治疗部位皮肤及功能异常或有伤口时，应根据异常及伤口严重程度，及时遵医嘱暂停治疗，或遵医嘱处理相关异常情况及伤口后继续治疗。注意患者下肢保暖，保持室温在 22℃ 左右。

2. 当患者治疗部位出现针刺感、麻木、疼痛等异常情况时，应终止治疗，撤除治疗器具，报告医生，对症处理。

3. 治疗时，患者膝盖部位应暴露于腿部充气袋之外。腿部充气袋避免与皮肤直接接触，以免引起皮肤不适。

4. 治疗过程中应随时检查仪器及腿部充气袋是否完好，有无漏电、漏气等异常情况。

【评分标准】

气压式血液循环驱动治疗技术操作考核评分标准

单位_____ 科室_____ 姓名_____

项　目	总分	技术操作要求	评分等级 A	评分等级 B	评分等级 C	评分等级 D	实际得分	备注
仪表	5	仪表端庄，衣帽整洁，规范洗手	5	4	3	2		
评估	15	1. 评估治疗环境，调节室温	5	4	3	2		
		2. 评估患者病情、心理状态、血栓风险、患者双下肢功能、局部皮肤及足部动脉搏动情况	10	8	6	4		
操作前准备	15	1. 用物准备：气压式血液循环驱动仪（包括腿部充气袋、连接管等配件）、治疗车、病历本、治疗本、电源插座	5	4	3	2		
		2. 核对患者，行治疗相关解释，取得患者配合	5	4	3	2		
		3. 告知患者治疗过程中如有其他不适，及时告知护士，勿自行移动或移除腿部充气袋	5	4	3	2		
操作过程	45	1. 合理放置气压式血液循环驱动仪器于患者床旁，正确连接电源及管路，使仪器处于待机状态	5	4	3	2		
		2. 再次核对患者信息	5	4	3	2		
		3. 协助患者取舒适卧位，帮助其暴露下肢	5	4	3	2		
		4. 使充气袋正确包裹患者腿部，将患者腿部背侧放置在腿部充气袋的中间，使连接管路向下指向患者足部	5	4	3	2		
		5. 充气袋松紧适度、无褶皱（以容纳1指为宜），避免过松或过紧	5	4	3	2		
		6. 调节仪器参数，按下启动按钮，开始治疗	5	4	3	2		

续表

项　目	总分	技术操作要求	评 分 等 级				实际得分	备注
			A	B	C	D		
操作过程	45	7. 观察、询问患者对治疗的耐受情况，评估治疗部位功能、皮肤及血运状况	5	4	3	2		
		8. 治疗完成后，关闭电源按钮，协助患者撤除充气袋	5	4	3	2		
		9. 整理床单位，用物整理	5	4	3	2		
操作后	5	根据医嘱的要求，观察、记录治疗后的效果及不良反应，及时调整治疗方案	5	4	3	2		
评价	15	1. 评估患者治疗后的病情变化、提问目的、注意事项	5	4	3	2		
		2. 操作质量：动作熟练、准确	5	4	3	2		
		3. 接待热情，解释耐心，患者安全	5	4	3	1		
总分	100							

主考教师＿＿＿＿＿＿＿　　　考核日期＿＿＿＿＿＿＿

第五节　CAVE 运动训练系统治疗

CAVE 运动训练系统是一种房间式虚拟仿真协同环境。系统基于多通道视景同步技术、三维空间整形校正算法、立体显示技术的洞穴式（CAVE）可视协同环境，系统提供一个房间大小的立方体投影显示空间，供多人参与交互，所有参与者均完全沉浸在一个被三维立体场景包围的虚拟仿真环境中，参与者可获得完全身临其境的三维交互式体验。

【目的】

CAVE 运动训练系统的浸入式、互动式的虚拟现实场景，有助于患者全身心融入到训练过程中，带来视觉和思维的真实体验，缓解患者精神压力，提高中枢神经系统和自主神经系统的调节能力，并提供科学的训练方式及评估结果。

【用物】

CAVE 运动系统（包括操作系统、骑行设备、投影设备）。

【操作步骤】

1. 治疗前准备

（1）操作人员准备　衣帽整洁、态度和蔼、语言温柔，洗手。

（2）设备及用物准备　检查投影仪功能是否正常；检查投影幕布是否清洁、完整。

（3）环境准备　治疗室内环境整洁、舒适，调节至适宜温度。

（4）患者准备

①评估患者运动功能状况是否异常，是否存在严重心肺功能障碍等绝对禁忌证及相对禁忌证。由患者本人或监护人签署 CAVE 治疗知情同意书。

②解释治疗目的和方法，告知患者治疗过程中若出现眩晕、恶心等不适立即告知工作人员进行处理。

③带领患者进行 3 分钟拉伸运动，预防治疗中肌肉拉伤（图 3 - 5 - 1）。

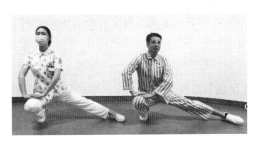

图 3 - 5 - 1　拉伸运动

2. 仪器使用

（1）登录 CAVE 运动训练软件系统，建立患者档案信息，选择合适的治疗模式及方案。

（2）根据患者身高调节骑行座椅高度及长度，协助患者登上骑行台，固定鞋锁并检查，确保安全（图 3 - 5 - 2）。

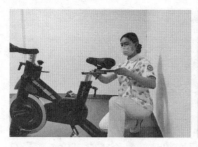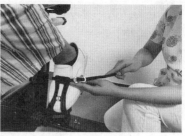

图 3 - 5 - 2　调节骑行设备

（3）调节设备音量，点击骑行"开始"按钮。

（4）根据患者运动负荷，调整阻尼器（图 3 - 5 - 3）。

（5）骑行治疗过程中，密切观察患者状态（图 3 - 5 - 4）。

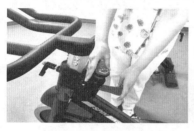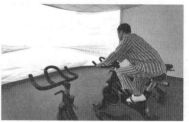

图 3 - 5 - 3　调整阻尼器　　　　　图 3 - 5 - 4　骑行治疗

（6）治疗结束后，协助患者解开鞋锁，离开骑行台，恢复骑行设备原始状态。

（7）查看/打印训练报告。

【难点及重点】

1. 带领患者充分进行腿部拉伸运动，防止肌肉痉挛或拉伤。

2. 确保鞋锁固定牢靠，骑行过程中鞋锁脱落易导致患者受伤。

3. 多人同时骑行治疗时，注意维护好秩序，不可过度竞速骑行，避免意外。

【注意事项】

1. 严格掌握 CAVE 运动训练系统绝对禁忌证：生命体征不平稳；存在严重并发症如肺部感染、泌尿道感染、新发深静脉血栓形式、压力性损伤等；严重的心肺功能障碍；严重骨质疏松；合并其他部位的骨折和损伤且未愈合；病理性骨折；骨折延迟愈合、不愈合等。

2. 严格掌握 CAVE 运动训练系统相对禁忌证：严重的缺血性心脏病或高血压，增殖性视网膜病变，1 型糖尿病等。

3. 治疗过程若出现眩晕、恶心等不适可暂停治疗 5 分钟，继续治疗后仍有上述不适症状者，立即停止本次治疗。

4. 维护好治疗秩序：若患者在治疗过程中出现情绪波动，精神科医师和护士即刻对其进行干预，保障患者的身心安全。

【评分标准】

CAVE 运动训练系统治疗技术操作考核评分标准

单位＿＿＿＿＿＿＿ 科室＿＿＿＿＿＿＿ 姓名＿＿＿＿＿＿＿

项　目	总分	技术操作要求	A	B	C	D	实际得分	备注
仪表	5	仪表端庄，衣帽整洁，洗手	5	4	3	2		
评估	10	1. 评估治疗环境，确保环境整洁、舒适	5	4	3	2		
		2. 评估患者运动功能状况是否异常，是否存在严重心肺功能障碍等绝对禁忌证及相对禁忌证	5	4	3	2		
操作前准备	20	1. 检查投影仪功能是否正常；检查投影幕布是否清洁、完整	5	4	3	2		
		2. 患者本人或监护人签署 CAVE 治疗知情同意书	5	4	3	2		
		3. 解释治疗目的和方法，告知患者治疗过程中若出现眩晕、恶心等不适即告知工作人员	5	4	3	2		
		4. 带领患者进行 3 分钟拉伸运动，预防治疗中肌肉拉伤	5	4	3	2		
操作过程	40	1. 登录虚拟现实儿童注意力训练系统，建立患者档案信息	5	4	3	2		
		2. 选择合适的治疗模式及方案	5	4	3	2		
		3. 根据患者身高调节骑行座椅高度及长度	5	4	3	2		

项　目	总分	技术操作要求	评 分 等 级				实际得分	备注
			A	B	C	D		
操作过程		4. 协助患者登上骑行台，固定鞋锁并检查	5	4	3	2		
		5. 调节设备音量，点击骑行"开始"按钮	5	4	3	2		
		6. 根据患者运动负荷，调整阻尼器	5	4	3	2		
		7. 骑行治疗过程中，密切观察患者状态	5	4	3	2		
		8. 治疗结束后，协助患者解开鞋锁，离开骑行台，恢复骑行设备原始状态	5	4	3	2		
操作后	10	1. 治疗结束后，与患者进行本次治疗过程的沟通交流，得到患者的反馈，必要时，将反馈情况通报给主治医生	5	4	3	2		
		2. 查看/打印训练报告	5	4	3	2		
评价	15	1. 操作规范、熟练	5	4	3	2		
		2. 态度和蔼，治疗全程与患者保持有效沟通	5	4	3	2		
		3. 提问操作注意事项	5	4	3	2		
总分	100							

主考教师＿＿＿＿＿＿　　考核日期＿＿＿＿＿＿

第六节　虚拟现实儿童注意力
训练系统治疗

虚拟现实儿童注意力训练系统整合了虚拟现实和生物反馈技术，结合传统心理学游戏疗法，针对注意力缺陷障碍的儿童或需要提升注意力水平的儿童，基于个体不同阶段的身心发展特点进行了精准设计。该系统以 VR 专业医疗为核心，借助逼真有趣的场景，完美实现了传统医学治疗需求与前沿技术的无缝对接。

【目的】

注意力训练系统通过视、听、触多感觉通道的刺激，结合虚拟现实技术和传统训练方法，培养儿童的注意力的稳定性、分配性、灵活性、执行功能、感统能力、事物感知觉能力，帮助儿童大脑的神经网络进行重组和发育，提升注意力和其他认知能力，还能有效调节儿童情绪、缓解压力、提升肢体灵活性。

该系统不仅可以保障训练的有效性，而且能显著提高儿童对训练的主动性，也为临床工作人员提供高效、便捷的治疗手段。

【用物】

虚拟现实儿童注意力训练系统（包括操作系统、VR 眼镜、体感控制器）。

【操作步骤】

1. 治疗前准备

①操作人员准备：有爱心、耐心，与患者进行详细沟通，确保患者理解治疗规则。

②环境准备：安静、适当遮光，治疗区域内无障碍物。

③患者准备：评估患者在治疗前是否出现肢体抽搐、情绪异常等症状或抗拒治疗等情况。

2. 仪器使用

①登录虚拟现实儿童注意力训练系统，建立患者档案信息，选择训练模式及疗程。

②治疗开始前，对患者进行场景简单介绍和操作说明，确保患者会进行互动操作。

③辅助患者佩戴 VR 头盔并设定空间位置，调节耳塞位置，启动体感控制器。

④治疗过程中，密切观察患者状态，是否有眩晕、恶心等不适症状。

⑤治疗结束后，辅助患者取下 VR 头盔和体感控制器等，并放

在指定位置。

⑥查看/打印训练报告。

【难点及重点】

1. 治疗前务必清除治疗区域内障碍物，避免治疗中碰撞受伤。

2. 每次使用前根据患者身高设定 VR 头盔空间位置。

3. 不同的场景模式对应体感控制器上不同的操作按钮，确保患者理解操作规则和方法。

【注意事项】

1. 治疗前、治疗中均应反复与患者进行沟通，确保患者理解治疗规则，集中注意力，以免影响报告分析。

2. 治疗过程若出现眩晕、恶心等不适可暂停治疗 5 分钟，继续治疗后仍有上述不适症状者，立即停止本次治疗。

3. 治疗过程中密切观察患者情况，必要时协助患者保持身体平衡。

4. 若治疗中途遇意外情况退出时，可以点击重新开始按钮重新进行治疗。

5. 治疗结束后，与患者进行沟通交流，必要时将反馈情况告知主治医生。

【评分标准】

虚拟现实儿童注意力训练系统治疗技术操作考核评分标准

单位_____ 科室_____ 姓名_____

项　目	总分	技术操作要求	评　分　等　级				实际得分	备注
			A	B	C	D		
仪表	5	仪表端庄，衣帽整洁，洗手	5	4	3	2		
评估	10	1. 评估治疗环境，确保安静，适当遮光，治疗区域有无障碍物	5	4	3	2		
		2. 评估患者是否存在肢体抽搐、情绪异常、抗拒治疗等影响治疗的因素	5	4	3	2		

续表

项 目	总分	技术操作要求	评 分 等 级				实际得分	备注
			A	B	C	D		
操作前准备	15	1. 检查 VR 眼镜、体感控制器状态是否正常	5	4	3	2		
		2. 向患者解释治疗的目的，取得患者的配合	5	4	3	2		
		3. 告知患者治疗过程中若出现眩晕、恶心等不适立即告知工作人员	5	4	3	2		
操作过程	40	1. 登录虚拟现实儿童注意力训练系统，建立患者档案信息	5	4	3	2		
		2. 选择训练模式及疗程	5	4	3	2		
		3. 治疗开始前，对患者进行场景简单介绍和操作说明	5	4	3	2		
		4. 辅助患者佩戴 VR 头盔并设定空间位置	5	4	3	2		
		5. 调节耳塞位置	5	4	3	2		
		6. 启动体感控制器	5	4	3	2		
		7. 治疗过程中，密切观察患者状态，是否有眩晕、恶心等不适症状	5	4	3	2		
		8. 治疗结束，辅助儿童取下 VR 头盔和体感控制器等，并放置于设置指定位置	5	4	3	2		
操作后	10	1. 治疗结束后，与患者进行沟通交流，得到患者的反馈，必要时，将反馈情况通报给主治医生	5	4	3	2		
		2. 查看/打印训练报告	5	4	3	2		
评价	20	1. 操作规范、熟练	5	4	3	2		
		2. 治疗无故中断时，能及时处理，并继续开展治疗	5	4	3	2		
		3. 治疗全程与患者保持有效沟通	5	4	3	2		
		4. 引导患者集中注意力完成治疗	5	4	3	2		
总分	100							

主考教师_____ 考核日期_____

第七节 海豚屋现代仿生数字化训练平台治疗

海豚屋现代仿生数字化训练系统是综合了海豚等人类亲和动物在不同生理状态下发出的对人体尤其是中枢神经系统有协调和促进功能的多个不同波段的海豚仿生信号，结合多媒体数字投影、数字调制灯光组成的视听觉整合训练系统，辅以现代设计理念的视觉空间结构，运用数字化 AR 视觉系统及体感互动系统让受训者"浸润"于良性视听感知觉环境，结合行走、跳跃、旋转等运动训练，达到安宁、抚慰、整合及整体状态提升的功效。

【目的】

通过系统发出的特定范围的超声波改变患者脑组织供血状态，提高组织新陈代谢，改善脑细胞功能，增强脑细胞再生，使原来受损的脑细胞逐渐被新生的脑细胞取代；冲击和刺激神经系统，激活患者处于"休眠"状态的神经细胞，使患者神经系统的功能得到不同程度的改善，最终实现对自闭症、多动症、学习障碍、情绪障碍、精神发育迟缓、脑瘫等人群的康复治疗，进而实现其语言认知、社会互动，促进注意力的提高等。

【用物】

海豚屋（包括总控电脑、功放、投影设备、仿生信号发生器）。

【操作步骤】

1. 治疗前准备

（1）操作人员准备 有爱心、耐心，向患者解释治疗的目的，取得患者的配合。

（2）环境准备 海豚屋内保持安静，检查投影仪功能是否正常，检查投影幕布或投影墙面是否清洁、完整。

（3）患者准备 评估患者是否存在高热、中耳炎、精神分裂症等治疗禁忌证。由患者本人或监护人签署海豚屋治疗知情同意书。

2. 仪器使用

（1）开启设备电源，开启电源时序器开关，等待所有通道开启完成。

（2）同时开启所有投影仪。

（3）开启电脑开关，登录软件程序，选择合适的沉浸情景（图3-7-1）。

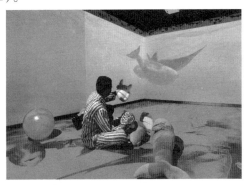

图3-7-1　选择情景模式

（4）打开公放电源。

（5）关闭海豚屋进出通道（图3-7-2）。

（6）按照仿生信号发生器干预和指引患者的治疗进程，调试合适的声频信号通道输出。

（7）透过观察窗严密观察患者治疗状态，发现异常，及时干预处理（图3-7-3）。

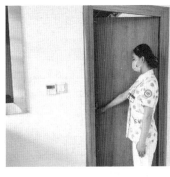 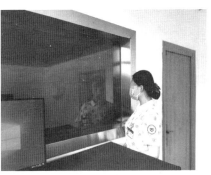

图3-7-2　关闭海豚屋进出通道　　　　图3-7-3　观察治疗状况

（8）治疗结束时，依次关闭所有投影仪、工作站电脑及电源时序器总开关。

【难点及重点】

1. 严格掌握海豚屋治疗禁忌证，避免诱发其他疾病。

2. 治疗中密切观察患者治疗状态，根据疗程进度和患者状态调节合适的声频信号输出。

3. 开关海豚屋设备必须严格按照操作程序依次进行，以免损坏设备。

【注意事项】

1. 严格掌握海豚屋现代仿生数字化训练平台治疗禁忌证：高热、癫痫、精神分裂症、高频耳聋或戴助听器者、中耳充血及发炎。

2. 在海豚屋使用过程中，不可强行关闭设备电源，以免损坏设备。

3. 仿生信号发生器工作期间，需关闭海豚屋进出通道，禁止人员出入。

4. 治疗过程中，通过观察窗严密观察患者状态。根据患者的反馈，对治疗做出及时、正确的调整。

【评分标准】

海豚屋现代仿生数字化训练平台操作考核评分标准

单位_____ 科室_____ 姓名_____

项　目	总分	技术操作要求	评 分 等 级				实际得分	备注
			A	B	C	D		
仪表	5	仪表端庄，衣帽整洁，洗手	5	4	3	2		
评估	10	1. 评估治疗环境，确保安静	5	4	3	2		
		2. 评估患者是否存在高热、中耳炎、精神分裂症等治疗禁忌证	5	4	3	2		
操作前准备	15	1. 检查投影仪功能是否正常，检查投影幕布或投影墙面是否清洁、完整	5	4	3	2		
		2. 向患者解释治疗的目的，取得患者的配合	5	4	3	2		

续表

项　目	总分	技术操作要求	评 分 等 级				实际得分	备注
			A	B	C	D		
操作前准备		3. 患者本人或监护人签署海豚屋治疗知情同意书	5	4	3	2		
操作过程	40	1. 开启设备电源，开启电源时序器开关，等待所有通道开启完成	5	4	3	2		
		2. 同时开启所有投影仪	5	4	3	2		
		3. 开启电脑开关，登录软件程序，选择合适的沉浸情景	5	4	3	2		
		4. 打开功放电源	5	4	3	2		
		5. 关闭海豚屋进出通道	5	4	3	2		
		6. 按照仿生信号发生器干预和指引患者的治疗进程，调试合适的声频信号通道输出	5	4	3	2		
		7. 透过观察窗严密观察患者治疗状态，发现异常，及时干预处理	5	4	3	2		
		8. 治疗结束时，依次关闭所有投影仪、工作站电脑及电源时序器总开关	5	4	3	2		
操作后	15	1. 治疗结束后，与患者进行沟通交流，得到患者的反馈，必要时，将反馈情况通报给主治医生	5	4	3	2		
		2. 严格按照设备关机操作程序依次关闭相应设备	5	4	3	2		
		3. 整理海豚屋内治疗辅助物品	5	4	3	2		
评价	15	1. 操作规范、熟练	5	4	3	2		
		2. 对患者治疗过程的观察仔细、准确	5	4	3	2		
		3. 提问操作注意事项	5	4	3	2		
总分	100							

主考教师＿＿＿＿＿＿　　考核日期＿＿＿＿＿＿

（杨　波）

第四章

心理治疗

心理治疗也称精神治疗，是以一定的理论体系为指导，以良好的医患关系为桥梁，应用心理学的方法，影响或改变患者的感受、认知、情绪及行为，调整个体与环境之间的平衡，从而达到治疗的目的。广义的心理治疗，指的是医务人员在医疗行为中发挥"心理学的治疗效应"，在不同程度上自觉地应用心理学原理和技术，随时随地表现出良好的基本素质、专业精神与态度，对患者产生积极的影响。这就要求医务人员在与患者之间的交流、互动过程中，展现出对人的尊重，对于患者心理痛苦的敏锐觉察力，以及对于心理问题的及时预防和干预能力。

心理治疗的分类如下所述。

（一）按治疗对象分类

1. 个别治疗 即以单独的患者为对象的心理治疗，多数治疗采取治疗师与患者进行一对一访谈的形式。

2. 夫妻治疗或婚姻治疗 以配偶双方为单位的治疗，重点处理影响婚姻质量的各种问题，如夫妻关系、性问题。

3. 家庭治疗 以家庭为单位的治疗。以最普遍、最基本的人际系统——核心家庭为干预目标，必要时还邀请核心家庭之外的大家庭成员，甚至家庭外的有关人员等参加治疗。

4. 团体治疗 以多名有相似问题，或对某一疗法有共同适应证的不同疾病的患者为单位的治疗。团体治疗重视群体成员构成人际系统后产生的"群体心理动力学"现象，利用人际互动来消除病态、促进健康。

（二）按流派分类

1. 精神分析及心理动力学治疗　精神分析是在 19 世纪 90 年代由弗洛伊德（S. Freud）创立，其特征是对于人的潜意识和人格发展，提出了心理动力学学说。弗洛伊德精神分析理论中最重要的理论之一是关于潜意识和人格结构的学说。他认为人格结构由本我、自我、超我三个相互密切作用的系统构成。其中，本我是人格最原始的潜意识结构，其中蕴藏着本能冲动，为一组精神活动提供非理性的心理能量，按"快乐原则"行事，只求本能需要及时满足。

2. 认知 - 行为治疗　20 世纪 60 年代发展起来的行为治疗以条件反射学说为理论基础，主要包括巴普洛夫（I. P. Pavlov）的经典条件反射学说、斯金纳（B. F. Skinner）的操作性条件作用学说，以及班杜拉（A. Bandura）的社会学习学说。该流派认为神经症等病态并非潜意识冲突的结果，而是一系列"习得"的错误行为方式——环境中反复出现的刺激，包括人自己的行为所造成的结果，通过奖赏或惩罚的体验，分别"强化"或"弱化"某一种行为，其中包括可能使人不能适应环境的行为。因此治疗的任务是，用"养成性技术"设计新的学习情景，使合意的行为得到强化、塑形；用"消除性技术"使不合意的行为得到弱化、消退。

3. 人本主义治疗　是以 20 世纪 60 年代出现的人本主义心理学为基础的一类治疗方法，重视人的自我实现理想、需要层次，重视人的情感体验与潜能、提倡治疗师应该具有高度的同理心，以平等、温暖、关切、真诚和开放的态度对待咨客和患者。

4. 传统文化特色的心理治疗　心理治疗的对象是人，而人的生存和发展离不开特定的文化与环境。研究各个民族文化的背景和人格特点，发展适合各国国情和患者需要的心理治疗理论与技术是心理治疗的本质，更是一种趋势，体现了当前心理咨询与治疗的本土化发展诉求。传统文化特色的心理治疗有悟践疗法、认识领悟疗法、心理疏导疗法、道家认知治疗和森田疗法。

5. 表达性心理治疗 从 20 世纪 50 年代，自美国兴起并快速发展起来，形成音乐、心理、医学、康复学、教育学等多学科为一体的边缘交叉型学科，包括音乐治疗、绘画治疗、舞蹈治疗、游戏治疗、心理剧治疗等。

6. 其他 近年来，国内外心理治疗的发展呈现出各种理论学派"门户开放"的整合或折中的发展趋势，有生物反馈疗法、叙事治疗、沙盘游戏治疗、漂浮治疗、创伤治疗、催眠治疗等。

第一节　支持性心理治疗

支持性心理治疗是最基本的心理治疗技术，是相对于具有系统理论体系和方法程序的心理治疗而言的一般性的心理治疗方法。常用的技术包括：共情、倾听、解释、鼓励、保证、指导、积极关注等。目的是帮助患者提高对自身和环境的认识；激发患者最大的潜力和自身优势；改善抑郁、焦虑等心理问题，增强安全感和信心、促进恢复、提高生活质量、缩短住院时间。它的主要特点是提供支持，善用患者的潜在资源与能力，通过其自身的因素发挥治疗作用，协助患者度过危机，应付困境，以有效的方式处理所面对的困难和挫折。而良好医患关系的建立是进行支持性心理治疗的第一要点。

【操作步骤】

1. 操作准备 与患者交谈，耐心倾听，建立相互信任的医患关系，引导患者对自己的情感体验作自由表达。

2. 操作评估 评估患者病史、既往治疗、心理测验、精神状态、个性特征、个人成长经历、家庭背景、重大应激事件、家庭及社会支持等。

3. 操作方法

（1）倾听　耐心倾听患者诉说，设身处地地感受。倾听过程中要注意患者如何表达自己的问题，以及如何对所遇问题做出反应，注意观察患者的非语言行为。倾听同时要有参与，有适当的言语及非言语反应，其目的既可以表明认真倾听的态度，还起到鼓励作用，同时也为了澄清问题。

（2）共情　通过患者的言行，站在患者的角度上深入对方内心去体验他的情感与思维，深刻理解患者的心理和具体问题的实质，运用技巧把自己对患者问题的理解和感受传达给对方，使患者感到有人关心和理解他，增加患者的信任感、归属感，帮助他建立解决问题的希望和信心。

（3）真诚　指治疗师自身和谐一致，表里如一、真实可靠地以真正的自己投入医患关系中。努力理解患者的消极体验，帮助他们深化对自我的探索，而不是忙于抵御这些消极的体验对自己的影响。

（4）解释与指导　帮助患者分析自己的病情，运用心理学理论来描述患者的思想、情感和行为的原因，从一个新的、更全面的角度来重新面对环境及自己，并借助于新的观念、系统化的思想来加深了解自身的行为、思想和情感，产生领悟，提高认识，促进变化。

（5）鼓励　通过语言和非语言行为向患者传达理解、支持和鼓励。对于因病而自卑的患者，可采取榜样激励法；对于对疾病缺乏信心的患者，可安排治愈即将出院的患者现身说法，让患者对治疗充满信心，增强自信心。

（6）接纳　以接纳的态度倾听患者，让患者慢慢学会以接纳的态度倾听自己，当患者发现治疗师关心和看重他们，他们也会开始看重自己。

（7）积极关注　对患者言语和行为的积极、光明、正性的方面予以关注，从而使患者拥有积极的价值观，拥有改变自己的内在动力。注意强调患者的长处，有选择地突出患者言语及行动中的积极方面，利用其自身的积极因素。

【难点及重点】

1. 治疗重点　倾听。倾听是心理治疗过程的基本环节，是心理治疗工作中的基本技术。倾听既是表达对患者的尊重，也能使对方在比较宽松和信任的氛围下诉说自己的烦恼。倾听可以建立良好的医患关系，同时还具有助人效果。倾听要在接纳的基础上，积极、认真、关注地听，并适度参与。倾听不仅仅是用耳朵听，而是要用心听。倾听时不但要听懂患者表达的内容，还有听出患者在交谈中所省略和没有表达出来的内容或隐含的意思。要求治疗师细心地注意患者的言行，注意对方如何表达问题、如何谈论自己及与他人的关系以及如何对所遇问题做出反应。

2. 治疗难点 共情。共情是整个医患关系中最重要的成分，被视为促进和支持患者进行自我探索的核心。共情并非易事，完全理解他人是非常困难的。如果只从自己的角度看待患者，则很难理解患者，无法实现共情。共情的基础不是要与患者有相似的经历和感受，而是要通过患者的言行，深入对方内心去体验他的情感与思维，并且要把自己的共情传达给对方，取得反馈。共情是以治疗师自身为参照系统的一种体验与感受；而高级的共情则是从患者内心的参照体系出发，设身处地地体验患者的内心世界，准确地了解患者的体验和感受，并能以言语准确地表达对患者内心体验的理解，协助引导患者对其感受作进一步的思考。提高共情水平可以在日常生活中注意他人谈话内容的反应；尝试着用图像想象显示情景讲述他们的事情；丰富个人的情绪词汇和准确性；善于观察非言语行为和留意他人的用词。

【注意事项】

1. 建立良好的关系是进行积极的支持性心理干预的第一要点，应在保密的原则下与患者进行交谈。

2. 共情的注意点：务必从患者的角度看待患者及其存在的问题；表达共情要把握时机、因人、因事而异；善于使用非言语行为；不断验证是否共情，得到反馈后要及时修正。

3. 心理支持不是单一的应用，使用各种心理支持技术时注意融会贯通。

4. 治疗师在整个治疗过程中不是代替患者解决问题，而是起引导作用，帮助患者学会应付困境的方法。

第二节　分析性心理治疗

精神分析治疗旨在了解治疗对象潜意识的欲望与动机，认识对挫折、冲突或应激的反应方式，体会病理与症状的心理意义，并经指导与解释，让治疗对象获得对问题之领悟；改善治疗对象对人的关系，调整心理结构，消除内心存在的情感症结，以促进人格的成熟及适应能力。

精神分析亦称心理分析。它有两方面含义，一方面是指一种心理治疗技术和方法；另一方面指的是有关潜意识的理论。精神分析的创始人是西格蒙德·弗洛伊德。精神分析的基本态度，是认为一个人的心理与行为，不管是正常或病态的，都由各种因素相互影响，以动态的形式发生，且可追溯了解其因果关系，了解其意义，称之为精神因果决定律，因此也可说是动态精神医学的基石。弗洛伊德的精神分析理论学说主要包括以下几个方面。

首先是驱力理论，弗洛伊德认为，本能是人格的推动因素，人的行为的基本动力都源于生物本能，或性的驱力，他称之为力比多。力比多提供了心理活动的能量，是推动个体生存和发展的内在动力。

其次是无意识理论，精神分析理论认为，人的心理活动可分为三个层次：潜意识、意识、前意识。他认为作为一切意识行为的基础是一种潜意识的心理活动。

再次是人格结构学说，1923 年弗洛伊德提出了人格结构学说，即一个人的心理分别由"本我""自我"及"超我"三个部分组成，并共同表现出其人格特征。

接下来是性心理发展阶段学说，弗洛伊德认为个体性心理的发展主要是"力比多"的投注和转移。

最后是心理防御机制，防御机制是精神分析学说中的一个基本概念。它是一个人直接的、习惯性的心理保持机制，即当个体潜意识中本我的欲望与现实或超我之间出现矛盾造成心理冲突时，会出现焦虑反应。此时自我通过一些手法、技巧，来控制本我的欲望和冲动，从而起到减轻焦虑的作用。

【操作步骤】

1. 操作准备 独立治疗室一间、单人沙发座椅 2 个、茶几一个。传统精神分析，是让治疗对象躺卧在沙发上，不面对着治疗者而进行，以便治疗对象自由联想。近年来的心理治疗者，运用精神分析的机制与原则，采用面对面的普通面谈方式进行会谈。

2. 操作评估 评估患者是否具备精神分析的条件，如有治疗动机，有言语表达和理解能力，具有自我检验和现实检验能力，能与医生建立治疗性关系，有自我反省的能力，有时间和经济条件等。详细了解患者的生活史。重点评估患者的主要冲突是什么、次要冲突是什么、患者主要的防御机制是什么，以及患者的人格结构有哪些特征。

3. 操作方法

（1）**自由联想** 治疗师事先应建立良好治疗关系，打消患者一切顾虑，要求患者在轻松自由的状态下，自由而毫无保留地诉说他的一切，即使是幻想或是他现处的困境，不要怕难为情或怕别人感到荒谬而加以修改。因为越荒诞或越不好意思讲出来的东西，却有可能越有治疗价值及意义。自由联想的最终目的是发掘患者压抑在潜意识内的矛盾与内心冲突，使其浮出水面，为患者意识所直觉，并引导患者对此有所领悟，以达到解决其矛盾冲突的目的。

（2）**移情** 移情是精神分析中的一个重要概念，关注移情，并对移情进行工作是精神分析疗法的一种独特方式。移情的形式一般可分为三种：正性移情是指将过去对父母或养育者的爱投射到治疗师身上；负性移情是指过去对父母或养育者的恨投射在治疗师身上；反移情是指治疗师将自己过去的情感转移到患者身上，反映了治疗师潜意识中的问题。

（3）**阻抗** 是指患者心理内部对治疗过程的抗拒力，以防止治疗将痛苦在意识中重现。阻抗有各种表现方式，如：迟到或擅自取消预约；对治疗师的问题加以回避或取悦治疗者，借以麻痹治疗者；将谈话的重点指向治疗者；过多地纠缠过去的事情；沉默；等等。

（4）梦的解析　精神分析理论认为梦的内容与被压抑在潜意识中的内容存在某种联系。但梦境就是潜意识心理冲突与自我检查力量对抗的一种妥协，并不直接反映现实情况，要求治疗对象把梦中的不同内容进行自由联想，以便发掘梦境的真正含义。

（5）澄清　就是对当事人所讲的而治疗师觉得不清楚、不明确之处要求病人做进一步的说明。澄清是一般的倾听技巧，不过精神分析所要求的澄清往往更加直截了当。

（6）联结　就是帮助患者领悟治疗师已经发现而患者未意识到的各种联系，如当前感受和行为的某些方面之间的联系。联结的作用一是帮助患者理解自己的各种行为和体验，二是将碎片式的经验拼接成整体，这是人格重整的重要环节。

（7）修通　分析性的心理治疗，可能要经历长久的过程，由自己对病情的了解，进而改变自己的态度与做法及对心理困难的适应方式。认知上的病识（或"自知力"）只能做引导，但还得经由再三的鼓励督促，重复练习，才能逐步改善自己的心理状态，促进自己情绪上的成熟。这也是治疗上最重要的过程，被称之"工作修通"。

【难点及重点】

1. 治疗重点

（1）阻抗　在治疗过程中，治疗师经常发现病人会有意无意地想"留在病中"，而对治疗表现出一种矛盾态度。一方面他由于现实症状的痛苦和环境压力，在总体上表现得积极求治，想要努力摆脱疾病的折磨；但另一方面，在实际治疗进程中，又时时显得消极、回避，例如不愿采取实际行动练习新行为，乃至借故误掉治疗时间或"忘了"治疗时间，弗洛伊德认为分析工作中最艰苦的就是克服阻抗，其是治疗的中心任务之一。

（2）移情　与阻抗同样在治疗过程中具有重要作用的另一种现象是移情。在长时间的分析治疗过程中，患者会逐渐出现一种特殊的表现，他不再关注自己的疾病，而对治疗者变得越来越有兴趣，这便是患者对治疗者发生了移情，有的对治疗师发生爱慕，也有的对治疗师出现敌视和贬低。前一种情况叫做正移情，后一种叫做负移情。弗洛伊德认为患者将治疗师当作早年生活环境里和他有重要关系的人，把曾经给予这些人的情感置换给了治疗师，所以移情在精神分析的治疗中具有重要价值。因此移情的产生和处理，就是治疗过程中治疗师工作的重心所在。

2. 治疗难点

（1）阻抗和防御的处理　不管患者治疗的动机有多强烈，患者对恢复健康都持有矛盾的态度。情感症状总是伴随潜意识冲突，这些冲突是由创伤性记忆和痛苦体验组成的，导致患者出现症状的某些力量会阻止这些记忆、体验和冲动在意识中出现，阻碍患者将痛苦的情感内容带入意识，因此阻抗和防御必然会在治疗中产生。解释阻抗的原则是承认现实因素对阻抗的作用，尊重患者的阻抗和防御，避免与患者争论，牢记"在解释内容前先解释阻抗"或"由表及里地解释阻抗"，意思是治疗师首先要指出患者的阻抗，让患者意识到自己发生了阻抗，然后治疗师会探索患者在防御什么以及为什么要阻抗。

（2）对移情进行工作　强烈的移情提供了一个理解和修通患者早年重要生活经历的机会。治疗师帮助患者识别移情的存在，帮助患者重现过去，协助其回忆过去史，协助其理解在所有情境中个人的反映。当移情充分展开并被仔细探索后，患者才最有可能成功地维系幸福感和触控感。并且在探索过程中，患者将会掌握自我探索技巧，这些技巧在治疗的结束阶段会进一步得到强化。

【注意事项】

1. 不向治疗对象透露医生的个人经历及生活情况。

2. 不与治疗对象发展或建立治疗以外的关系。

3. 严重精神疾病、儿童或人格尚未成熟的青少年、文化水平很低或领悟能力很差的患者等不宜实施分析性心理治疗。

4. 治疗关系不匹配、患者明确诊断为精神障碍或严重人格障碍时治疗师需转介。

5. 治疗师需掌握治疗结束的标准，以便更好地结束治疗关系。

第三节　家庭治疗

家庭治疗是以家庭为干预对象，通过会谈、行为作业及其他非语言技术消除心理病理现象，促进个体和家庭系统功能的一类心理治疗。它关注家庭成员的互动关系及其模式，并从中寻找个体心理问题的根源。在家庭治疗中，不仅关注患病的个体，而且把个体放在家庭的背景中观察，注意家庭系统的偏常现象。家庭治疗的目标是帮助家庭更成功地达到他们想要的目标，并且以家庭为单位建立令人满意的生活及方式。治疗疗程一般在 6～12 次，每次 1～1.5 小时。家庭治疗的基础理论包括：①家庭治疗的系统论：根据系统论，家庭也可以理解为是由互相关联的个体和子系统，以血缘、婚姻、家族文化的代际传递行为反馈的复杂方式自我组织起来，并持续发展的开放系统和因果网络。家庭这个系统，其成员间的关系更加复杂，存在冲突、斗争、联盟、合作等多重交互的关系，系统中的任何成分不可能孤立运作；与系统的概念相关，系统（式）的思维是指一种观察、描述的方法。它从某成员与其他成员的关系和互动出发，而非单向的、直线式的因果关系，来解释问题的发生。②家庭治疗的控制论：控制论是家庭治疗模型中最初被提出的一个模型，它将家庭系统看作是一个自动控制系统。在这个系统中，有专门的调节装置控制系统正常运转，维持系统的稳定和系统所需的功能。其核心是反馈圈，反馈是系统获得必要信息以维持稳定的条件，家庭稳态在大量循环往复的反馈中得以维持。反馈包括系统内部以及系统与外部之间的信息传递。③家庭治疗的建构主义：建构主义最早的提出者 Kelly（1955）认为：没有人能够完全拥有真理，每个个体通过自己对环境的独特建构来赋予世界意义，现实真理是由个体心理创造的，并在此基础上采取行动和对未来做出预测。家庭成员的信念影响他们每个人的行为文化，促成了这些信念的形成。治疗过程是治疗师运用自己的知识和经验，帮助和带领来访者重构的过程，理想的情况下，在治疗师和家庭成员分享意见，且相互尊重的情况下，通过对话，新的现实便会得以构建。④依恋理论：依恋通常是指亲子之间形成的一种亲密、持久的情感关系。Ainsworth 将依恋关系分为三种类型：安全依恋、不安全依恋 - 回避型、不安全依恋 - 反抗型，应用依恋理论这一新的视角帮助我们理解婴儿不同的外在行为，更深入地体会愤怒和防御背后所隐藏的依恋关系中的恐惧和弱点，理解婴儿的焦虑和儿童的不良行为可能是不安全依恋的反应。治疗师可以运用依恋理论进行治疗，进入家庭，探索不安全的依恋关系，帮助家庭重新找到新的安全的依恋方式。

家庭治疗的重要流派包括：①系统式家庭治疗：应用系统化的观点，将家庭作为一个系统来看待家庭的成员，将生物 - 心理 - 社会医学模式运用在整个治疗的时间，家庭互动之间不是直线的互动，而相互影响和制约。鲍恩家庭系统治疗其理论有 8 个相互关联的核心概念：三角关系、自我分化、核心家庭的情感历程、家庭投射、代际传递历程、情感隔离、同胞位置和社会情感历程。通过几个方面来说明家庭系统里一个跨代关系是怎么连接的。一个人如果希望有一成熟而独特的人格，必须澄清他与家庭之间情感的纠葛。一个健全的人应该同时具备对家庭的归属感以及脱离家庭的个体感。②策略式家庭治疗：其理论认为个体的症状就是来源于整个家庭系统的功能不良，家庭出现的问题就是真实的问题，治疗者通过一系列策略来给予解决。该治疗的重点就是针对当事人制定出明确的计划，设计出一整套合适的干预措施，安排具体的治疗策略。③体验式家庭治疗：又称萨提亚转化式家庭治疗，该理论受人本主义和存在主义影响，治疗过程温暖而注重个人情感体验，注重此时此地，相信个人的内在资源，帮助来访者建立高自尊的体验。它帮助家庭通过非语言雕塑带来更加深刻的体验，从家庭的内部入手，通过让家庭成员表达爱的感受及真实的情感，创建新的家庭联结方式。

【操作方法】

1. 操作准备

（1）澄清转诊背景 了解不同家庭成员对当前问题的定义和解释，对于本次求助的看法，本次来治疗的动机、期待；既往求助的经历及主要结果；由什么渠道、什么人转诊而来。

（2）达成治疗协议 介绍治疗的方法和目的，说明相互需要遵守的原则，了解每个家庭成员的想法和配合程度，针对性地进行解释或建议。

（3）建立起初步的治疗关系 治疗关系的好坏是最重要的疗效影响因素。在治疗早期，治疗关系不够牢靠的情况下，不要急于做扰动性较大的干预，以免引起阻抗。

2. 操作评估

（1）通过会谈了解家庭的社会文化背景及历史背景。

（2）了解家庭的交互作用模式：如家庭成员间交流的方式与倾向；等级、权力结构及代际界限；家庭与外部世界的关系等。

（3）家庭在其生命周期中的位置，如子女成年、离家求学、就业、成婚、父母出现"空巢综合征"。

（4）家庭的代子结构，夫妻原生家庭的结构，夫妻在各自原来家庭中的地位与体验；目前家庭的结构与交流受原生家庭关系影响的程度；夫方或妻方是否有经历几代下传的特点，以及是否在当前家庭中"复制"这些特点并对子女发生影响。

（5）家庭成员各自对"问题"的看法和定义，以及家庭对"问题"起到的作用：家庭与"症状"或"问题"的减轻或加重有何关系；家庭成员解决"问题"的动机、阻抗是什么。

（6）家庭解决当前问题的方法和技术，家庭成员针对问题或矛盾冲突时采用的方法、策略及其效能；是否存在不适当的防御机制或投射过程；现有的应对机制。

（7）绘制家谱图，采用家庭中三代人的结构、关系示意图，每个人的应对姿态（讨好指责、超理智、打岔），从生物（身体健康状况及基本信息）、心理和社会几方面提供信息，并用于建立治疗关系，规划治疗，评价效果等。

3. 操作技术

（1）开展情感体验　治疗师使用倾听、去标签和鼓励、支持家庭对成员们分享的感受进行反应的技术，去帮助家庭扩展他们对情感体验的反应能力。治疗师必须首先鼓励家庭成员分享其痛苦经历。接下来治疗师可以提供一个做出适当反应的范本，可以进行具体的评论，如"这对你来说一定是个非常困难的状况"，或给一个更概括的评论，如"在这种情况下大多数人都会感到非常痛苦"。通过确认和鼓励家庭成员开放地表达感受，治疗师帮助家庭建立了交流的新方法，并且开启了家庭成员互相支持的大门。根据他们的培训和取向，治疗师有时会使用幻想、幽默与讽刺、直接面质、家庭雕塑和舞蹈来开辟家庭即刻情感体验的新领域。

（2）发展人际关系　通过多种治疗技术——包括塑造意向、倾听他人、每次可以坚持一个人讲话、询问其他人正在讲的内容的确切含义以及交流的愿望，并且在沟通技巧中给予清晰的指示，随着时间的推移，家庭将会学到更有效的交流。沟通技巧的改善可以是它本身的结果，或者也可以被用来解决具体的人际关系问题，也就是将家庭带来治疗的首要问题。

（3）重组家庭结构　由家庭所呈现的问题的重构，伴随它们随后相互作用的后果重新定制家庭问题，重新划定界限，以及其他重建的活动都可以被用于改变结构化的家庭行为，这些行为引起或导致"家庭的问题"。一些策略，例如在会谈中坚持由父母共同做有关孩子的决定，而不是留给母亲负责和父亲被动的决定；由父母看管孩子而不是允许孩子来控制治疗；以及描述父母和其他成年亲戚的职责，都让家庭成员体验到新型的分配作业促进了清晰界限的形成，例如确保父母卧室在夜晚是关闭的，有助于强化这些信息。

（4）增加内省　这是动力学心理治疗的传统技术，如澄清面质和诠释，能够被应用在婚姻和家庭治疗的形式中以引发潜在的冲突以及减少负载冲突的互动。这里的内省必须与每个人的过去如何影响目前以及其他人方面有关。通过对原生家庭工作，直接询问父母和分析目前的关系是另外一些有用的发展内省力和帮助家庭功能更有效的方法。

（5）家庭作业　让家庭成员共同完成。目的在于使治疗师的干预信息通过行动、通过隐喻深入人心，使家庭成员能利用自身的资源和动能，实现其家庭关系出现良性互动和发展。

通过家庭访谈和治疗性作业，家庭已消除异常和病态情况，建立合适的结构，成员间建立健康有效的互动模式，情感交流和支持、自主能力得到了完善和发展，发展了新的有效的应对机制或解决问题的技术，对内有一致的家庭认同感，对外有恰当的家庭界限。可以考虑结束治疗。

【难点及重点】

1. 治疗难点　家庭作业的内容通常显得出其不意，荒诞不经、有悖常理，但愉快幽默、意味深长，直接指向靶症状，有的则似乎与当前问题没有直接联系，是通过影响家庭的认知、互动行为而间接起作用。但需注意的是，布置这些扰动作用强大的作业需要有良好的治疗关系作为基础，否则很容易引起阻抗，导致治疗关系中断。

2. 治疗重点　促进家庭系统的变化，创造新的交互作用方式，促进个人与家庭的成长。

（1）打破不适当的，使问题或症状维持、慢性化的"恶性循环"因果环路。建立适应良好的反馈联系，使症状消除。

（2）重建家庭互助规则，消除家庭中回避冲突惯常机制，引入良好的应对方式，改善代际关系与家庭成员间的相互交流。

（3）引发家庭中可见的行为变化，而非着力于对问题的领悟。

（4）提高解决问题应对挑战的能力。给"问题"家庭提供新的思路、新的选择，发掘和扩展家庭的内在资源。

【注意事项】

1. 治疗者在治疗过程中适当地控制强势成员，辅佐弱势成员。

2. 建立治疗焦点。有的来访家庭需要解决的问题不止一个，治疗师和家庭需要去协商本次治疗要解决的问题有哪些，并决定先处理哪个问题、其次处理哪个，确定一致同意的"问题优先等级"。

3. 治疗中强调家庭成员的优点，忽视缺点，少追究过去的问题而责怪别人，从不同角度或观点去作解释，帮助家庭成员改变对彼此的看法和态度。

4. 治疗过程中注重家庭成员的感情与行为，淡化道理与理由。

5. 治疗者既要参与家庭，成为圈内人，又要以第三者的眼光来审视家庭问题，提供客观见解。

第四节　森田疗法

"森田疗法"又叫禅疗法，是由日本慈惠医科大学森田正马教授于1920年创立的适用于神经症的特殊疗法。

（1）神经症是一种非器质性的，由心理作用引起的精神或躯体上的功能障碍。神经症包括的范围很广，神经质只是神经症中的一部分，主要表现为患者具有某种症状，这种症状对患者的正常生活造成影响，因此患者本人有强烈的克服症状、从症状中摆脱出来的欲望，并积极努力地克服症状。

（2）森田认为神经质的发生有共同的精神素质，称之为疑病素质。所谓疑病就是疾病恐惧，担心自己患病。这是人生存欲望的反映，存在于所有的人。但是当其过强时，就开始形成一种异常的精神倾向，渐渐呈现出复杂、顽固的神经质症状。

（3）森田认为，神经质的形成是疑病素质和由于它引发的精神活动过程中的精神交互作用所致，称为"精神交互作用"，认为它是神经质产生的基本机制。森田博士把这种心理状况用禅语表达为：求之不得，愈求则愈不得。

森田疗法有住院式森田疗法、门诊式森田疗法，在实际运用中，还有通讯式森田疗法和患者参加自主组织以得到帮助（如日本的"生活发现会"）或几种方式并用（本文中介绍住院式森田治疗的操作）。

【目的】

"顺其自然，为所当为"是森田疗法的基本治疗原则。消除思想矛盾，并对疑病素质的情感施加陶冶锻炼，使其摆脱疾病观念，针对精神交互作用这一症状发展的机制，顺应自然，情感等心理状态来应用此措施，并按照患者的症状和体会，经常使用使之体验顺其自然。森田理论要求人们把烦恼等当作人的一种自然的感情来顺其自然地接受和接纳它，不要当作异物去拼命地想排除它，否则就会"求不可得"而引发思想矛盾和精神交互作用，导致内心世界的激烈冲突。如果能够顺其自然地接纳所有症状、痛苦以及不安、烦恼等情绪，默默承受和忍受这些带来的痛苦，就可以从被束缚的机制中解脱出来，达到"消除或者避免神经质性格的消极面的影响，而充分发挥其正面的生的欲望的积极作用的目的"。

【用物】

密闭只有门的屋子，卫生间，床，生活用品。

【操作步骤】

1. 绝对卧床期（四天到一周）　　要求患者一个人在一个病室内，除吃饭、洗脸和大、小便以外，其余时间均卧床，禁止与外界接触及看书、听音乐等娱乐活动。主治医生一天查一次房，每次约5分钟，不过多地询问症状，只是鼓励和支持患者坚持下去。

2. 轻作业期（三天到一周）　　仍然对患者的活动有所限制，禁止交谈及过多地活动，白天可以到户外接触新鲜空气和阳光并观察周围的环境，晚上要求写日记，临睡前阅读一些枯燥的书。因为限制，患者感到无聊，可进一步激发患者自发活动的欲望，消除预期焦虑，减少对症状的注意。

日记指导原则：不要记述主观的烦恼，要求记录每天的活动内容，医生每天做点评。

3. 重作业期（三天到一周）　　要求做一些较重的体力活，并可以阅读一些内容轻松一点的书籍，继续记日记，仍然禁止交际、游戏、无目的的散步等活动。在不知不觉中养成对工作的持久耐力，有信心的同时反复体验工作成功的乐趣，不问症状。通过行动打破思想矛盾和精神交互作用的恶性循环。

4. 社会康复期（一周到两周） 允许患者进行一些有目的的活动，在实际环境中巩固前三期获得的体验，为回归社会做准备。每周 1~2 次与患者交谈；修改日记；针对现时的治疗目标及存在的问题，进一步深化体验，鼓励继续行动。

【注意事项】

1. 在入院之前要简单说明疾病的状态。

2. 概要说明治疗经过：卧床期，轻作业期，重作业治疗直至出院。

3. 对患者疑问要耐心、细心地给予解答。

4. 患者在绝对卧床期要断绝与外界的所有联系，因此要做好与患者家属的沟通，得到其理解与配合。

【评分标准】

森田治疗评分标准

单位_____ 科室_____ 姓名_____

项 目	总分	技术操作要求	评 分 等 级				实际得分	备注
			A	B	C	D		
仪表	5	仪表端庄，服装整洁	5	4	3	2		
评估	15	1. 患者是否适合做森田治疗	5	4	3	2		
		2. 观察患者的病情及对该疗法的心理反应	5	4	3	2		
		3. 患者对治疗师的信任程度	5	4	3	2		
操作前准备	15	1. 设立专门的治疗室	4	3	2	1		
		2. 概要说明治疗经过	4	3	2	1		
		3. 对患者提出的疑问细心、耐心地给予回答	5	4	3	2		
		4. 做好患者及家属的沟通	2	1	0	0		
操作过程	35	1. 按操作步骤进行治疗	10	8	6	4		
		2. 根据患者的症状决定各个治疗期的时间	10	8	6	4		
		3. 治疗师给予患者合理的指导	10	8	6	4		
		4. 治疗过程中认真观察患者，记录完整并认真交接班	5	4	3	2		

续表

项　目	总分	技术操作要求	评分等级 A	B	C	D	实际得分	备注
操作后	15	1. 患者书写以行动为准则的日记 2. 医生用评语给予指导 3. 定期召开讲座式的集体心理治疗	5 5 5	4 4 4	3 3 3	2 2 2		
评价	15	1. 患者认真地完成各期的治疗，能与治疗师合作 2. 患者能把森田治疗的治疗原则"顺其自然，为所当为"运用于现实生活中 3. 患者可以接受自己的症状，带着症状去生活	5 5 5	4 4 4	3 3 3	2 2 2		
总分	100							

森田治疗师＿＿＿＿＿＿　　　日期＿＿＿＿＿＿＿

第五节　音乐治疗

音乐治疗是一个科学的、系统的治疗过程，在这一过程中，包括了各种不同方法和流派理论的应用，而不是像有的人误解的那样，以为音乐治疗只是单一的疗法，音乐治疗也不是随机的、孤立的干预过程，而是有着包括评估，长、短期治疗的建立，治疗计划的建立与实施和疗效评价在内严密的、科学的干预过程；音乐治疗是运用一切与音乐有关的活动形式作为手段，如听、唱、演奏、音乐创作、音乐与其他艺术等各种活动，而不是只是听听音乐。音乐治疗过程必须包括有音乐、被治疗者和专门训练的音乐治疗师这三个要素，缺少任何一个因素都不能称其为音乐治疗。

【目的】

音乐治疗就是运用各种形式，包括说、唱、演奏、律动等手段对人体进行刺激与催眠，并有声音激发身体反应，并非增进治疗者的音乐能力，而是通过各类音乐活动，来增进治疗者的肢体感觉、心理情绪、人际互动、语言、认知等方面，帮助患者跨越潜在的障碍，以获得由外到内的康复。例如：个案敲鼓，并非要接受者训练成为鼓手，而是通过敲鼓增加个案手部肌肉或关节的活动力，或作为情绪宣泄自我表达的通道。

【用物】

相对安静、舒适的音乐治疗室，高质量的音乐播放器（电脑、声卡、音箱、耳机、话筒等设备），一张床或半躺的沙发椅、一套沙发或座椅、被子、枕头，充满音乐设备的活动室（各式乐器、CD、乐谱、音响等），还要有安全、足够肢体活动的空间。

【操作步骤】

1. 确定来访者的问题所在，对来访者的症状，生理、情绪和社会状态全面评估。评估是对患者能力、需要和问题进行的分析，并对治疗过程开始前（前测）或治疗过程中（跟踪测查）进行各种症状和状态所进行的测查。评估的结果决定着为来访者所提供的服务的性质和范围。

2. 制定长期和短期的治疗目标。针对来访者的需要一步一步提出具体、可操作的治疗方案，确立治疗的目标。

3. 根据治疗目标制定与来访者的生理、智力、音乐能力相适应的音乐活动计划。目前音乐治疗的方法虽然很多，但大致可分为以下三种方法。

（1）接受式　接受式音乐治疗即通过聆听特定的音乐以调整人们的身心，达到祛病健身的目的。

①超级静坐法：该聆听法的核心是，静坐静听甘达瓦音乐产生超觉体验，以达到天人合一，强健人们的身心，消除某些疾病。甘达瓦音乐被认为是包含了一天每一时刻通过自然发出脉冲的基本振动，所以是顺应自然的音乐。

②音乐处方法：该法由主管音乐治疗的医师或技师根据患者的情况开出"音乐处方"，给患者聆听来进行治疗。治疗方式采取集体聆听，每日 1 次，每次 1 小时，30 天为一个疗程。许多医院的音乐治疗室都与行为治疗相结合，发展出了更新的治疗技术。

③音乐冥想法：聆听音乐达到思想意识深度放松的方法。是按照音乐的功能，选择不同乐曲编制特定的音乐带，进行聆听和冥想。这些乐曲用于人的起居和情绪调节的各个方面，编制的乐曲主要是西欧的古典和现代音乐，也有专门创作的音乐。实施音乐冥想有一定的程序，如"进入冥想""退出冥想"，聆听时也有规定的姿势。

（2）再创造式音乐治疗　再创造式音乐治疗是通过主动参与演唱、演奏现有的音乐作品，根据治疗的需要对象，对作品进行改变来达到治疗的目的。

再创造式音乐治疗强调的是让被治疗者不仅仅听，而且还要亲身亲参与各种音乐活动。此方法通常包括演唱、演奏和音乐技能学习两类。

①音乐的演奏、演唱并不要求被治疗者接受过任何音乐训练，或具有任何音乐技能，相反再创造式的音乐治疗方法正是为那些没有任何音乐技能的被治疗者设计的。对于完全没有经过音乐训练的患者，要提供一些技法最简单的乐器，教授最初步的音乐技能，鼓励其参与到集体的音乐活动中。患者参加音乐活动也是对所唱、所奏的音乐的一种再创造。适用于住院患者的康复期，以恢复其各种社会功能。

②根据治疗目的和所依据的理论不同，音乐演奏、演唱的治疗活动可以是非音乐性的，即活动的目的不在于音乐，所以演奏、演唱出来的音乐是否好听是无关紧要的。目的是使患者亲自感受音乐的律动，把身心融入音乐当中去，以激起自身的活力，触发情感，使有些靠药物难以解决的诸如"始动缺乏""人际交流障碍"等症状得到改善。

③儿童音乐治疗：儿童学习困难和各种心身障碍成为困扰国内心理治疗家的问题，其中有的疾病如孤独症发病率还呈明显的上升趋势。音乐治疗对儿童是有效、积极的方法，因为儿童阶段处于与"学语期"相同的"音乐临界期"内，大约12岁以内的儿童对音乐的反应能力都很强，音乐就成为矫正儿童行为、消除障碍的有力方法。

（3）即兴法　即兴法音乐治疗方法是通过在特定的乐器上随心

所欲地即兴演奏音乐的活动来达到治疗的目的。

即兴演奏式音乐治疗，选择简单的打击乐器，包括能演奏旋律的音乐乐器，是引导患者随心所欲的演奏，以对一些心理疾患进行治疗的方法。即兴法应用于个体治疗时，一对一的演奏能建立起医患关系，并能投射出患者内心的情感和心理症结；集体的即兴演奏可以帮助患者学习适应社会和改善人际关系。具体方法主要有以下几种。

①音乐心理剧：这是集体的治疗形式。治疗师要引导他们在演奏中把自己的情绪反映出来，并用录音机录下整个过程。重放时讨论他们各自的情绪问题，以及他们是怎样用音乐表现的。

②奥尔夫的即兴创作法：该方法根据人类可以自发的创作音乐的先天倾向而形成一套治疗模式，大致分为六个阶段：准备，即进行认知和情绪的准备；刺激，呈现一个原始观念的刺激；探究，运用音乐对原始观念进行探究；同等反应，使音乐的发展和人际关系的发展具有同等性；形式化，使即兴创作的音乐保持一个相对的完整的形式；结束，给即兴创作的音乐一个确定的结尾。该方法可以帮助患者探究自己深层的心理世界，并得到心理成长。

③即兴创作评估：这是通过即兴演奏来测量一个人的人格结构的治疗技术。音乐治疗师要先了解患者成长过程中发生过的事件及对患者的影响，然后给患者出题让他演奏，并录下来进行分析，各种音乐的不同特点都有一定的象征性，据此得出演奏者的人格结构特征，为进一步的治疗提供依据。

（4）其他方法

①五行五音法：这主要在中国和东南亚运用，怎样科学地解释两千多年前的五行五音理论，仍有待研究家的继续探讨。

②音乐色光疗法：五行理论中，与五音相对的还有五色，五色与人的五脏联系。1984 年，中国空军疗养院医生创造了一种将音乐与五色结合起来的方法，称"音乐色光疗法"。

③音乐电疗：这也主要是在中国发展起来的疗法，它是将音乐与电疗和针灸治疗相结合的疗法。

④特殊领域的音乐：1950 年音乐治疗第一次作为一个治疗专业

出现，其价值很快被大众所认可。随着时代的发展，音乐治疗已经扩展到了很多领域，如特殊教育学校、老年病医院和养老院及戒毒、戒酒中心等。

4. 音乐活动的实施并评价来访者的反应。治疗过程结束后要进行针对治疗师干预的效果的检验。在每次治疗后，音乐治疗师都会以文字的形式写一个治疗总结附到来访者的病历文件中。

5. 治疗结束后"疗效跟踪"是一个十分重要的环节。为保证治疗效果的稳定性，将对来访者进行一段时间的跟踪治疗。在这段时间，来访者可享受优惠甚至免费的服务。

【注意事项】

1. 音乐曲目选择得当，播放时机把握得当，否则不但不会起增效作用，反而会起反作用。

2. 要适当考虑被辅导者的音乐能力。最好一个内容选几个曲目，让被辅导者自己选择适合自己的音乐。增加了被辅导者的自我控制感，他们的接受效果就要好一些。

3. 要考虑音量、音效的问题。总的要求是悦耳舒适，符合营造的情境和被辅导者的心理发展要求。

4. 音乐治疗师应懂得运用共乘原理，自己要与患者的情绪律动一致，要配合患者的动作、节奏和呼吸，与患者建立一种令人心安的持续关系，也就是治疗师在内心深处与患者有同步的节奏。

【评分标准】

音乐治疗评分标准

单位＿＿＿＿＿＿　　科室＿＿＿＿＿＿　　姓名＿＿＿＿＿＿

项　目	总分	技术操作要求	A	B	C	D	实际得分	备注
			评分等级					
仪　表	5	仪表端庄，服装整洁	5	4	3	2		
评估	15	1. 来访者的问题所在	5	4	3	2		
		2. 来访者的症状，生理、情绪和社会状态	5	4	3	2		
		3. 来访者的智力、音乐能力	5	4	3	2		

项 目	总分	技术操作要求	评 分 等 级				实际得分	备注
			A	B	C	D		
操作前准备	15	1. 设立专门的音乐治疗室	4	3	2	1		
		2. 音乐师与来访者协商选择音乐治疗的方法	2	1	0	0		
		3. 音乐治疗师针对来访者的情况选择得当的音乐曲目，并与来访者协商	4	3	2	1		
		4. 告知来访者音乐治疗的原理，使来访者清楚音乐治疗并不是只是简单地听听音乐	5	4	3	2		
操作过程	35	1. 针对来访者的需要一步一步提出具体、可操作的治疗方案，确立治疗目标	10	8	6	4		
		2. 治疗过程中对各种症状和状态进行测查	10	8	6	4		
		3. 曲目播放时机把握得当，要考虑音量、音效	10	8	6	4		
		4. 音乐治疗师应懂得运用共乘原理	5	4	3	2		
操作后	15	1. 治疗过程结束后进行针对治疗师的治疗干预的检验	5	4	3	2		
		2. 音乐治疗师每次治疗结束后以文字的形式写一个总结并附到来访者的病历文件中	5	4	3	2		
		3. 治疗结束后的"疗效跟踪"	5	4	3	2		
评价	15	1. 疗程安排合理	5	4	3	2		
		2. 来访者的问题得以解决	5	4	3	2		
		3. 音乐治疗过程中，音乐、来访者、音乐师三要素各尽其责，配合默契	5	4	3	2		
总分	100							

音乐治疗师_____　　　　日期_____

第六节 生物反馈

生物反馈疗法是通过现代电子仪器，将个体在通常情况下不能意识到的体内生理功能予以描记，并转换为数据、图形或声、光等反馈信号，让患者根据反馈信号的变化在咨询师的指导下有意识地通过呼吸、冥想等方法，了解并学习调节自己体内不随意的内脏机能及其他躯体机能，达到防治疾病的目的。

临床上常用的生物反馈仪的分类如下所述。

1. 肌电生物反馈仪（EMC bioffdback） 是目前最成功、应用最普遍的一种生物反馈技术。体表引导电极放置的部位因治疗的目的不同而异；在进行全身的生物反馈训练时，最常放置的部位为前额及前臂。

2. 皮肤电反馈仪 皮肤电能反映情绪活动水平。皮肤电反应的测量有两种方法：一种是测量电流通过皮肤时的电阻反应（GSR）；另一种是测量皮肤本身的电活动（SPR）。

3. 皮肤温度（皮温）生物反馈仪 皮肤温度的改变是由于外周血管的收缩或舒张，而外周血管的舒缩是受交感神经支配的血管平滑肌所调节的，所以皮温是反映植物神经系统的一个窗口。

4. 脑电生物反馈 正常脑电图在前脑区部位可记录到一种频率为 12 ~ 15Hz 的脑电波，在生理学上称为运动节律即 SMR。它是对运动知觉程度的衡量标准。脑电生物反馈是运用 α 波或 SMR 为反馈信息通过声、光等反馈信号指示患者反复学习训练，提高脑电中的 α 波或 SMR 水平，减少异常脑电波的出现，对脑电 α 波减少或消失的患者有一定的治疗效果。

5. 其他反馈仪 目前，已有心率、血压及其他内脏功能的反馈仪器。通过这些仪器可将心脏、气管或胃肠道的功能反馈给患者，用以训练提高对这些器官的控制能力，治疗相应的心身疾病。

【目的】

利用现代生物科学仪器，通过人体内生理或病理信息的自身反馈，使患者经过特殊训练后进行有"意念"控制和心理训练，从而消除病理过程，恢复身心健康的新型心理治疗方法。

【用物】

诊疗室（非常安静，光线柔和，温度 26℃ 左右），有扶手的靠椅、沙发或呈 45°角的躺椅，生物反馈仪（肌电反馈仪、皮肤温度反馈仪、皮电反馈仪、脑电反馈仪及脉搏反馈仪等）。

【操作步骤】

以肌电生物反馈为例。

1. 治疗前准备

（1）设立专门治疗室。要求环境安静、光线柔和，不应有噪音和其他外来干扰，温度适宜（26℃ 左右），患者坐在一张有扶手的靠椅、沙发或呈 45°角的躺椅上，解松紧束的领扣、腰带，穿拖鞋或便鞋，坐时双脚不要交叉，以免受压。软凳宽椅使患者感到轻松、舒适，头后有依托物更好。

（2）咨询师熟练掌握反馈仪的使用方法。

（3）向患者讲解生物反馈疗法的原理、方法、特点和功效。患者主动参与治疗，是治疗成功的必要条件。

2. 诊室训练

（1）患者在进餐 30 分钟后方可开始训练。训练前不应饮酒、茶、咖啡等刺激性的饮料。

（2）全身肌肉放松程序　患者取仰卧位，双手臂自然平放于身体两侧，枕头的高低应利于颈部肌肉的放松。患者也可以坐在有扶手的靠椅或沙发上，头后要有倚靠。训练开始前应松解衣领、腰带、胸衣、换拖鞋等，肌肉放松依次为上肢、下肢、躯干（腹部、腰部、肩背部）、颈部、面部肌肉。首先做收缩与放松的交替练习，最后作全身肌肉放松练习。呼吸要求自然、缓慢、均匀。请受试者设想鼻孔下面有兔子，呼吸不能吹动兔毛。尽量保持头脑清净。排除杂念，不要考虑任何问题，使自己处于旁观者的地位，观察头脑中自发地涌现什么思想，出现什么情绪，这就叫作被动集中注意。如无法排除杂念，可在每次呼吸时，反复简单数数字如"一、二"，或是默念："我的胳膊和腿部很重，很温暖"，达到自我暗示作用。治疗时，也可想象躺在有温暖阳光的海滩或乡村草地上，由施治者描述视觉景象及鸟语、涛声与温暖感觉。入境好的可达思维停止，万念俱寂，使人可似睡，但应避免完全入睡。

（3）安放电极 先以酒精清洁皮肤，电极涂适量电极膏。电极放置的部位依照训练的目的不同而定。肌紧张性头痛、焦虑症可将电极放在额部，其他疾患多将电极安放于前臂屈侧。参考电极等距离并排于两个记录电极之间，然后用双面胶纸或带子固定电极，松紧要适宜。患者双目应自然直视反馈仪及反馈信号。电极固定后，训练患者收缩与放松前臂肌，训练面部肌肉活动让患者抬额、皱眉、咬牙、张嘴，然后一一放松，告诉患者观察肌表面电位微伏计上指针变化及偏转方向，与此同时，倾听反馈音调变化并理解其信号的含义。证明仪器连接完好，可以开始训练。

（4）测肌电水平的基线值 正常人安静时，肌电水平在 $2 \sim 4\mu V$ 之间，前臂一般低于前额。让患者安静闭目休息，尽量全身放松，记录治疗前肌电水平的基线值，与治疗结束时的肌电值进行比较以观察训练效果。测量肌电水平基线值时，可测量三次求其平均值。

（5）反馈训练 经训练应使肌电水平逐渐下降（肌水平在预置值周围上下变动时，声、光反馈信号会发生改变。例如，测得患者的基线值为 $5\mu V$，预置值可为 $4.5\mu V$。训练开始，在咨询师的语言诱导下，患者体验到身体放松的感觉时，要维持反馈信号向肌电水平达到预置的目标时，嘱其继续放松。每次治疗结束时，记录当日能保持 $5 \sim 10$ 分钟的目标值，供下次治疗参考。并让患者做数次肢体屈伸活动，施治者注意调节反馈信号，调节阳性强化的阈值，阈值上下的两种信号用红绿灯光或不同频率的音调反馈，务必使阈值调整恰当，使患者获得自控生物指标的阳性信号占 70%，阴性信号占 30% 左右。阳性信号达 90% 以上甚至 100% 时，即提高阈值的标准要求，使训练循序渐进。每次练习完毕，指出所获成绩，布置家庭作业并提出下次实验室练习任务，例如额肌松弛的表面肌电指标，由开始治疗的 $5\mu V$，通过每次练习，达到如 4.5、4、3.8、

3.4μV 等。每一次练习的 20～30 分钟内，反馈信息亦可中途关闭，只在开始与结束时检查肌电指标，每次治疗结束，让患者做几次肢体屈伸运动，使其带着轻松愉悦的感觉离开治疗室。咨询师的指导语也可以采用播放录音磁带的方式。

（6）再次进行诊室治疗前，咨询师要和患者交谈（约 5 分钟），了解患者进行诊室训练的体验，并查看患者家庭训练的记录，肯定患者的治疗效果，增强患者通过非药物治疗战胜疾病的信心。每次训练，要求患者肌肉松弛程度较前有所进步。

（7）待患者初步掌握放松技巧后，咨询师可让患者变换体位（如坐位或站立）、进行双向训练，给患者增加精神负荷，如连续计算 100－7、回忆惊险和痛苦经历、闭目冥思、回想快乐往事等，同时观察肌电、皮肤电导、指端皮温、脉搏血压等的变化，找到最敏感的反应指标，作为下一次训练的选择指标；在精神负荷下无显著变化的生物反应指标，以后训练中亦无法判定疗效，不宜选择。

在不同背景下继续进行训练，以增强患者的自我控制能力。

如果通过多次练习，每种反馈性生物反应指标并无明显变动，应该与患者交谈是否已了解练习的目的与方法，如果不是理解与技术中的问题，应考虑另择反馈性生物指标。还有一种情况是通过治疗，生物反应指标有明显变动，自我调节良好，但临床症状仍无明显进步。例如肌肉松弛甚好，而焦虑依然如故，亦可另择反馈性生物指标进行训练，或改用其他治疗方法。应注意有求全责备性格的患者，以及对现实生活有许多不满或歉疚者，包括对疗效的低估，并非治疗实际无效。

治疗前、治疗过程中与治疗结束后，由观察者填写记录单，这样可作出对比，确定有无疗效。

（8）疗程安排　每次训练 30 分钟，第一周 1～2 天 1 次，第二周起可每周 2 次，共 4～8 周。因个体差异，疗程以能掌握本治疗的技术为度。

3. 家庭训练　为巩固在诊室训练所取得的疗效，将诊室所习得的体验用于日常生活中，患者在生物反馈治疗期间，应主动配合进行家庭训练。

开始取坐位或仰卧位，环境要安静。训练前的准备同诊室训练。要求患者按意念指导语，重复在诊室训练中学到的放松体验，并记录家庭自我训练日记，内容应包括症状的变化、情绪、睡眠状况、每日的训练次数、遇"生活事件"时的放松体验等。

开始时，每天 2～3 次（如晨起后、中午、晚睡前），每次 20 分钟。熟练后，每日的练习次数增加而练习的时间缩短，最后能做到于数分钟内，即可达到诊室训练后的目标状态。

在诊室训练疗程结束后，患者也应在相当长的时间内（或持之以恒）坚持家庭训练。久而久之逐渐做到，遇到引起精神紧张、焦虑不安的生活事件或处境时，便能进行自我调节，使情绪反应较弱或使心情较快恢复平静。

【注意事项】

1. 辨别生物反馈疗法的适应证和禁忌证。

（1）适应证　①各种睡眠障碍；②各类伴紧张、焦虑、恐惧的神经症；③某些心身疾病，如原发性高血压、支气管哮喘、经前期紧张性头痛、书写痉挛等；④儿童多动症、慢性精神分裂症（伴社会功能受损）。

（2）禁忌证　①各类急性精神病患者；②有自伤、自杀观念、冲动、毁物、兴奋不合作的患者；③训练过程中出现头晕、头痛、恶心、血压升高、失眠、幻觉、妄想症状的患者。

2. 在生物反馈治疗前，必须向患者解释清楚治疗的目的和治疗方法，以消除对电子仪器的顾虑，使患者明白，无电流通过躯体，也无任何其他危险，且并不是每一个接受反馈治疗的患者都能从治疗中得到好处。必须让患者懂得，生物反馈治疗有别于普通的医学治疗。普通的治疗，如打针、吃药、手术，只要被动接受就行，而生物反馈治疗却是一个主动参与的过程。生物反馈仪本身对患者没有任何治疗作用，除了提供信息以外，它没有给患者任何物理的、化学的干预。他必须明白，是他在支配那些反馈信号，而不是仪器在支配他，如果患者不能理解各种声、光反馈信号的意义，坐在反馈仪前无所用心，他将一无所获。此疗法主要依靠自我训练来控制体内机能，患者须主动积极配合治疗，对治疗抱有必胜的信心，要求患者根据自己的意念、感觉和想象，主动进行训练，要通过仪器的反馈信号来学会自我控制的能力。仪器监测与反馈只是初步帮助自我训练的手段，而不是治疗的全过程，持之以恒，才会有良好的效果。

3. 由临床医生或已掌握技术的其他医生对患者神经系统、疾病性质、病残情况及可能恢复的程度做全面的评估，并经心理咨询后方可投入治疗。

治疗者应耐心、热情，与患者建立友好的医患关系。每次治疗结束时，应与患者讨论治疗中的体验和疗效，鼓励患者树立战胜疾病的勇气和信心，这对提高治疗效果有积极的作用。

4. 开始治疗时不要着急，绝不可持一种与仪器抗争、竞争或抗衡的心理状态，要以指导逐步对照反馈信号，去体验自己的意念和身体感觉，通过不断地扩大这些效果，以达到预期的治疗目的。治疗中继续服用药物，特别是高血压、糖尿病及癫痫患者，治疗中切忌停药。

年龄过大者，深度松弛时有可能出现低血压，应注意避免。避免不适当的训练，如癫痫患者用低频脑电波训练。对于精神病患者，应选择其恢复期，以更有利于消除焦虑、忧愁和烦恼。

【评分标准】

生物反馈评分标准

单位_____ 科室_____ 姓名_____

项　目	总分	技术操作要求	评 分 等 级				实际得分	备注
			A	B	C	D		
仪表	5	服装整洁 、坐姿端正、表情平和	5	4	3	2		
评估	15	1. 评估患者是否适合做生物反馈	5	4	3	2		
		2. 观察患者的表现及对该治疗的心理反应	5	4	3	2		
		3. 患者对咨询师的信任程度	5	4	3	2		

续表

项 目	总分	技术操作要求	评分等级 A	B	C	D	实际得分	备注
操作前准备	15	1. 设立专门的治疗室 2. 与患者协商选择合适的生物反馈仪 3. 咨询师熟练掌握反馈仪的使用方法 4. 向患者讲解生物反馈治疗的原理、方法、特点和功效。患者主动参与治疗是治疗成功的必要条件	4 2 4 5	3 1 3 4	2 0 2 3	1 0 1 2		
操作过程	35	1. 疗程安排合理，按操作步骤进行治疗 2. 咨询师应耐心、热情，与患者建立良好的治疗关系 3. 咨询师给予患者合理指导 4. 开始治疗时不可着急，避免不适当的训练	10 10 10 5	8 8 8 4	6 6 6 3	4 4 4 2		
操作后	15	1. 咨询师与患者讨论治疗中的体验和疗效并给予鼓励 2. 观察者填写记录单 3. 每次治疗后评价有无疗效	5 5 5	4 4 4	3 3 3	2 2 2		
评价	15	1. 治疗中患者主动参与治疗 2. 治疗后患者主动配合家庭训练 3. 患者遇到不良事件或不良情绪可自行调节	5 5 5	4 4 4	3 3 3	2 2 2		
总分	100							

咨询师＿＿＿＿＿＿ 日期＿＿＿＿＿＿

第七节 认知行为治疗

行为治疗（Behavioral Therapy，BT）中强调人的行为习惯。人在某种特定的条件下经常出现的行为反应，称为行为习惯。个体的行为习惯有些是适应性的，也有些是非适应性的。行为治疗认为：适应性行为和非适应性行为都是通过学习获得的，通过再学习可以学到新的行为，也可以消除非适应性行为，并进一步获得所缺少的适应性行为。因此，行为治疗被定义为以学习理论和实验证据确立的有关原则和方法，改变非适应性行为的心理疗法。

与行为治疗不同的是，认知治疗（cognitive therapy，CT）强调人的认知作用。个体对某个事件的认知决定了其行为、情绪及生理反应。因此，认知治疗被定义为：根据认知过程影响情感和行为的理论假设，改变个体歪曲认知的心理疗法。

在认知行为治疗（CBT）的发展中，行为治疗和认知治疗两者在理论特别是技术方面相互结合，促成了认知行为治疗的确立。认知行为治疗即以学习理论、认知理论为基础，在实证研究证据支持下，通过认知和行为理论及技术方法来改变个体歪曲认知和非适应性行为的一类心理疗法的总称。认知行为治疗既不是纯粹意义的行为治疗，也不是纯粹的认知疗法，而是在整合的认知行为理论指导下的心理治疗。

认知行为疗法是获得循证治疗证据支持最多的治疗方法。在精神障碍方面，应用最多的是抑郁和焦虑障碍，其他例如疼痛、睡眠障碍、进食障碍、性功能障碍、人格障碍等治疗均有研究表明其良好的效果；目前在精神分裂症的辅助治疗中也获得了积极的成果。

认知行为疗法主要分为三类，即应对技能治疗、认知重建治疗和问题治疗。应对技能治疗主要用于处理患者的外部问题，强调整套技能的发展，以帮助患者更好地应对一系列压力情景。认知重建技术更多地利用于处理个体内部问题，假设情绪困扰来源于适应不良的思维，临床干预的目标就是监测并挑战适应不良的思维模式。问题解决治疗可以看作是认知重建技术和技能应对训练的结合，强调一般策略的发展，重视患者与治疗师在制定治疗计划时的积极协作。

认知行为疗法具有以下特点：①具有时限性，通常在治疗开始时就预先设定了治疗期限，很多认知行为疗法治疗手册建议为12～16次；②针对特定的问题，这与时限性有关；③强调患者的自我控制，认知行为疗法从某种意义上认为患者是自己不幸的缔造者，并且能够控制自己的思维和行为；④具有教育的性质。很多认知行为治疗师会把治疗模型教给患者，或者将其采用的干预原理解释给患者听。这种治疗师与患者之间的教育式互动是不同种类认知行为治疗的共同点，同时也使其区别于其他心理治疗流派。⑤强调患者成为自己的治疗师。患者在治疗过程中不仅能克服已存在的问题，还在治疗过程中学会与治疗有关的概念和技巧，然后治疗师花费一定的时间帮助患者做一些练习，能学会一些治疗方法，这样在治疗结束后患者就能够应用他们学会的概念及技巧去维持治疗效果，预防复发。

【目的】

改变患者的不良认知，继而使其产生情感及行为的变化，以促进心理障碍的好转。

【用物】

标准的心理咨询室。

【操作步骤】

1. 合理情绪疗法操作步骤

（1）心理诊断阶段，明确患者ABC 在这一阶段咨询师的主要任务是根据ABC理论对患者的问题进行初步分析和诊断，通过与患者交谈，找出他情绪困扰和行为不适的具体表现（C）以及与这些反应相对应的诱发性事件（A），并对两者之间的不合理信念（B）进行初步分析。这实际上就是一个寻找患者问题ABC。

其中患者遇到的事件A、情绪及行为反应C是比较容易发现的，而患者不合理信念B则难以发现。患者不合理信念的主要特征是绝对化的要求、过分概括化以及糟糕至极等。绝对化的要求是指个体以自己的意志为出发点，以某一事件必然会发生或不发生的信念。过分概括化是一种以偏概全的不合理思维方式，就像是以一本书的封面来判定它的好坏一样。糟糕至极是一种把事物的可能后果想象、推论到非常可怕、非常糟糕，甚至是灾难结果的非理性信念。

在诊断阶段，咨询师还应注意患者次级症状的存在，及患者的问题可能不是简单地表现为一个 ABC。问题可能很多，一个问题套着其他几个问题。

最后，咨询师还应与患者解说合理情绪疗法关于情绪的 ABC 理论，使患者能够接受这种理论和自己问题的解释。咨询师要使患者认识到 A、B、C 之间的关系，并使它结合自己的问题予以初步的分析，它是以后几个咨询阶段的基础。在这一阶段，咨询师应把咨询重点放在患者目前问题上，如果过分关注患者过去的经历，可能会阻碍合理情绪疗法的进行。

（2）领悟阶段　咨询师在这一阶段主要任务是帮助患者领悟合理情绪疗法的原理，使患者真正理解并认识到：第一，引起其情绪困扰并不是外界发生的事件，而是他对事件的态度、看法、评价等认知内容，是信念引起情绪及行为后果，而不是诱发事件本身。第二，要改变情绪困扰并不是致力改变外界事件，而是应该改变认知，通过改变认知，进而改变情绪。只有改变不合理认知，才能解除或消除目前存在的各种症状。第三，患者可能认为情绪困扰的原因与自己无关，咨询师应帮助患者理解领悟，引起情绪困扰的认知恰恰是患者自己的认知，因此情绪困扰的原因与患者有关，因此他们应对自己的情绪和行为反应负有责任。

这一阶段的工作可分为以下两个方面。

首先，咨询师应进一步明确患者的不合理信念。这不是一项简单的工作，因为不合理的信念不是独立存在的，他们常常与合理信念混在一起而不易察觉。例如被人嘲笑、指责是一件不愉快的事情，谁也不希望发生，这是一种合理信念，由此产生的不愉快情绪也是适当的。但同时另外一些信念如"人人都应该喜欢我，同意我所做的一切，否则我就受不了"也可能混于其中，这是不合理的信念，它会导致不合理的负性情绪反应。因此，咨询师要对患者所持有合理与不合理的信念加以区分。此外，在确立不合理的信念时，咨询师应注意把他同患者对问题的表面看法区分开来。

其次，咨询师要促使患者进一步对自己的问题以及所存在问题与自身不合理信念关系的领悟。仅凭空洞的理论性解说难以使患者实现真正的领悟，咨询师应结合具体实例，从一般到具体，从感性到理性，反复向患者分析说明，促进领悟。在进行这一步的工作时，咨询师不能急于求成。有时患者表面上接受了 ABC 理论，也好像达到了一种领悟，但这很可能是一种假象。因为这可能是患者希望自己的问题得到及时的解决，他们或多或少地讨好咨询师，希望尽快得到一副"灵丹妙药"。这表明他们仍没有认识到自己应对问题负责任，仍需要依靠外部力量解决问题。要检验患者是否真正达到领悟，咨询师可以引导患者分析他自己的问题，让他举一些例子说明自己问题的根源。

（3）修通阶段 这一阶段是合理情绪疗法最主要的阶段。所谓修通，就是咨询师运用多种技术，使患者修正或放弃原有的非理性信念，代之以合理的信念，从而使情绪症状得以减轻或消除。

前两个阶段的工作是解说和分析，这个阶段是咨询师运用各种方法和技术，以修正、改正患者不合理信念为中心进行工作，这是整个合理情绪疗法的核心内容，常用的方法如下所述。

①与不合理信念辩论：改变患者不合理的信念，可以通过与患者辩论的方法进行。这种辩论的方法是指从科学、理性的角度对患者持有关于他们自己、他人及周围世界的不合理信念和假设进行挑战和质疑，以改变他们的这些信念。辩论是合理情绪疗法中最常用、最具特色的方法，它来源于古希腊哲学家苏格拉底的辩证法，即所谓的"产婆术式"的辩证技术。其基本形式，一般从"按你所说……"，推论"因此……"再推论到"因此……"即所谓的"三段式"推论。

②合理情绪想象技术：患者的情绪困扰有时就是他自己向自己传播的烦恼，例如他经常给自己灌输不合理的信念，在头脑中夸张地想象各种失败的情境，从而产生不适当的情绪体验和行为反应。

合理想象技术就是帮助患者停止传播不合理的信念方法，其步骤如下：首先，使患者想象进入产生不适当的情绪反应或自感最受不了的情境中，让他体验强烈的负性情绪反应。然后，帮助患者改变这种不适当的情绪体验。最后，停止想象。让患者讲述他是怎样想的，自己的情绪有哪些变化，是如何变化的，改变了哪些观念，学到了哪些观念。

③家庭作业：认知性的家庭作业也是合理情绪疗法常用的方法。主要有两种形式：BET 自助表和合理自我分析报告。

④其他方法。

（4）再教育阶段　咨询师在这一阶段的主要任务是巩固前几个阶段治疗所取得的疗效，帮助患者进一步摆脱原有的不合理信念及思维方式，使新的观念得以强化，从而使患者在咨询结束后仍能用学到的思维方式、合理信念等应对生活中遇到的问题，更好地适应现实生活。

2. 贝克和雷米的认知疗法操作步骤

（1）建立咨询关系　良好的咨询关系对任何种类的心理治疗都非常重要，它是治疗赖以持续下去的基础。该疗法强调咨询师扮演诊断者和教育者的双重角色。对于患者来说，他并不是处于一个被动接受的位置。患者一方面要对自己的认识过程和不正确的观念加以细致的体验反省；另一方面也要发挥自己所具有的正确认识事物的能力来解决目前的问题。因此这实际上是一个引导患者主动再学习的过程。

（2）确立咨询目标　该疗法认为错误的认知和观念是导致情绪和行为问题的根源。因此心理咨询的目标就是要发现并纠正错误观念及其赖以形成的认知过程，使之改变到正确的认知方式上来。上述目标可以进一步分解为更为具体的咨询目标，这样就使整个咨询过程比较有层次，使咨询师对咨询的进程心中有数，从而有利于他在每一个目标的指导下采用更有针对性的方法和技术。对于所制定的目标，咨询师与患者之间应努力保持一致，达成共识。咨询师应使患者明白他的问题是由于它对某些事物的认知造成的，要解决目前的问题，就得首先对其认知过程和观念进行分析。这样就可以使咨询围绕着患者对事物的认知这一中心进行下去。

（3）确定问题：提问和自我审查的技术。从这一过程开始，就接触到了患者的认知过程和认知观念。为了尽快发现患者行为背后不正确的认知观念，咨询师首要的任务就是要把患者引导到某个特定问题范围内，要求患者集中注意那些具体的问题和可以观察到的事实，而且这些问题和事实通常是患者所忽略的。因此，咨询师应引导患者对他们进行体验和反省。具体来说，可以通过提问、自我审查，以及这两种技术的结合来实现。

所谓提问，就是由咨询师提出某些特定问题，把患者的注意力导向与他的情绪和行为密切相关的方面。所谓自我审查，就是鼓励患者说出他们自己的看法，并把自己的这些看法进行细致的体验和反省。

（4）检验表层错误观念：建议、演示和模仿。所谓表层错误观念或边缘性错误观念，就是指患者对自己的不适当行为的一种直接、具体的解释。例如，一个有强迫洗手行为的患者可能把自己的行为解释成对细菌或其他脏东西的恐惧，认为自己是怕这些东西伤害其健康而不断洗手。患者很容易用具体事件对自己的行为加以解释，这种解释所包含的就是表层错误观念。

对于这些错误观念，可使用以下几种有关技术。

①建议：建议患者进行某项活动，这一活动与他对自己问题的解释有关。通过这个活动，患者可以检验自己原来的观念是否正确。例如，对于前面提到的那个强迫洗手的患者，咨询师可以建议他有意减少洗手的次数，并让他自己去检验这样做是否真的会给他的健康造成危害。

②演示：鼓励患者进入一种现实或想象的情景，使他能够对其错误的观念的作用方式及过程进行观察。例如可以以心理剧的方式出现，由咨询师设定某种情境，并且和患者分别扮演不同的角色。这样，随着剧情的发展，患者的行为及其背后的认知过程就会通过他所扮演的特定角色表现出来，从而使他能够对之加以直接观察和

体验。这样做的目的就是让患者把"我"的行为和观念投射到所扮演的"角色"身上，通过观察体验"角色"，使它能够更为客观地看待自己的问题。

③模仿：让患者先观察一个模特完成某种活动，然后要求患者通过想象或模仿来完成同样的活动。例如，对于一个社交恐怖症的患者，可让他先观察咨询师或其他人的正常的人际交往活动，要求患者模仿或在想象中完成这一活动。从中他可以对自己恐怖情绪的产生过程进行直接体验。

（5）纠正核心错误观念：语义分析技术。深层错误观念往往表现为一些抽象的与自我概念有关的命题，比如"我毫无价值"等等，它们并不对应具体的事件和行为，也难以通过具体的情境加以检验。这就需要使用一些逻辑水平更高、更抽象的技术进行纠正。例如咨询师可以应用"灾变祛除"的方法，通过严密的逻辑分析使患者认识到他对事物的不良后果的可能性估计过高，过分夸大灾难性后果，从而祛除这种夸张性的认知。也可以通过"重新归因"对患者非现实的假设作严格的逻辑批判，使他看到思维的不现实性，从而做出对挫折和失败更为客观现实的归因。而通过"认知重组"则可以使患者学会如何正确使用思维工具来代替非逻辑的认知。但这些技术离不开对句子的语义分析。

（6）进一步改变认知：行为矫正技术。认知治疗中，咨询师常常通过行为矫正技术来改变患者不合理的认知观念。只是这种技术不是仅仅针对行为本身，而是时刻把它同患者的认知过程联系起来，并努力在两者之间建立起一种良性循环的过程。

行为技术对患者认知结构的改变可以集体表现在以下两个方面：首先，咨询师可以设定特殊的行为模式或情境，帮助患者产生一些通常被他所忽略的情绪体验，这种体验对患者认知观念的改变具有重要作用。例如，对于一个抑郁症患者来说，他很少有愉快的体验，而通过语言使他获得积极情绪是不够的。但如果咨询师设计一些特殊情境，只要患者有什么积极的表现，咨询师就马上给予强化并督促他反省获得强化后的情绪体验，这样，就可以使患者获得愉快的情绪，并可能做出更多的主动性行为。其次，在行为矫正的特定情境中，患者不仅体验到什么是积极的情绪，什么是成功的行为，而且也学会了如何获得这些体验的方法。这样的日常生活情境中，他也就能用这些方法去获得积极的体验和成功的行为。

（7）巩固新观念：认知复习。所谓认知复习，就是以布置家庭作业或让患者阅读有关认知疗法材料的方式给患者提出某些相应的任务，这实际就是前面几个咨询过程在实际生活情境中的进一步延伸。这项工作不一定只在咨询后期才进行。在每次咨询之后，咨询师都可以根据具体情况给患者布置一定的家庭作业。家庭作业是为每个患者的具体问题而专门设计的，并来自于合作性的治疗关系。认知疗法作业的目的不仅是为了教给患者新的技能，而且要使他们能够在日常生活中检验他们的信念。家庭作业通常是作为一个实验布置给患者的，这可以提高他们的开放性，使他们更愿意完成作业。认知治疗尤其强调的是自助作业，它是每次治疗中所探讨问题的延续。

3. 梅肯鲍姆的认知行为矫正技术操作步骤 有代表性的认知行为矫正是应对技能学习程序，其基本原理是通过学习如何矫正认知"定势"来获得更有效的应对压力情境的策略。具体程序如下所述。

（1）通过角色扮演和想象使患者面临一种可以引发焦虑的情境。

（2）要求患者评价他们的焦虑水平。

（3）教给患者察觉那些他们在压力情境下产生的焦虑的认知。

（4）帮助患者通过重新评价自我来陈述和检查这些想法。

（5）让患者注意重新评价后的焦虑水平。

【注意事项】

1. 认知行为疗法的注意事项 认知行为疗法的禁忌证主要指不能与患者建立治疗关系的情况，包括：精神障碍急性期伴有严重的兴奋、冲动及思维紊乱等；严重的意识障碍、认知损害和情绪紊乱等症状，不能配合心理治疗的情况；伴有严重躯体疾病患者，无法配合心理治疗的情况。同时，也涉及与认知行为疗法不匹配的问题，如不愿意接收或难以理解认知行为疗法基本概念和方法的患者也不适宜进行认知行为疗法治疗。

2. 合理情绪疗法的注意事项

（1）合理情绪疗法假定人有一种生物的倾向性，倾向于用不合理的思维方式进行思维，这是需要人用毕生的努力去减少和克服的。因此，对那些有严重的情绪和行为障碍的患者，合理情绪疗法认为这些人虽有可能解决情绪困扰，减少他们自我困扰的倾向性，但不会达到不再有不合理信念的程度。

（2）合理情绪疗法是一种注重认知取向的方法，因此它对于那些年纪较轻、智力和文化水平较高、领悟力较强的患者更有效。但这也同时意味着对那些在咨询中拒绝做出改变自己信念努力的，或过分偏执以及领悟困难的患者，可能难以奏效。此外，合理情绪疗法对于自闭症、急性精神分裂症等病症的患者所能提供的帮助也是有限的。

（3）利用合理情绪疗法能否得到比较满意的效果，也与咨询师本身有关。因为他们也可能存在这样那样的不合理信念，有时会阻碍咨询取得成功。因此，咨询师也要不断地与不合理信念进行辩论，尽量减少自身的非理性成分。

【评分标准】

认知行为治疗评分标准

单位_____ 科室_____ 姓名_____

项 目	总分	技术操作要求	评 分 等 级				实际得分	备注
			A	B	C	D		
仪表	5	服装整齐、坐姿端正、表情平和	5	4	3	2		
评估	15	1. 评估患者是否适合做认知行为治疗	5	4	3	2		
		2. 观察患者的表现及对该治疗的心理反应	5	4	3	2		
		3. 患者对咨询师的信任程度	5	4	3	2		

续表

项　目	总分	技术操作要求	评 分 等 级				实际得分	备注
			A	B	C	D		
操作前准备	15	1. 设立专门的治疗室	4	3	2	1		
		2. 与患者协商选择认知治疗的方法	2	1	0	0		
		3. 向患者说明患者与咨询师是合作关系，强调家庭作业的作用，患者在治疗中和治疗之外都承担主动角色	4	3	2	1		
		4. 强调改变认知，从而产生情感和情绪的改变	5	4	3	2		
操作过程	35	1. 按选择的认知行为治疗操作步骤进行治疗	10	8	6	4		
		2. 咨询师应耐心、热情，与患者建立良好的咨询关系	10	8	6	4		
		3. 咨询师尽量减少自身非理性成分，给予合理指导和引导	10	8	6	4		
		4. 咨询中始终保持合作关系	5	4	3	2		
操作后	15	1. 每次咨询后，咨询师根据具体情况布置家庭作业	5	4	3	2		
		2. 咨询师感谢患者的密切配合并给予适当鼓励	5	4	3	2		
		3. 鼓励患者摆脱原有的不合理信念及思维方式	5	4	3	2		
评价	15	1. 治疗中患者主动参与治疗	5	4	3	2		
		2. 患者可自动作业	5	4	3	2		
		3. 患者的心理障碍好转，认识到自己不合理的思维方式	5	4	3	2		
总分	100							

咨询师＿＿＿＿＿　　　日期＿＿＿＿＿＿

第八节　失眠认知行为治疗

失眠是最常见的睡眠障碍，除了入睡困难、睡眠维持障碍、早醒和睡眠质量差等基本失眠症状外，大部分失眠患者有自己的认知行为特征，比如存在睡眠行为习惯问题：作息不规律、躺床时间太长、睡不着、不起床、早上赖床及午睡和小睡太多等；存在不良睡眠心态问题：过度担心焦虑、过度关注睡眠、强迫睡眠及容易胡思乱想等。这些不良的睡眠行为习惯和睡眠心态容易导致失眠进入恶性循环，睡眠进一步变差。

在我国临床实践中，失眠的治疗多以药物为主，较少合并其他疗法，但药物治疗的局限性也非常突出。失眠的认知行为治疗（cognitive behavioral therapy for insomnia，CBT－I）是近年来失眠治疗领域的研究重点，它的有效性及安全性已在多个临床对照试验中得到证实，是目前国内外失眠治疗指南中普遍推荐的一线或初始疗法。

失眠认知行为治疗是一种通过睡眠限制疗法、刺激控制疗法、放松疗法、睡眠卫生教育、认知疗法、矛盾意向法、正念疗法等，帮助患者纠正不良睡眠行为习惯和不正确睡眠信念，重塑合理认知模式，缓解各种与失眠相关的负性情绪，消除对失眠的恐惧，重建健康的心态和良好的睡眠模式，从而改善睡眠问题，提高睡眠质量。

失眠认知行为治疗有团体治疗和个体治疗两种模式，治疗疗程一般 4~8 次，每周 1 次。这里主要介绍 6 次团体小组治疗模式，每组 4~6 人，每周 1 次，每次 2~3 小时。

【操作步骤】

一、入组前评估

通过入组评估表评估就诊的主要症状、睡眠问题病史、睡眠卫生、睡眠行为习惯、睡眠信念、躯体疾病史、心理状况、其他疾病评估等。根据评估结果，确定患者是否适合入组参加失眠认知行为治疗，对于适合的患者，约定好具体开组治疗的时间。

二、操作准备

独立团体治疗室一间、电脑一台、投影仪一台，每人配备桌椅一套，失眠认知行为治疗手册、睡眠日记和相关量表等资料，有条件的可配备睡眠健康记录仪。

三、操作方法

（一）第一次失眠认知行为治疗：概述及树立患者信心

1. 治疗师与患者之间相互认识 建立良好医患关系和患患关系，增进彼此信任，构建轻松和谐的团体治疗氛围。

2. 制定失眠认知行为治疗团体规则

（1）准时出席团体：不无故缺席早退。

（2）认真执行各项作业，包括量表及睡眠日志填写、行为技术训练等。

（3）保密原则：团体成员的谈话内容，不对团体以外的人谈及，以尊重他人隐私。

（4）尊重他人：尊重其他成员的观点、感受、发言权；此外，在团体治疗进行时，关闭移动电话或开启震动模式，以免影响团体。

（5）集中注意力：讨论或表达的内容要与团体的内容或主题有关。团体规则的制定是确保失眠认知行为治疗正常进行，确保患者执行到位，保障治疗效果的前提。

3. 评估量表的填写 包括失眠严重指数量表（ISI）、匹兹堡睡眠质量指数量表（PSQI）、贝克抑郁量表（BDI）、贝克焦虑量表（BAI）、Flinders疲劳量表、爱泼沃斯嗜睡量表（ESS）、睡眠信念与态度量表（DBAS）等，通过这些量表全方位评估患者失眠严重程度、睡眠质量、心态及情绪状况、不良的睡眠信念、白天精神状态等，并将这些量表反应的问题进行分析，反馈给患者，让患者从量表数据评估的结果认识到存在的问题。

4. 失眠问题的讨论 通过治疗师提问引导方式，每个患者针对自己睡眠行为习惯和睡眠心态进行沟通交流讨论，找出本组每个患者存在失眠相关问题的相同点和不同点，增进彼此的深入了解，并形成患者之间的共鸣点。

5. 认识失眠和失眠的病因 介绍什么是失眠，失眠障碍的分类，失眠的行为模式，失眠的3P模型（易感因素、诱发因素、维持因素），让患者正确认识失眠，认识到失眠的易感因素、诱发因素、维持因素之间的关系，以及自己目前失眠的原因在哪里，提炼出典型失眠症状和感受，与患者自身失眠感受具有高度一致性，再次形成多个医患共鸣点和共情点，患者意识到治疗师充分掌握并理解自己失眠的内心不适感受，对治疗认可度增加。

6. 失眠认知行为治疗介绍及流程安排 什么是失眠认知行为治疗，什么样的患者适合做失眠认知行为治疗，失眠认知行为治疗6次的具体安排，失眠认知行为治疗的优势与劣势，失眠认知行为治疗可能会经历的先苦后甜的过程，让患者对失眠认知行为治疗有更清晰的认识，知道我们具体要做什么，达到一个什么样的预期效果。

7. 典型成功案例的分享 通过介绍做失眠认知行为治疗成功的案例，分享治疗过程患者睡眠相关量表、入睡时间、夜间醒来时间、睡眠总时间、睡眠效率等数据积极变化情况，增强患者参与失眠认知行为治疗的信心。

8. 睡眠日记和睡眠健康记录仪的使用 患者通过睡眠日记记录每日主观的睡眠情况，包括白天睡眠情况、晚上上床时间、多长时间睡着、夜里醒来次数及时间长度、早上醒来时间、起床时间、中午躺床时长及睡着时间长度、睡眠质量等数据，通过佩戴睡眠健康记录仪获取客观的睡眠情况。每周形成睡眠日记的主观数据报告和睡眠健康记录仪客观数据报告。

9. 第一周家庭作业

（1）正确填写睡眠日记和正确佩戴睡眠健康记录仪。

（2）夜间睡眠期间，除了上床点和起床点可以看时间，其他时间均不看时间。

（二）第二次失眠认知行为治疗：行为干预治疗之一

1. 评估量表的填写 包括《失眠严重指数量表》《疲劳量表》，判断患者主观感觉失眠严重程度和疲劳状况，与第一次评估作对比，评判患者经过第一次失眠认知行为治疗后的变化。

2. 图表分析第一周基线睡眠情况 将患者睡眠日记的主观数据报告和睡眠健康记录仪的客观数据报告打印出来发给患者，给予针对性个体化分析，比较主客观数据的不同点，精准指出患者存在的睡眠问题，比如入睡困难、睡眠维持障碍、早醒、睡眠质量差等失眠症状，以及作息不规律、躺床时间太多、睡不着、不起床、赖床、运动少等不良的睡眠行为习惯问题，引导患者正确认识自身睡眠问题。

3. 正确认识正常睡眠 通过睡眠调控机制图、正常睡眠结构图、科学睡眠时间图让患者认识到我们是如何睡着的，睡眠的分期分为 N1 期、N2 期、N3 期及 REM 期，每个睡眠期的占比多少及发挥的作用是什么，每个年龄段的科学睡眠时间长度是多少，通过分析讲解，让患者认识到睡眠最重要的是睡眠质量，而不是躺床时间越多越好，在保证睡眠质量的情况下再增加睡眠时长。

4. 睡眠限制疗法

（1）适用对象 适用于各种失眠，特别针对睡眠效率不佳者（睡着时间/躺床时间 $\times 100\% < 85\%$）。

（2）不适用状况 工作需维持高度警觉状态者（如飞行员、大型机械操作人员、长途交通驾驶员等）；可能因睡眠剥夺有负面影响者（如癫痫、嗜睡症等）；原本躺床时间就短的患者（<5 小时）。

（3）睡眠限制的原理 用暂时睡眠剥夺快速提高睡眠驱力达到缩短入睡时间；提升睡眠深度；重新经历嗜睡感受；减少睡前担忧；降低睡前焦虑以及焦虑感与睡眠情境的联结。

（4）睡眠限制目标 睡眠效率≥90%，提高睡眠质量。

（5）睡眠限制步骤 记录睡眠日记和佩戴睡眠健康记录仪一

周；计算一周平均睡眠时长，作为起始躺床时长，一般不少于 4.5 小时；根据睡眠日记和睡眠健康记录仪数据，计算平均睡眠效率；根据下列规则调整下周躺床时长，直到获得满意的睡眠：睡眠效率 ≥90%→延长躺床时长 15 ~ 30 分钟，睡眠效率 < 80%→缩短躺床时长 15 ~ 30 分钟，睡眠效率在 80% 到 90% 之间→维持原来的躺床时长。

（6）注意事项　与患者本身的想法相抵触，需清楚原理才容易执行，原理是先求质后求量；本技术需执行一段时间才会出现效果，刚开始睡眠剥夺可能会导致睡眠变差，所以避免未见到效果就太快放弃；患者需要改变生活作息，延后上床时间或提前起床，根据情况制定有效的作息计划。

5. 刺激控制疗法

（1）适用对象　适用于各种失眠，用以协助入睡历程。

（2）不适用状况　因受限制而不宜在夜间多次上下床者。

（3）刺激控制原理　通过减弱睡眠与清醒环境刺激，以达到睡眠增强行为；通过加强睡眠与睡眠环境联结，减少焦虑与睡眠环境联结，来强化夜间睡眠的运行。

（4）刺激控制目标　建立卧室/床 = 睡眠刺激，刺激控制疗法限制了清醒时躺在床上的时间和待在卧室或床上的行为，这些限制是为了加强床/卧室/就寝时间与快速而稳定的睡眠之间的联系。

（5）刺激控制疗法典型的指令　①当感觉到困倦时才躺上床；②除了睡眠和性活动外不要在卧室进行其他活动；③醒来的时间 15 ~ 30 分钟后离开卧室；④再次有睡意时才能回到卧室。第 3 条和第 4 条按需要可重复进行。不论睡眠质量多少，在一周七天内保持固定的起床时间。

（6）注意事项　与患者本身的想法相互抵触，需清楚原理才容易执行；如果对躺床时间过于关注，夜间醒来感觉很清醒、睡不着即离开床铺，不要过于关注特定的时间长度；本技术需执行一段时间才会出现效果，所以避免未见到效果前就太快放弃；患者可能在夜间醒来多次，根据情况安排好做什么；特别强调每天固定起床时间的重要性。

6. 放松疗法　用于以"不能放松"为特征的患者，比如以下几种类型：当试图入睡时，总感到心跳过速、紧张、恐惧者；当睡不着时，感到焦虑、抑郁、烦躁者；当睡不着时，不停地胡思乱想，无法控制者；大脑皮层过度兴奋，睡前无法放松者；白天负性思维比较多，无法摆脱者。常见放松训练有腹式呼吸法、冥想放松法、渐进性肌肉放松法、身体扫描放松法。本周治疗要求患者每天睡前半小时做腹式呼吸法和冥想放松法训练，将注意力从关注睡眠转移到放松训练上，降低对睡眠的过度关注，促进身心放松。

7. 制定第二周睡眠康复计划　根据睡眠限制疗法和睡眠刺激控制疗法的原理，结合每个患者睡眠日记和睡眠健康记录仪数据，与患者商讨，制定出本周的合理上床时间和起床时间。同时告知患者本周会比较辛苦，睡眠可能会有波动，是正常的先苦后甜的过程，让患者做好充分的心理准备。

8. 第二周家庭作业　正确填写睡眠日记和佩戴睡眠健康记录仪；开始进行睡眠限制和睡眠刺激控制疗法；每天固定时间上床睡觉和起床；夜间觉醒先做腹式呼吸，大于 30 分钟睡不着，离开卧室；不在卧室和床以外的地方尝试睡眠；每天坚持练习腹式呼吸放松和冥想放松法。

（三）第三次失眠认知行为治疗：行为干预治疗之二

1. 评估量表的填写　包括失眠严重指数量表、疲劳量表，判断患者主观觉觉失眠严重程度和疲劳状况，与第二次评估作对比，评判患者经过第一次行为干预治疗后的变化。

2. 图表分析第二周睡眠情况　将患者睡眠日记的主观数据报告和睡眠健康记录仪的客观数据报告与第一周数据报告作对比，分析患者经过睡眠限制疗法、刺激控制疗法、放松疗法之后患者睡眠情况的变化。大部分患者本周躺床时间减少很多，但是入睡速度更快，睡眠质量更好，夜里醒来时间更少，整体睡眠状况比上周好转。

3. 讨论治疗效果与依从性关系　指出患者睡眠限制疗法、刺激控制疗法、放松疗法执行到位情况与取得效果的关系，比如同一小组里面，有的患者执行非常到位，刚开始几天更辛苦，但睡眠改善效果更好，而有的患者执行不到位，效果改善就弱很多，让患者充分认识到严格执行到位是取得好效果的前提，经过图表分析每个患者之后，指出每个患者在执行过程中存在的问题以及该如何改进，在团体治疗积极向上的氛围下，鼓励执行不到位的患者要学习其他执行到位的患者争取下一周努力执行到位，取得好效果，鼓励执行到位的患者继续努力做得更好，取得更好效果。

4. 睡眠卫生教育

（1）内稳态、觉醒时间和运动　限制在床时间能帮助整合和加深睡眠，在床上花费过多时间会导致片段睡眠和浅睡眠；规律作息时间，每天同一时间起床。不管你睡了多久，第二天规律地起床，一周七天保持一致，能帮助建立"生物钟"；定期运动，制定锻炼时刻表，不要在睡前 2 小时进行剧烈体育锻炼，可以适度体育锻炼，帮助减轻入睡困难并加深睡眠。

（2）运动的另一面　运动后体温改变，体温的增加再降低，有助于增加深睡眠；睡前 1.5～2 小时热水浴，像有氧运动一样，可以增加深睡眠。

（3）卧室环境　确保你的卧室是舒适的，没有光和噪声。舒适、安静的睡眠环境能减少夜间觉醒的可能性。不把人吵醒的噪声也有可能影响睡眠质量；确保你的卧室温度适宜，环境过冷或过热可能会影响睡眠。

（4）规律饮食，限制饮水和咖啡因　饥饿可能会影响睡眠，睡前进食少量零食能帮助入睡，但避免过于油腻或难消化的食物，会导致胃反流和半夜醒来；为了避免夜间尿频而起床上厕所，避免就寝前喝太多饮料；咖啡因类饮料和食物（咖啡、茶、可乐、巧克力）会引起入睡困难、夜间觉醒及浅睡眠。即使是早些使用咖啡因也会影响夜间睡眠，但是，可在早上或者中午喝咖啡。

（5）看钟和小睡　把闹钟放在床下或者转向，以便你不能看见它，反复看时间会引起挫败感、愤怒和担心，这些情绪会干扰睡眠；避免小睡，白天保持清醒状态有助于夜间睡眠。

（6）睡前观看内容 避免观看紧张刺激的电视剧、电影、各种节目等，如凶杀案、谍战片、恐怖片等，造成心理不安或过度兴奋而影响入睡；避免阅读武侠小说、言情小说等书籍，容易让人想入非非或过于兴奋而影响睡眠。

（7）酒和尼古丁 避免饮酒，特别是在晚上，尽管饮酒能帮助紧张的人更容易入睡，但之后会引起夜间觉醒；避免吸烟，特别是在晚上，吸烟存在两面性，尼古丁是一种兴奋剂，会导致入睡困难，另一方面，针对重度吸烟者，戒断尼古丁会比满足身体需求产生更多的躯体唤醒。

（8）不要带着问题上床 晚上要早些时间解决自己的问题或制定第二天的计划。烦恼会干扰入睡，并导致浅睡眠；如果你躺床醒着仍在思考这些事，果断起来，写一点笔记，当你确信自己把想法都记在纸上以便你早晨起来时能"继续下去"时，再回到床上睡觉。

（9）不要用尽办法入睡，睡眠不要有压力 就像电脑死机一样，我们更多时候会选择重启，而不是一直等待，因此睡不着时，不要一直躺床，可以起床离开卧室，做一些放松的事情，如做放松训练或者读书等，不要做兴奋性活动，只有感到困倦时再上床；消除对失眠的恐惧心理，生活中偶尔遇到失眠，不必过分忧虑，一两夜失眠不会造成任何困难，相信自己的身体自然会调节适应，到困倦时自然就会睡眠；不要强迫自己睡眠，努力让自己在自然放松状态下睡眠。

5. 放松疗法 本周学习渐进性肌肉放松训练，并要求患者每天至少做一遍，它的具体做法，则是通过全身主要肌肉收缩－放松的反复交替训练，使人体验到紧张和放松的不同感觉，从而更好地认识紧张反应，并对此进行放松，最后达到身心放松的目的。因此，这种放松训练不仅能够影响肌肉骨骼系统，还能使大脑皮层处于较低的唤醒水平，并且能够对身体各个器官的功能起到调整作用。

6. 制定第三周睡眠康复计划 根据睡眠限制疗法和睡眠刺激

控制疗法的原理，结合每个患者睡眠日记和睡眠健康记录仪数据，与患者商讨，制定出本周的合理上床时间和起床时间，当患者上一周平均睡眠效率≥90%，睡眠质量提高了，给予对应患者延长躺床时长 15～30 分钟，对于上一周睡眠效率未达到 90% 的，本周继续保持与上周一样的严格睡眠限制的躺床时长。

7. 第三周家庭作业 正确填写睡眠日记和佩戴睡眠健康记录仪；继续进行睡眠限制和睡眠刺激控制疗法；每天固定时间上床睡觉和起床；夜间觉醒先做腹式呼吸，大于 30 分钟睡不着，离开卧室；牢记睡眠卫生教育内容；每天坚持练习腹式呼吸、冥想、肌肉放松训练。

（四）第四次失眠认知行为治疗：认知干预治疗之一

1. 评估量表的填写 包括失眠严重指数量表、疲劳量表，判断患者主观觉觉失眠严重程度和疲劳状况，与第三次评估作对比，评判患者经过第二次行为干预治疗后的变化。

2. 图表分析第三周睡眠情况 将患者睡眠日记的主观数据报告和睡眠健康记录仪的客观数据报告与第二周数据报告作对比，分析患者经过第二周行为干预治疗之后患者睡眠情况的变化。图表分析结果显示，上一周执行不到位患者，本周执行到位情况明显提高很多，效果也更明显，基本所有患者整体睡眠状况比上周进一步好转。

3. 讨论治疗效果与依从性关系 经过第二次的行为干预治疗，患者图表数据再次证明，睡眠限制疗法和刺激控制疗法执行越到位的，睡眠改善的效果就越明显，让患者进一步认识到行为干预治疗的重要性，为了取得更好的效果，患者会从自身内心自发地要努力执行到位。

4. 心态的力量 通过讲解九人过桥的实验，说明心态对睡眠的重要性。

第一个画面：教授要求九个人听指挥，走过这个弯弯曲曲的小桥，千万别掉下去，不过掉下去也没关系，底下就是一点水。九个人听明白了，哗啦哗啦都走过去了。证明这九个人都有能力过桥！

第二个画面：走过去后，教授打开了一盏黄灯，透过黄灯九个人看到，桥底下不仅仅是一点水，而且还有几条在蠕动的鳄鱼。九个人吓了一跳，庆幸刚才没有掉下去。教授问现在你们谁敢走回来？九个人没有人敢走！

第三个画面：教授要求这九个人要用心理暗示，想象自己走在坚固的铁桥上，引导了半天，终于有三个人站起来，愿意尝试一下。第一个人颤颤巍巍，走的时间多花了一倍；第二个人哆哆嗦嗦，走了一半再也坚持不住了，吓得趴在桥上；第三个人才走了三步就吓爬下了。证明消极心态影响九个人的能力。

第四个画面：教授这时打开了所有的灯，大家这才发现，在桥和鳄鱼之间还有一层网，网是黄色的，刚才在黄灯下面看不清楚。大家现在不怕了，说要知道有网我们早就过去了，几个人哗哗啦啦都走过去了。证明心态的变化带来结果的变化。

对于睡眠也是同样的道理，本来晚上是有睡眠能力的，是可以睡得着的，但是如果还没睡觉前就担心焦虑胡思乱想晚上会不会睡不着，那么就会给睡眠带来很大的压力，结果晚上就真的可能睡不着，消极心态会影响睡眠能力的发挥，但如果有良好的睡眠心态，不担心晚上睡眠问题，睡前身心处于放松状态，那么睡眠自然就可以到来。

5. 认识不合理的睡眠信念 这些信念会导致不良睡眠行为习惯，扭曲认知，给睡眠带来很大压力，阻碍睡眠。

（1）不切实际的睡眠期望 我需要睡足 8 小时才能精力充沛和活动良好；别人都能睡 9 小时，我也要能睡 9 小时才可以。

（2）对造成失眠的原因的错误看法 晚上家人轻轻走路的声音都会导致我的睡眠不好；我睡觉时不能有任何声音，哪怕一根针掉地上的声音；别人说一句失眠不好的话就会导致我睡不着；看到"失眠"这两个字，我就会很容易睡不着。

（3）过分夸张失眠的影响 抑郁、焦虑、烦躁、精神差都是因为我头一天没睡好；我开始睡不着代表我的身体出现严重的问题了；睡眠不足会严重影响我的健康，降低我的免疫功能；如果持续睡不好，我可能会得抑郁症；我担心一两个晚上如果没睡好，可能会精神崩溃；失眠破坏我享受生活乐趣的能力，使我不能做事。

（4）每晚试图控制睡眠　我必须得想方设法控制我的睡眠；我担心失去控制睡觉的能力，害怕在睡眠中死去；我整天头脑里想着晚上睡觉的事，感到无法控制。

（5）对帮助睡眠的方法的不正确认识　如果晚上睡不好，白天应该要尽量找时间补眠；当我入睡困难或醒来难入睡，应该躺在床上努力再睡；晚上 11 点到凌晨 1 点是肝排毒时间，这段时间一定要睡觉；安眠药是解决失眠的唯一办法。

6. 矛盾意向法　努力强迫自己睡觉睡不着，反过来也许就可以睡得着。

（1）核心理念　睡眠是一个不能控制的生理过程，尝试控制睡眠只会让失眠加重；越努力睡越睡不着，放弃刻意的努力，自然入睡，让睡眠在合适的时间以自己的方式到来；好睡的人，从不会考虑"怎么睡觉"问题，有睡不好时，多是该干什么干什么，忽略失眠；"不想睡觉"才"会睡觉"。改变固有思维模式，放弃刻意努力去睡。

（2）放弃努力去睡方法一　反败为胜的心态，引导自己忽略失眠这个问题，任何时候离开床时都欢欣雀跃，做好准备接受自己已经失眠这件事，夜间醒着的时候，尽可能把失眠的后果灾难化得更严重一点，看看能有多夸张、多荒谬。把醒着当做一个好机会而不是一场灾难，利用这些时间做一些有用的或者是自己喜欢的事情。

（3）放弃努力去睡方法二　尽量保持清醒，关灯后舒服地睁着眼躺在床上，放弃任何为入睡而做的努力，放弃任何对保持清醒的担忧，每当眼皮要合上的时候，温柔地告诉自己"再保持清醒几分钟吧，等我想睡的时候自然会睡着的"。把注意力从"努力去睡"的想法中转移出去，只关注身体放松的感觉，睡眠自然会到来。

7. 正念疗法　塑造正念睡眠心态，减少对睡眠的担心焦虑。

（1）初心　不被过去影响，每天从零开始。

（2）无为　不迎，不拒，让它自然来去，努力去睡反而适得其反。

（3）放下　放下所有睡眠的包袱，顺其自然。过度关注睡眠反而让你更焦虑，导致失眠加重。放下这种起反作用的行为，放心地睡。

（4）不评判　不贴标签，不评判好坏，越是消极地看待睡眠，感觉会越不好。

（5）接纳　不管睡眠好坏，无条件地接纳睡眠的一切，对抗只会火上浇油，感觉更糟糕。

（6）信心　信任自己，对睡眠有信心。相信你的睡眠调控系统，让它为你工作，相信你的头脑和身体可以自我调节。

（7）耐心　不要指望马上有效，你的睡眠模式已经持续了很长时间，睡眠调控系统的恢复需要相当一段时间，保持足够的耐心，相信失眠一定会改善的。

8. 放松疗法　本周学习身体扫描放松法，也属于正念训练的一种，要求患者每天做一遍，特别是存在担心睡眠时可以多做，转移注意力，放松心态，关注当下。

9. 制定第四周睡眠康复计划　根据每个患者睡眠日记和睡眠健康记录仪数据，与患者商讨，制定出本周的合理上床时间和起床时间，当患者上一周平均睡眠效率≥90%，给予对应患者延长躺床时长15~30分钟，患者卧床时间逐步增加，睡眠感受和白天状态逐步好转。

10. 第四周家庭作业　正确填写睡眠日记和佩戴睡眠健康记录仪；继续进行睡眠限制和刺激控制疗法；夜间觉醒先做腹式呼吸，大于30分钟睡不着，离开卧室；请罗列出自己所存在的不合理的睡眠信念并纠正；将矛盾意向法、正念睡眠心态运用到睡眠中；每天坚持练习放松训练。

（五）第五次失眠认知行为治疗：认知干预治疗之二

1. 评估量表的填写　包括失眠严重指数量表、疲劳量表，判断患者主观感觉失眠严重程度和疲劳状况，与第四次评估作对比，评判患者经过第一次认知干预治疗后的变化。

2. 图表分析第四周睡眠情况 将患者睡眠日记的主观数据报告和睡眠健康记录仪的客观数据报告与第三周数据报告作对比，分析患者经过第一周认知干预治疗之后患者睡眠情况的变化。

3. 讨论认知心态改变的情况 通过让每个患者分享自己的感受，评判患者担忧、焦虑等不良睡眠心态的改善程度，患者多数会反馈不会那么关注和在乎睡眠，比较能放得下睡眠问题，能够逐步运用正念睡眠心态来引导自己多往好处想，睡眠心态较前好转。

4. 认知疗法 学会识别导致失眠持续的消极认知；让患者意识到认知、情绪、行为之间的联系；学会识别和修正导致失眠的负性自动思维和核心信念。可以通过情绪 ABC 理论指导改变固定思维模式；识别并挑战负性自动思维，用正性思维替代；进行自我正性对话训练。认知疗法举例：失眠的人有很多错误的观念，这些观念就是造成我们失眠的罪魁祸首。有两个人，一个人认为一晚上不睡自己第二天就会非常累，肯定无法好好工作，这样就会受到老板的批评，这个月的奖金可能就没了。另一个人认为一晚上睡不着不是什么大不了的事情，即便自己会感觉累一点，但是仍然可以坚持工作。这两种人谁会更容易失眠呢？肯定是第一个。认知重建就是要改变这种不良的想法，不要让这些不良暗示影响自己。那怎么做呢？就是要不断地给自己正面的睡眠暗示，放弃忧虑睡眠的负面情绪。

5. 情绪 ABC 理论应用 情绪 ABC 理论是由美国心理学家埃利斯所创建的理论。该理论认为激发事件 A（activating event 的第一个英文字母）只是引发情绪和行为后果 C（consequence 的第一个英文字母）的间接原因，而引起 C 的直接原因是个体对激发事件 A 的认知和评价而产生的信念 B（belief 的第一英文字母）。通常人们会认为诱发事件 A 直接导致了人的情绪和行为结果 C，发生了什么事就引起什么情绪体验。然后，你有没有发现同样一件事，对不同的人会引起不同的情绪体验。比如，昨晚一晚上没睡着，如果你的信念、想法是真糟糕我的睡眠又出现问题了，你的情绪表现出来就是担心、焦虑，导致第二天晚上睡眠也有可能受影响；如果你的信念、想法是一晚上没睡着没什么大不了的，那么你的情绪表现就是很平静，第二天晚上睡眠也不容易受影响。所以，改变情绪要改变想法，面对失眠问题，多引导患者往好的方向去想。

6. 负性自动思维的识别 负性自动思维是指在特定情境下自动呈现在意识中的想法，常常不经逻辑推理突然出现，往不好的方向去想。患者往往觉得这些想法很有道理，对其情绪影响很大。比如有的患者只要睡眠有波动，就开始担心睡眠问题，胡思乱想，总是往坏的方向去想，担心失眠的后果，结果越是这样想失眠越严重，但是患者认为只要是失眠就会产生这些想法，不是自己刻意去想，自己控制不了。但实际上这些负性自动思维不是第一天失眠就这么严重的，而是日积月累起来的，说白了也是自己慢慢训练起来的。既然是这样，那么就可以用正性思维反复训练自己，逐步替代负性自动思维。

7. 自我对话训练 利用正向强化，不断地练习积极的理性的替代想法，使其变为自动思维；在每次有不好的想法出现时，理性的替代思维会自动地跳出来反驳负性思维。建议每天早、晚各练习20分钟，最少连续3周以上。

（1）保持信心、耐心 失眠不用怕，失眠是小事，不会有很严重的后果，更不会危及生命；很多人失眠几年、十几年、几十年也不要紧，照样在工作生活中取得很重大的成就；睡不着就起床，顶多是晚点睡，我相信我能够睡的，身体有自己的调节系统，身体会自然休息；通过刺激控制、睡眠限制、放松训练、睡眠卫生、心理认知等多方面的努力，我一定能战胜失眠；失眠的人越来越多，很多人经过认知行为的调整，大都能恢复以往的睡眠，我相信我也是可以的；在调整睡眠期间，睡眠有波动是很正常的，保持正念的心态，每一次的波动都会让我的内心变的更加强大，失眠"治愈"的标准不是不再失眠，而是即便失眠了，我也能淡然处之。

（2）入睡困难时，放下睡眠思想包袱 我不能既想着很快入睡，又让自己放松，这是矛盾的，所以要顺其自然，睡不着就起来；睡眠是个自动的过程，不是我想让它睡，它就能睡，我能做的就是保持一颗平静的心, 耐心地等待; 睡眠不能被要求, 到时候她自然会来, 交给生物钟去管好了; 担心没有任何用处, 反而会增加睡眠压力, 造成失眠; 很多人都要很长时间才能入睡, 我入睡时间长一点也正常, 只要保持内心平静即可; 如果觉得很清醒或者很烦躁, 我就起来看书或者做放松训练, 等困了再上床。

(3) 取得效果时, 记住这种体验, 经常去回忆 好久都没有打瞌睡的感觉了, 我以为我不能睡了, 现在居然会犯困, 一阵阵的睡意向我袭来, 这是好事, 说明这个认知行为疗法在我的身上起效了, 原来我是有睡眠能力的; 以前大多数晚上不能很快入睡, 现在一个月只有几次; 以前要好几个小时才能入睡, 现在大多数时候能很快入睡; 以前一天只能睡着很短时间, 现在可以睡到近 5 个小时。这些都是决定性的成功; 虽然这一周只有一天比上周睡的好很多, 但这是好转突破的迹象, 后面会更好的; 与刚失眠时候相比, 我现在各方面都好多了, 不再害怕了, 睡眠质量也有很大提高; 总体来看, 大部分晚上睡得很好, 这是重点, 少数晚上睡得不好, 这是次要的。

(4) 无为的态度 我不着急马上治好失眠, 这是一个慢慢调整的过程, 我只要按认知行为疗法认真地去执行, 时间会治愈一切, 我不要求每晚都能很快入睡, 也不要求每晚都能睡 5 个多小时, 反正能睡几个小时就睡几个小时; 睡眠是人的本能, 只要我不去关注睡眠, 失眠也就慢慢地远离我了; 我是在绝望的状态下看到自己好转的, 而且好转的过程很慢, 失眠还是会经常袭击我一下, 不过我再也不会恐惧, 睡不着的夜晚我会起来看看书, 让真正的睡意来找我, 心理一步一步在失眠面前放松, 失眠竟也一步一步地后退。看来对于我们许多同病相怜之人来说, 有一点是共同的: 失眠更多的不是生理问题, 而是心理问题。因此调整好心态至关重要。

(5) 接纳失眠 失眠是一种心理认知和体验, 如果在内心接受它, 以平常心看待它, 那么失眠自然就会消失; 虽然昨晚没睡好, 今天人有点难受, 但是当我去接纳这种躯体的不舒服的感觉时, 而不对它反抗、评判, 难受的程度比以前低了很多, 原来仅仅是失眠并没有那么痛苦，之所以那么痛苦，是因为我对它的排斥，我整天太过于关注睡眠，太过于关注自己的身体健康，全是我的念头在作怪，我自己才是阻挡好睡眠的拦路虎，现在我要做的就是让道，让一切的一切都自然来去，接受事物本来的面貌；治疗失眠过程中，失眠复发是正常的，我要做的就是无条件地接纳它，允许它在我身上有不舒服的感觉，因为失眠已经让我很不舒服了，我不能再给身体增加负担，我能做的就是站在旁边静静的，以关爱的心去看着它，让这种不舒服的感觉自然地来自然地去，因为这样，可以缩短不舒服的感觉，如果我越反抗，反而给它带来更大的反作用力。

（6）保持初心　昨天晚上没睡就没睡，今天又是新的一天，新的开始，我只要在非睡眠的时间保持清醒，晚上睡眠自然会来；虽然前几天睡的很好，但这些天睡眠有波动，让我很不舒服，但是没有关系，那都是过去的事了，我能把握的只有现在，如果我继续让自己焦虑，强迫自己入睡，那我就是给未来创造不好的过去，所以我要把握好现在，给自己创造新的记忆，重新过好每一天。

（7）为所当为，享受当下　以前我天天关注睡眠，关注健康，结果是越关注越糟糕，既然这样，我为什么还要这样做呢，我倒不如想些开心的、积极的事情，这样反而会让我的睡眠睡的更好，我的睡眠好了，我自己以及家人都更开心，所以从今天起，我要保持良好的心态，都去发现生活中美好的一面，都去看一些能提升能量的书，多跟积极的人交往。我们的命运是掌握在自己的手中的，今天的我就是未来的过去，我要让未来的我过的更好，我今天就得先接纳以前种下的种种的"因"，并重新创造自己新的记忆，每天保持正念的心态，有意识地觉察，关注当下，不评判即可，保持感恩的心，感谢我还活着，感谢我还能呼吸，感谢昨晚睡了×小时……

（8）注意事项　这个自我对话训练不是自我安慰，这个训练可以改变我们的思维模式，让我们能看到事物积极的一面，而不会一味地被负性念头牵着鼻子走，因为人的思维有一个习惯性的特点，如果没有特意地练习积极的自我对话，很容易按照旧有的自我模式运行；平常刻意地去练习自己的觉知能力，腹式呼吸训练就很好，把注意力放在呼吸上，如果有杂念来的时候，只要觉着它的存在就可以，不要跟随，继续把注意力放在呼吸上，这样训练的目的，就是在自己情绪不好的时候，能够迅速地进入觉察状态。每次在做积极的自我对话前，可以先做腹式呼吸训练，会减少来自意识的干扰，从而让这些正面的观点更快地进入潜意识。

8. 制定第五周睡眠康复计划　根据每个患者睡眠日记和睡眠健康记录仪数据，与患者商讨，制定出本周的合理上床时间和起床时间，当患者上一周平均睡眠效率≥90%，给予对应患者延长躺床时长 15~30 分钟，当患者上一周平均睡眠效率在 80%~90% 之间，维持原来的躺床时长，当患者上一周平均睡眠效率<80%，缩短躺床时长 15~30 分钟。随着患者的努力，睡眠和心态逐步好转，大部分患者卧床时间逐步增加到自己满意的睡眠时间长度。

9. 第五周家庭作业　正确填写睡眠日志和佩戴睡眠健康记录仪；继续进行睡眠限制和刺激控制疗法；夜间觉醒先做腹式呼吸，大于 30 分钟睡不着，离开卧室；将认知疗法、情绪 ABC 理论、负性自动思维识别运用到睡眠中；每天坚持自我对话训练，塑造积极健康心态。

（六）第六次失眠认知行为治疗：总结及保持长期好睡眠的策略

1. 评估量表的填写　失眠严重指数量表、匹兹堡睡眠质量指数量表、贝克抑郁量表、贝克焦虑量表、Flinders 疲劳量表、爱泼沃斯嗜睡量表、睡眠信念与态度量表等，通过这些量表再次全方位评估患者失眠严重程度、睡眠质量、心态及情绪状况、不良的睡眠信念、白天精神状态等，并将分析的结果反馈给患者，与患者入组第一次评估做全面对比，评判患者经过五次失眠认知干预治疗后的各项指标的变化情况。

2. 图表分析第五周睡眠情况　将患者睡眠日记的主观数据报告和睡眠健康记录仪的客观数据报告与第一周基线睡眠数据报告作对比，分析患者经过五周失眠认知干预治疗之后患者睡眠情况的变化。

3. 总结分析整个治疗过程，评估患者治疗效果 先让每个患者总结分享这五周治疗以来的睡眠的变化和感受，绝大部分患者会反馈说：入睡快了，夜里醒来次数和时间减少，睡眠连续性好，睡眠质量有很大的提高，睡眠心态大幅改善，不再那么担心睡眠问题，不再害怕失眠，遇到睡眠波动能够懂得自我调节，睡眠满意度大幅提升，再结合评估量表和图表数据，进一步佐证患者取得的良好效果。对于个别效果未达到期望值的，还残留一些睡眠问题的，比如失眠严重指数量表第一次评估显示为重度，第六次评估显示为中度的，则鼓励患者继续努力，给自己更多时间，逐步调整以取得更好的效果。

4. 回顾睡眠卫生知识，鼓励继续坚持到位 再次向患者宣教失眠的行为模式、3P模型（易感因素、诱发因素、维持因素），让患者进一步认识到哪些是影响睡眠的不良睡眠习惯、不良的生活方式、不良的睡眠心态和不适宜睡眠环境，鼓励患者继续保持良好睡眠行为习惯和健康睡眠心态。

5. 失眠再发的预防和处置

（1）在睡眠恢复平稳之后 持续实行良好睡眠习惯，持续实行睡眠限制管理，持续实行放松训练。

（2）当失眠再发时 评估失眠的原因，想想失眠的易感因素、诱发因素、持续因素；避免过度地担心，避免清醒、焦虑机制被唤醒；检视睡眠的习惯，良好的睡眠习惯是优质睡眠的第一步；检视睡眠的信念，与睡眠有关的不良信念会加重你的睡眠问题；实行睡眠行为技术，刺激控制疗法、睡眠限制疗法、放松疗法等。

（3）当失眠仍然持续时 寻求专业人员的协助；在专业人员的协助下，进行失眠认知行为治疗；遵医嘱短期使用安眠药物。

6. 出组后睡眠自我调整策略 要求患者每天记录简版的睡眠日记统计表三个月，项目包括上床时间、多久入睡、夜里醒来时长、早上醒来时间、最终离床时间，然后算出每天总睡眠时间、总卧床时间和睡眠效率。根据睡眠限制疗法和刺激控制疗法的原理，按照以下规则自我调整睡眠：一周平均睡眠效率≥90%，自我感觉睡眠不足，可以自行延长躺床时长 15 ~ 30 分钟；一周平均睡眠效率在 80% ~ 90% 之间，维持原来的躺床时长；当患者一周平均睡眠效率 <80%，说明睡眠质量下降了，缩短躺床时长 30 ~ 60 分钟。根据患者睡眠的具体情况及治疗师的判断，个别患者可上下浮动 5%。鼓励患者继续按照这个规则，保持良好睡眠习惯和睡眠心态，严格坚持最少三个月，以获得更长远、更稳定的效果。

【难点及重点】

1. 治疗重点

（1）睡眠限制疗法　失眠患者在失眠以后基本都存在增加卧床时间的倾向，越睡不好越是想通过增加卧床时间来增加睡眠，有的晚上早上床了，有的早上赖床时间增加了，有的午睡时间增加了，有的还会增加其他时间的小睡时间，但是实际增加的只是卧床时间，真正的有质量的睡觉时间反而没有增加，甚至进一步减少了。睡眠限制就是要改变上述的睡眠模式，睡眠限制疗法是行为干预治疗的核心，贯穿整个治疗过程，可以显著减少入睡困难患者的入睡时间，减少夜里醒来难入睡患者的醒来次数和时间，提高睡眠质量差患者的睡眠质量。患者睡眠限制执行到位情况，直接影响了行为干预治疗的效果，做的越到位，那么行为干预效果就会越好。

（2）正念睡眠心态　正念睡眠心态是认知干预治疗的核心，如果只是睡眠行为改变了，但是负性思维模式不改变，心态不改变，那么行为干预治疗带来的睡眠改善效果就难以持续，睡眠一波动就会容易担心、焦虑、胡思乱想，而再次进入恶性循环。对于同样的重度失眠患者来说，如果以积极健康的心态应对失眠，那么患者就是累一点、疲劳一点而已，失去的只是睡眠，但是基本想做什么还是可以做的，生活质量影响不会太大；但是如果以消极心态应对失眠，那么患者不仅是失去睡眠，也会带来糟糕的情绪，并进一步影响到睡眠，生活动力下降，心有余而力不足，想做的事也做不好，生活质量大幅下降。所以，健康的睡眠心态，对于持续良好的睡眠至关重要。

2. 治疗难点

（1）大部分患者刚开始对睡眠限制疗法抵触非常大，不愿意大幅减少原来的躺床时间，担心睡眠限制以后睡眠更差，怕身体受不了，对于刚开始要求中午不睡也不能接受，担心影响下午工作状态。这个时候，我们会告知患者睡眠限制的原理是什么，会达到一个什么样的效果，刚开始几天确实会比较辛苦比较累，但身体会逐步适应，而且减少的是无效的睡不着的或者质量差的睡眠时间，真正有质量的睡眠并没有减少，并且会逐步增加。让患者明白，这个睡眠限制疗法是一个先苦后甜的治疗过程，如果患者努力执行到位了，那么患者取得好的效果就会更快到来，一周以后患者会发现自己辛苦的努力是非常值得的，但是如果不努力执行到位，那么效果来的就比较慢。这也可以说是要长痛还是短痛的问题，那么患者一般会选择短痛，短期辛苦点、累点，努力执行到位，让幸福来的更快一点。

（2）认知心态改变是比睡眠行为改变更难的一个过程，特别是有些患者的负性心态、负性思维非常的顽固，这时候治疗师的人格魅力和治疗功底就显得比较重要，同样的患者同样的治疗手段但不同的治疗师带来的治疗效果却可能不一样。治疗师不要被患者顽固的消极认知和负性心态所影响，要具有超强的掌控力和感染力，用自信和乐观的精神，采用正确认知治疗策略，不断地训练和感染患者，不断地一点一滴地改变患者的负性认知和心态。另外，自我对话练习，让患者每天自行多次训练，坚持每天训练，量变引起质变，是持续引导患者从负性认知心态到正性认知心态变化的重要过程。

【注意事项】

1. 睡眠健康记录仪可以获取患者睡眠的客观数据，能够直观地看到患者行为干预执行情况，有没有偷懒多躺床可以直接显示出来，每次治疗可以用这个数据督促患者不断执行到位，对于提高患者的依从性有一定的帮助。因此，开展失眠认知行为治疗能够配备睡眠健康记录仪的尽量配备，不能配备的，那就只用睡眠日记数据也可以。

2. 本次介绍的失眠认知行为治疗为团体治疗模式，因此，要注意保护好患者的隐私，在患者分享沟通过程中，患者愿意说的才说，不愿意说的、不方便说的那就不说。

3. 睡眠限制疗法要求比较严格，但是在给患者设定具体的卧床时间时，也要考虑患者心理最大接受程度，跟患者商量好最恰当的睡眠限制的卧床时间，另外患者有躯体疾病、身体比较弱的、有需求的，也可以适当降低睡眠限制的力度。

4. 失眠认知行为治疗需要患者系统完成整个疗程才可能取得比较好的效果。因此，只参加一两次的或者没办法参加全程的那就尽量不要入组。

5. 失眠认知行为治疗师的资质要求，医生、护士或者心理咨询师、心理治疗师都可以做，关键需要治疗师有较强的沟通交流能力和说服感染力，作为护士如果再有心理咨询师或者心理治疗师证那就更完美了。

6. 失眠认知行为治疗是治疗失眠最有效的非药物治疗之一，也是护士有能力可以做的更好的心理行为治疗之一，受到失眠患者广泛欢迎，值得广泛推广应用。

（高　颖　陶筱琴　王海燕　郑书传）

第五章

康复治疗

康复治疗是治疗精神疾病的重要方法之一。它是通过对精神疾病患者进行生活、职业、学习等技能的反复训练，来恢复或减轻疾病对患者心理社会功能的损害，以尽量提高其日常生活能力的一种治疗方法。系统、全面的康复治疗将在患者的工作、家庭和社会生活中发挥重要作用，是其他疗法不能取代的。

精神康复基本原则：功能训练，全面康复，回归社会，提高生活质量。增加康复的基本流程——康复评定，确定康复目标，制定康复计划，按计划实施康复训练，评定康复效果。常用的康复治疗主要有：生活行为康复训练、学习行为康复训练、工作行为康复训练等。

第一节　生活行为的康复训练

生活技能一般是指一个人有效地应对日常生活中的需求和挑战的能力，它是一个人保持良好的精神状态，在其所处的文化环境中和在与他人的交往中所表现出来的适当的、健康的行为。精神疾病患者生活行为的康复训练是为了帮助精神疾病患者逐步掌握生活技能，从基础的日常生活活动能力训练逐渐过渡到文体娱乐活动、家庭技能和社会交往能力的训练。研究显示，患者的总病程、总住院时间、连续住院时间越长，其社会功能缺陷越严重，而回到居家环境天数和参加工娱治疗的次数越多，其社会功能缺陷程度越轻。病程在 5 年内的患者社会功能缺陷尚不严重，及早对患者进行生活技能训练，不仅能预防功能缺陷的发生，还能提升患者的生活质量。

一、日常生活技能训练

日常生活技能训练是以改善或恢复基本的生活能力，如衣、食、住、行、个人卫生等能力为目标而进行的一系列训练活动。日常生活训练能够使患者重获日常生活技能，提升自我照顾能力，提高处理生活问题的能力，转移、淡化疾病对患者的影响，并锻炼患者动手动脑能力，起到延缓衰退的作用。日常生活技能训练适用于最基本的自我照料能力减退的患者。训练项目包括个人卫生与生活自理能力，整理个人用物，饮食、衣着、排便等活动。

（一）洗漱

【目的】

1. 了解洗漱相关知识。

2. 掌握洗漱的基本方法。

3. 实地操作。

【用物】

牙刷、牙膏、牙杯、洗脸毛巾、洗面奶或香皂。

【操作步骤】

1. 建立良好的治疗和训练关系，在充分信任与合作基础上，评估患者病情、合作程度、躯体状况、生活自理能力（表 5 - 1 - 1）、始动性评定。向患者做好解释告知，取得患者配合。

表 5 - 1 - 1　日常生活能力量表

评定时间：　　　　　　　　评定人员：

条　　目	1. 完全自己完成	2. 有些困难	3. 需要帮助	4. 根本无法做
1. 使用公共车辆				
2. 行走				
3. 做饭菜				

续表

条　　目	1. 完全自己完成	2. 有些困难	3. 需要帮助	4. 根本无法做
4. 做家务				
5. 吃药				
6. 吃饭				
7. 穿衣				
8. 梳头，刷牙				
9. 洗衣				
10. 洗澡				
11. 购物				
12. 定时上厕所				
13. 打电话				
14. 处理自己钱财				
总分				

表 5 - 1 - 1 评分说明：评估周期为 2 周，根据患者实际的生活自理情况给出具体的分值，最后累计之和≥16 分，则需要进入日常生活技能训练组。

2. 根据评估情况，与患者商议确定本次训练的计划与侧重点，并备好相应的用物。

3. 相关知识讲解或播放讲解视频

（1）刷牙

①选择牙刷：原则是要有较好的清洁牙菌斑的能力，同时不伤害牙齿。牙刷可以选用刷头较小并且刷毛较软的牙刷，同时牙刷的刷柄最好选择 "～" 形的，这样可以刷到比较靠后的地方特别是最后一颗牙的远中面。牙刷应 3 个月更换一次。

②刷牙方式：建议运用 "三三制刷牙法"，即三餐后刷牙，每次刷三分钟，每次刷三个面（外侧面、内侧面、咬合面），顺着牙缝上下移动，先外后内，再刷净咬合面，最后轻刷舌面两三次，保持口腔卫生。

（2）洗脸

①适当使用香皂或洗面奶，彻底清洁皮肤，去除油脂。

②冬天用冷水洗脸，夏天用温水洗脸，洗脸时洗鼻，利于预防感冒，提高机体抗病能力。

4. 工作人员示范讲解，小组成员逐一演示。发现患者洗脸、刷牙过程中存在的问题并给予改正建议。

5. 课程小结

（1）总结当天所学内容。

（2）强调重点的理论知识和操作要领。

（3）总结患者操作中存在的问题及改正建议。

6. 课后作业

（1）在生活中保持洗漱的习惯。

（2）练习正确的洗漱方法。

（二）洗衣服

【目的】

1. 了解洗衣相关知识。

2. 掌握洗衣的基本方法。

3. 实地操作。

【用物】

洗衣盆、洗衣粉（洗衣液或肥皂）、脏衣服。

【操作步骤】

1. 建立良好的治疗和训练关系，在充分信任与合作基础上，评估患者病情、合作程度、躯体状况、生活自理能力、始动性评定。向患者做好解释告知，取得患者配合。

2. 根据评估情况，与患者商议确定本次训练的计划与侧重点，并备好相应的用物。

3. 相关知识讲解或播放讲解视频

（1）阅读衣服的洗标，不能水洗的衣物需干洗，用适量的温水使洗衣液充分溶解。

（2）将衣服浸泡在水里 20 ~ 30 分钟，掉色的衣服分开浸泡。

（3）洗涤　重点搓易脏的部分，如领口、袖口、胸前等。

（4）洗完后在清水里漂洗干净。

（5）晾晒 多数的衣服都可以用衣架晾晒，易变形的衣物可将其装入网兜内烘干或平摊自然晾干。

4. 实地操作练习 小组成员逐一演示。发现患者洗衣服过程中存在的问题并给予改正建议。

5. 课程小结

（1）总结当天所学内容。

（2）强调重点的理论知识和操作要领。

（3）总结患者操作中存在的问题及改正建议。

6. 课后作业

（1）在生活中自己洗自己的衣服。

（2）练习正确的洗衣服的方法。

（三）穿衣服

【目的】

1. 了解穿衣服相关知识。

2. 掌握穿衣的基本方法。

3. 实地操作。

【用物】

根据训练内容准备穿衣（系鞋带、纽扣）所需不同类型的衣、裤、鞋，如内衣、内裤、套头衫、拉链外套、纽扣衬衣、松紧腰长裤、带裤畔长裤、袜子、方口布鞋、带鞋带布鞋、试衣镜、矮凳、记录单、笔、穿衣视频、顺序标识、屏风或遮挡帘等。

【操作步骤】

1. 建立良好的治疗和训练关系，在充分信任与合作的基础上，评估患者病情、合作程度、躯体状况、生活自理能力、始动性评定。向患者做好解释告知，取得患者配合。

2. 根据评估情况，与患者商议确定本次训练的计划与侧重点，并备好相应的用物。

3. 训练过程

（1）播放穿衣视频，告知患者播放过程中如有疑问举手示意，操作者可暂停播放给予解释。

（2）鼓励患者依照由简单到复杂原则自行选择练习所用衣物、鞋袜，按穿衣顺序对所选衣物排序。

（3）遮挡出隐蔽空间，设定为患者脱、穿衣物场所，从患者脱去自身衣物后开始计时，认真观察患者穿衣、鞋袜过程，对患者练习过程中所出现的问题，鼓励患者自己想办法解决，护士可根据情况提示、协助，并做好记录。

（4）患者穿好所选全部衣物后计时结束，引领患者到试衣镜前，询问患者对本次练习的自我满意度，并指出自己不足之处，做记录。

（5）依照所做记录，与患者讨论练习过程中所用时间、出现的问题、不足之处，与患者商讨出解决办法和改进的方法。

4. 鼓励患者重新练习一遍，再次练习过程中，护士可给予指导，对待患者的改进之处及时表扬，给予正性强化。

5. 与患者制定下次训练计划，对患者进行健康宣教，鼓励患者训练持之以恒，不可放松。

6. 练习前后做好安全风险评估及危险物品检查，确保患者未持有、夹带鞋带、腰带等危险物品。

7. 课后作业

（1）在生活中自己穿衣。

（2）练习正确的穿衣方法。

（四）整理内务
【目的】

1. 了解整理内务的相关知识。

2. 掌握整理内务的基本方法。

3. 实地操作。

【用物】

床单、被罩、病房内的床单元、衣服。

【操作步骤】

1. 建立良好的治疗和训练关系，在充分信任与合作的基础上，评估患者病情、合作程度、躯体状况、生活自理能力、始动性评定。向患者做好解释告知，取得患者配合。

2. 根据评估情况，与患者商议确定本次训练的计划与侧重点，并备好相应的用物。

3. 相关知识讲解或播放讲解视频

（1）床单要铺平整，边缘包裹床垫，枕头放床头，被子置床尾，脸盆、鞋子放在床架上，地面不放东西（图5-1-1）。

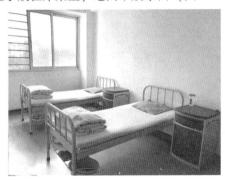

图5-1-1　床单位

（2）床头柜内物品摆放有序，经常擦拭，清理杂物，桌面保持整洁，可放一个水杯，其他物品放入柜中（图5-1-2）。

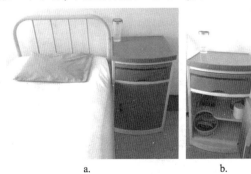

a.　　　　　　　　b.

图5-1-2　床头桌

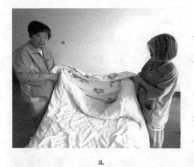

a.

（3）套被罩　从被套外面抓住上面的两个角，要抓住不放然后从里面把抓住的两个角从被套的开口处把角伸出去，抓住被子上面的两个角。再把被子从被套下面的口往里面拽，全部拽进去后，抖一抖。最后把底下的被角整理整理（图5－1－3）。

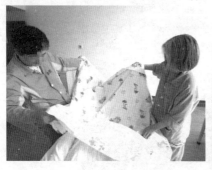

b.

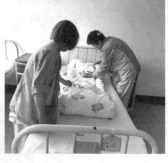

c.

图5－1－3　套被套

（4）叠衣服（以衬衣为例）　扣上所有的纽扣，将衬衣正面向下平铺在床上，拎起右袖管，将右侧部分按领口宽度向左侧折叠，袖管部分从肩膀处开始折叠。左侧部分同上。将衬衣底部拎起，按底线与领口重叠的规则折叠（图5－1－4）。

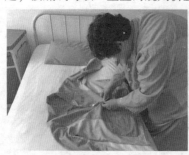

a.

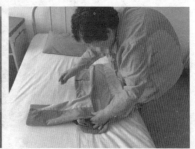

b.

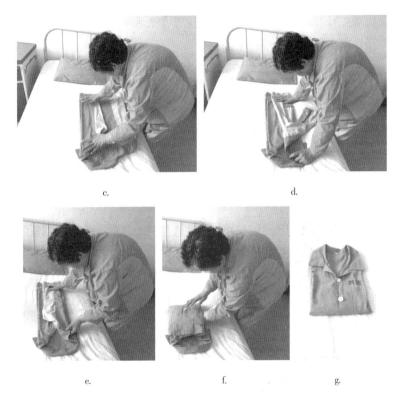

c.　　　　　　　　　　　　d.

e.　　　　　　　f.　　　　　　　g.

图 5 - 1 - 4g　叠衣服

4. 指导患者在病房内练习整理内务，其余患者观看学习。发现患者整理内务过程中存在的问题并给予改正建议。

5. 课程小结

（1）总结当天所学内容。

（2）强调重点的理论知识和操作要领。

（3）总结患者操作中存在的问题及改正建议。

6. 课后作业

（1）在生活中定期整理自己的内务。

（2）练习正确的整理内务方法。

【注意事项】

1. 日常生活技能训练应该一个项目、一个技能的简捷、轻松、愉快地进行，在练习的过程中，把技巧详细地告诉患者，要尽可能地接近现实生活。

2. 通过4周左右的训练后，工作人员要对患者进行始动性评定、日常生活能力评定，根据评定结果调整康复治疗计划。

3. 进行训练应以患者安全为前提，训练过程中给予协助、使用辅助用物矮凳等，尊重患者，保护患者隐私。

4. 慢性衰退患者，通常表现较为被动、懒散以及对事物缺乏情感关注等，需进行督促和引导，不可强迫、讥讽、嘲笑患者。

5. 如患者不愿参与配合，可适当使用代币等激励方法，提高患者参与的积极性。

6. 日常生活训练虽然简单，但仍应坚持每日数次手把手地督促教导和训练，结合奖励措施，除严重衰退患者外，大多数患者2~3周内即显示效果，但这种效果在失去督促或刺激后很快就会消失。

7. 当初期训练显示效果后，仍要引导患者注意个人卫生的维护，包括：定期刮胡子、剪指（趾）甲，定期洗澡，更换衣服；饭前、便后洗手，睡前洗脚；仪容、仪表保持整洁。

【评分标准】

日常生活技能训练考核评分标准

单位_____ 科室_____ 姓名_____

项　目	总分	技术操作要求	评 分 等 级				实际得分	备注
			A	B	C	D		
仪表	5	仪表端庄，服装整洁	5	4	3	2		
评估	15	1. 密切观察患者病情及其对知识的接纳程度	4	3	2	1		
		2. 选择环境是否安全	4	3	2	1		
		3. 患者的意识和活动度	4	3	2	1		
		4. 患者是否信任医护人员，是否能沟通	3	2	1	0		
操作前准备	10	1. 选择适当的活动空间	3	2	1	0		
		2. 向患者或家属做好相关知识讲解	7	5	3	2		

续表

项　目	总分	技术操作要求	评　分　等　级				实际得分	备注
			A	B	C	D		
操作过程	35	1. 能按正确方法、程序演示，清晰易懂	10	8	6	4		
		2. 按照患者情况，合理分组	10	8	6	4		
		3. 看到每位患者的表现，并提出鼓励及要求	10	8	6	4		
		4. 记录患者训练过程的用时、存在问题等	5	4	3	2		
操 作 后	15	1. 保持环境清洁安全	5	4	3	2		
		2. 总结技能动作要领	5	4	3	2		
		3. 有持续改进措施	5	4	3	2		
评价	20	1. 患者能掌握动作要领	5	4	3	2		
		2. 对患者有耐心，给予正性鼓励	10	8	6	4		
		3. 患者能自觉配合	5	4	3	2		
总分	100							

主考教师＿＿＿＿＿＿＿　　　　考核日期＿＿＿＿＿＿＿

二、文体娱乐活动训练

文体娱乐活动训练适用于日常生活基本能够自理，不伴有严重的躯体疾病，但主动性缺乏，对疾病过分关注的患者。训练重点在于培养患者社会活动能力，加强社会适应能力。鼓励患者多参加各种娱乐活动，使患者活跃起来，丰富患者住院生活。在文娱活动中患者能自然表达其本性，一般不受精神症状制约。文体活动富有吸引力，能唤起患者的愉悦感和满足感，这种轻松愉快的气氛可稳定患者情绪，抵消患者的敌意和攻击性，对缓解病情及促进康复十分有利。同时，集体活动形式可以加强患者间的合作精神和整体观念，改善社交能力。护士可根据患者具体情况选择适当的文娱活动，如看书、读报、看电视、唱歌、跳舞、体操、球类等。

【目的】

通过文体娱乐活动的训练，提高患者机体对外界环境的应对能力，消除敌意及攻击，转移患者对疾病的过分关注，减轻病态体验，缓解不良情绪，改善患者的认知功能，提高患者的灵活性和协调性。

【用物】

活动空间，根据活动具体种类准备用物，运动衣、运动鞋，演奏的乐器或播放音乐的设备等。

【操作步骤】

1. 文体娱乐活动以个人兴趣爱好为主要导向，鼓励患者参加不同的兴趣小组。康复治疗师要调查患者的兴趣爱好、特长和对文体娱乐项目的需求。

2. 根据调查结果分为不同的小组，每一个小组制定活动计划，包括：技术的讲解、练习、比赛、组内联谊等，以增加患者的集体意识和竞争意识。

3. 安排组员实践

（1）羽毛球活动

1）发展新成员，鼓励钟爱羽毛球运动的患者参加活动，发展有羽毛球基础的患者。

2）坚持日常的锻炼和训练

①坚持每周两次锻炼时间，工作人员可以动作示范，讲解技术要领，指导握拍，练习发球、接球，安排组员实践。

②适当不定期进行友谊赛训练，增加娱乐性。

3）实行规范管理：凡羽毛球活动的患者务必遵守规定，积极参加活动，保证安全。

（2）篮球活动

1）发展新成员，鼓励钟爱篮球运动的患者参加活动，发展有篮球基础的患者。

2）坚持日常的锻炼和训练

①坚持每周两次锻炼时间，运动前做好身体准备活动，活动踝关节及膝关节，工作人员动作示范，讲解技术要领，指导运球动

作，练习投篮、三步上篮，安排组员实践。

②适当不定期进行友谊赛训练，进行 3 对 3 半场对抗，增加娱乐性。

3）实行规范管理：凡篮球活动的患者务必遵守规定，积极参加活动，保证安全。

（3）音乐演奏

1）成立音乐操练小组，由专业技师指导训练，对有演奏兴趣的患者，可据其喜好安排操练，对于无特长的患者，可安排尝试简单的打击乐器。

2）采取个别辅导和集体排练相结合的形式，疗程定为 3 个月，每天操练 1~2 小时，每周重点练习一支曲子。

3）定期组织操练或表演，以利巩固康复疗效。

4）通过训练发挥个人与群体的协同作用，促进彼此交流，克服孤独、冷漠、不协调现象，这种效果是被动聆听音乐疗法难以比拟的。

（4）绘画疗法

1）由熟悉绘画的技师讲解绘画基础知识，如线条、构图、色彩等。

2）进行素描临摹、静物写生及着色添画等，绘画从简单开始，循序渐进，疗程定为 10 周，每周 2 次，每次 2 小时。

3）定期组织绘画小组技法点评交流，鼓励患者持之以恒。

4）通过绘画疗法的艺术实践，可使患者疏泄情感，消除自卑感，改善阴性症状，增进人际交往能力。

（5）书法训练

1）由擅长书法的技师教授书法知识，如笔法、字体结构等。

2）授课时既有理论又辅以用笔示范，并布置作业，疗程定为 10 周，每周 3 次，每次 2 小时。

3）定期组织作业辅导、讲评及座谈，以巩固学习效果。

4）通过书法训练，可有效改善阴性症状，对阳性症状幻觉、妄想等，可起到暂时抑制作用。

4. 课程小结

（1）总结当天所学内容。

（2）强调重点的理论知识和操作要领。

（3）总结患者操作中存在的问题及改正建议。

5. 课后作业

（1）寻找周围文体娱乐训练的资源，练习文体娱乐训练的内容。

（2）观看相关的比赛或音乐节目等。

此外，体育运动如乒乓球、篮球、足球等，其他文体活动如象棋、扑克、猜谜、读书、歌咏等，都可像上述活动一样按步骤组织患者参加。

【注意事项】

1. 文体娱乐活动训练可在患者急性症状减轻后就可逐步安排参加此类康复训练。

2. 活动内容应按患者的具体情况而选择安排，因人而异，循序渐进。除一般性的娱乐和观赏活动外，可逐渐增加带有学习和竞技性参与的活动。

3. 根据患者的病情及症状安排合适的活动，对于易激惹的患者，尽量选择合作性的活动，减少竞争性的活动。

4. 文体娱乐活动训练过程中，需要患者的配合，听从安排，尽量不要擅自行动。

5. 体育活动有一定的风险，如运动损害、意外伤害等，有时难免发生，所以运动前，要充分做好准备活动，防止运动过程中的运动损害。参加过程中，一定要集中注意力，注意个人安全。

【评分标准】

文体娱乐活动训练考核评分标准

单位_____ 科室_____ 姓名_____

项　目	总分	技术操作要求	评 分 等 级				实际得分	备注
			A	B	C	D		
仪表	5	仪表端庄，服装整洁	5	4	3	2		

续表

项　目	总分	技术操作要求	评 分 等 级				实际得分	备注
			A	B	C	D		
评估	15	1. 密切观察患者病情及对康复活动的心理反应	4	3	2	1		
		2. 选择环境适宜、安全	4	3	2	1		
		3. 患者的意识和活动度	4	3	2	1		
		4. 患者是否信任医护人员，是否能沟通	3	2	1	0		
操作前准备	10	1. 选择适当的活动空间	3	2	1	0		
		2. 向患者或家属做好相关知识讲解	7	5	3	2		
操作过程	35	1. 充分做好运动前的热身	10	8	6	4		
		2. 能按正确方法程序演示，清晰易懂	10	8	6	4		
		3. 按照患者情况，合理分组	10	8	6	4		
		4. 看到每位患者的表现，并提出鼓励及要求	5	4	3	2		
操作后	15	1. 保持环境清洁、安全	5	4	3	2		
		2. 能够总结技能动作要领	5	4	3	2		
		3. 有持续改进措施	5	4	3	2		
评价	20	1. 患者能掌握动作要领	5	4	3	2		
		2. 对患者有耐心，给予正性鼓励	10	8	6	4		
		3. 患者能自觉配合	5	4	3	2		
总分	100							

主考教师＿＿＿＿＿＿　　　　考核日期＿＿＿＿＿＿

三、家庭生活技能训练

家庭生活技能训练适用于精神疾病的缓解期，日常生活基本能够自理，不伴有自伤、自杀及冲动行为，但家庭生活技能缺乏的患者。通过家庭生活技能训练，精神病患者重新掌握家庭生活技能，包括家庭清洁卫生、家庭布置、物品采购、食物烹饪、钱财管理及社交礼节等，充实日常生活自我照顾能力，减少对他人的依赖，可对家庭有所贡献，增加自我价值感，改善家庭职能，增进家庭关系。

（一）购物技能训练

【目的】

1. 了解购物相关知识。

2. 掌握购物的基本方法。

3. 模拟练习。

【用物】

笔、纸、钱、模拟场地。

【操作步骤】

1. 建立良好的治疗和训练关系，在充分信任与合作的基础上，由康复治疗师组织家庭成员参与讨论，评估患者存在的技能问题，制定康复治疗计划。

2. 制定购物计划　购物品种、规格、数量、价位，确定购物时间、场所、往返路线、所需交通工具等。

3. 相关知识讲解或播放讲解视频

（1）如何看超市标识。

（2）如何求助。

（3）如何结算等。

4. 工作人员示范　工作人员进行演示后，小组成员进行角色扮演模拟练习。

5. 在示范带教的同时，治疗师要积极辅导患者自己操作，同时安排工作人员配合、指导和适当的监护。

6. 安排组员进行角色扮演，发现患者购物过程中存在的问题并给予改正建议。

7. 课程小结

（1）总结当天所学内容。

（2）强调重点的理论知识和操作要领。

（3）总结患者操作中存在的问题及改正建议。

8. 课后作业　练习正确的购物方法。

（二）乘用交通工具

【目的】

1. 了解乘用交通工具的相关知识。

2. 掌握乘用交通工具的基本方法。

3. 模拟练习。

【用物】

公交卡、模拟的公交站牌或地铁站牌、交通地图、模拟场地。

【操作步骤】

1. 建立良好的治疗和训练关系，在充分信任与合作的基础上，由康复治疗师组织家庭成员参与讨论，评估患者存在的技能问题，制定康复治疗计划。

2. 相关知识讲解

（1）如何看站牌。

（2）乘车：如何买票、站点选择。

（3）如何求助。

3. 工作人员进行演示后，小组成员进行角色扮演模拟练习。

4. 在示范带教的同时，治疗师要积极辅导患者自己操作，同时安排工作人员配合、指导和适当的监护。

5. 发现患者乘用交通工具过程中存在的问题并给予改正建议。

6. 课程小结

（1）总结当天所学内容。

（2）强调重点的理论知识和操作要领。

（3）总结患者操作中存在的问题及改正建议。

7. 课后作业 练习正确的乘用交通工具方法。

（三）烹饪

【目的】

1. 了解烹饪的相关知识。

2. 掌握烹饪的基本方法。

3. 模拟练习。

【用物种类】

刀具、厨具、时令蔬菜、调味料。

【操作步骤】

1. 建立良好的治疗和训练关系，在充分信任与合作的基础上，由康复治疗师组织家庭成员参与讨论，评估患者存在的技能问题，制定康复治疗计划。

2. 制定烹饪计划（提前拟定出训练菜品名称，患者自行查阅资料，制定出所需的食材、调料及操作步骤）。

3. 请有经验的厨师讲解刀工知识、鲜活原料的加工，火候、油温控制，调味，成本预算，配菜等方法。

4. 进行家庭生活技能训练的实际操作时，由数名工作人员配合参与、指导，并作适当的监护。

5. 参加烹饪训练的患者品尝自己所做的菜肴，并给予点评。

6. 发现患者烹饪过程中存在的问题并给予改正建议。

7. 课程小结

（1）总结当天所学内容。

（2）强调重点的理论知识和操作要领。

（3）总结患者操作中存在的问题及改正建议。

8. 课后作业　练习烹饪方法。

【注意事项】

家庭生活技能训练的速度需根据患者的自控能力水平而定，要求完成的指标比较适中，不宜过高或过低。进行家庭生活技能训练时一定要注意安全，充分评估病情，设置必要的监护措施，防止意外发生。

【评分标准】

家庭生活技能训练操作评分标准

单位_____　科室_____　姓名_____

项　目	总分	技术操作要求	评 分 等 级				实际得分	备注
			A	B	C	D		
仪表	5	仪表端庄，服装整洁	5	4	3	2		

续表

项　目	总分	技术操作要求	评 分 等 级				实际得分	备注
			A	B	C	D		
评估	15	1. 密切观察患者病情及对康复活动的心理反应	4	3	2	1		
		2. 选择环境适宜、安全	4	3	2	1		
		3. 患者的意识和活动度	4	3	2	1		
		4. 患者是否信任医护人员，是否能沟通	3	2	1	0		
操作前准备	10	1. 选择适当的活动空间	3	2	1	0		
		2. 向患者或家属做好相关知识讲解	7	5	3	2		
操作过程	35	1. 讲解条理清晰，表达准确，易于理解	10	8	6	4		
		2. 安全措施到位，危险物品专人负责，用后清点，固定地点存放	10	8	6	4		
		3. 依据患者的接受程度予以分组，强调组员间的团结协作	10	8	6	4		
		4. 看到每位患者的表现，并提出鼓励及要求	5	4	3	2		
操作后	15	1. 保持环境清洁、安全	5	4	3	2		
		2. 能够总结技能动作要领	5	4	3	2		
		3. 有持续改进措施	5	4	3	2		
评价	20	1. 患者能掌握动作要领	5	4	3	2		
		2. 对患者有耐心，给予正性鼓励	10	8	6	4		
		3. 患者能自觉配合	5	4	3	2		
总分	100							

主考教师＿＿＿＿＿＿　　考核日期＿＿＿＿＿＿

四、社会交往技能训练

社交技能是指符合社会规范，得到社会认可的人际行为能力，包括衣着得体、谈吐得当，合理地表达感受，保持恰当的人际交往距离，在不同场合能做出恰当的行为。精神病患者的社会交往能力往往因脱离社会生活而削弱，在慢性患者身上甚至严重削弱以至丧失。抗精神病药物虽然可以治疗或缓解幻觉、妄想症状，却无法改善社交技能缺陷。采用社交技能训练，可以改善患者处理应激情况能力，提高社会适应能力，通过适当参与社会生活，提高生活质量和功能结局。此技能训练适用于精神症状相对稳定，社会技能存在明显的缺陷，并能理解操作指令的患者。社会交往技能训练可从以下几方面进行，包括与他人的基本交谈技巧、表达主见的技能、处理矛盾的技能、交友约会的技能等。

【目的】

1. 培养患者的社交动机，提高患者对社交的兴趣。

2. 提高患者的社会交往技能，使患者能够很好地回归社会。

【用物】

根据训练内容准备相应用物：视频资料、摄像机、练习手册、记录纸和笔等。

【操作步骤】

1. 评估患者的合作程度、接受能力、社交技能、社会适应功能等（表5-1-2，表5-1-3），根据评估情况设定训练场景内容和难度。

表5-1-2 社交技能评定量表

评定时间：　　　　　　评定人员：

条　　目	0 总是	1 经常	2 有时	3 偶尔	4 不能
1. 谈话时能有适当的目光接触					
2. 维持恰当的社交距离（大约一臂远）					
3. 使其他人觉得舒服（例如：欢迎别人，倾听他人的谈话，对他人说一些正性的、支持性的话）					
4. 发起谈话					
5. 维持谈话					
6. 对他人表达正性情感					
7. 不用争论而解决冲突					

条　　目	0 总是	1 经常	2 有时	3 偶尔	4 不能
8. 与他人保持社会交往					
9. 维持至少一个亲密的人际关系（和朋友、家人、男/女朋友、病友）					
10. 自信、礼貌地大声表达意见					
11. 自信、礼貌地请求帮助					
12. 和工作人员用提问和/或表达关心等形式交流					
总分					

表 5 - 1 - 2 评分说明：总的 12 项打出分值后，最后累计分值之和≥4 分，则说明患者存在一定程度的社交缺陷，需要进入社交技能训练小组。

表 5 - 1 - 3　社会适应功能评估

评定时间：　　　　　　　　评定人员：

条　　目	0 没有损害	1 轻微损害	2 中度损害	3 严重损害	4 完全损害
1. 洗漱和整洁					
2. 穿衣					
3. 吃饭、喂养和饮食					
4. 理财					
5. 整洁和维持					
6. 定向力/灵活性					
7. 阅读/写作					
8. 对冲动的控制力					
9. 对所有物的关心					
10. 使用电话的技能					
11. 会谈技能					
12. 求助的社会技能					
13. 尊重和关心其他事物					
14. 礼貌					

续表

条　　目	0 没有损害	1 轻微损害	2 中度损害	3 严重损害	4 完全损害
15. 社会参与					
16. 友好					
17. 消遣/休闲					
18. 参与室内社会活动					
19. 对治疗的合作					
总分					

表 5 – 1 – 3 评分说明：

1. 最后累计分值之和≥6 分，患者需要入组。

2. 技巧介绍：描述所要讲授的技能及应用这些技能后可能获得的益处。

3. 放录像、问问题和回答问题。通过放录像的形式播放一系列所要学习的行为，同时在停播录像时间问患者问题，评估理解能力，并纠正错误或不全面的回答。

4. 角色扮演练习：让患者对录像中学习到的技能进行角色扮演练习。

5. 给予反馈：在患者进行角色扮演后，工作人员要给予肯定的和纠正的反馈。

6. 反馈后可安排同一患者就同一场景再进行角色扮演。

7. 给出进一步的反馈。

8. 安排其他学员进行角色扮演并做出反馈。

9. 布置课下作业，并在下次训练开始时分享上次的作业。

【注意事项】

要对患者的观点持肯定的态度；对患者的语言积极地倾听并做出反应；如果患者在进行训练的过程中有错误的表现，要委婉地进行纠正；在治疗的过程中如果要打断患者的谈话，需要用请求的口吻，在训练后定期进行社交技能、社会适应功能等评估，以评定训练效果。

【评分标准】

社会交往技能训练评分标准

单位_____　　科室_____　　姓名_____

项　目	总分	技术操作要求	评分等级				实际得分	备注
			A	B	C	D		
仪表	5	仪表端庄，服装整洁	5	4	3	2		

续表

项 目	总分	技术操作要求	评分等级				实际得分	备注
			A	B	C	D		
评估	15	1. 密切观察患者病情及对康复活动的心理反应	4	3	2	1		
		2. 选择环境适宜、安全	4	3	2	1		
		3. 患者的意识和活动度	4	3	2	1		
		4. 患者是否信任医护人员，是否能沟通	3	2	1	0		
操作前准备	10	1. 选择适当的活动空间，物品准备齐全	3	2	1	0		
		2. 向患者或家属做好相关知识讲解	7	5	3	2		
操作过程	35	1. 技巧介绍讲解条理清晰，表达准确，易于理解	10	8	6	4		
		2. 能够在放录像中间问题并纠正错误或不全面的回答	10	8	6	4		
		3. 对患者的角色扮演进行肯定的和纠正的反馈，并提出鼓励及要求	10	8	6	4		
		4. 布置课下作业	5	4	3	2		
操作后	15	1. 保持环境清洁安全	5	4	3	2		
		2. 能够总结技能动作要领	5	4	3	2		
		3. 有持续改进措施	5	4	3	2		
评价	20	1. 患者能掌握动作要领	5	4	3	2		
		2. 对患者有耐心，给予正性鼓励	10	8	6	4		
		3. 患者能自觉配合	5	4	3	2		
总分	100							

主考教师＿＿＿＿＿＿＿＿＿＿　　考核日期＿＿＿＿＿＿＿＿＿＿

第二节　学习行为的康复训练

精神障碍患者的康复训练是在康复医学和精神医学知识指导下，通过各种康复训练，最大限度地保留和恢复患者社会功能，延缓精神衰退速度，限制和减少精神残疾发生的程度。学习行为的康复训练是精神障碍患者医院康复的一项重要内容，此项康复训练贯穿精神障碍患者住院期间全过程，同时，要结合其他康复项目共同进行，以达到相互促进、相互补充、全面康复的目的。

【训练内容】

学习行为的康复训练包括一般性生活常识训练、家庭生活技能常识训练、简单的文化和网络知识训练、药物治疗自我管理技能训练、处理突发应急事件能力训练等五方面。

通过学习行为的康复训练使精神障碍患者能够处理和应对日常生活常见问题，掌握独立生活所应具备的基本技能，能够很好地管理患者自己的药物治疗，并能掌握一些简单的方法来处理突发应急事件，寻求他人的后续帮助，解决实际问题。

1. 一般性生活常识教育活动 如卫生常识教育、遇到问题如何解决、科技知识教育，以提高其常识水平，培养学习新事物和新知识的能力，以免患者脱离社会现实。

2. 家庭生活技能常识训练 应训练精神障碍患者重新掌握家庭生活技能，包括家庭清洁卫生、家庭布置、物品采购、食物烹调、钱财管理及社交礼节等，使患者适应家庭生活，为患者回归家庭打下基础。

3. 简单的文化和网络知识训练 使患者掌握简单、实用的文化知识，了解基本的网络操作知识，以适应时代的发展，融入社会、适应社会。

4. 药物治疗自我管理技能训练 使患者掌握精神疾病药物治疗的重要意义，常用药物的不良反应及应对方法，以及药物的日常保管，以提高患者治疗依从性和药物治疗的安全性，达到控制疾病、减少药物不良反应发生的目的。

5. 处理突发应急事件能力训练 使患者掌握自然灾害、安全事故发生时紧急应对方式，如何规避一些人为的安全事件，当发生了天灾人祸时能及时寻求他人帮助，使突发事件给患者造成的躯体和心理伤害降低到最小程度。

【训练形式】

学习行为的康复训练可采取多种形式，即可独立存在，也可相辅相成，同一种学习形式可以教授不同的训练内容，同一种学习内容也可采用不同的学习训练方式。常用的训练形式包括课堂教学、小组学习、角色扮演、个别辅导等。

【用物】

1. 一般材料　纸张、笔记本、笔、白板、白板笔、教室、桌椅。

2. 特殊材料　电脑、网络、常用药物说明书、常见突发事件宣传材料、日常生活常用材料等。

一、课堂教学

课堂教学形式适合一般性生活常识学习、简单的文化、处理突发应急事件能力等方面的训练。使患者基本掌握简单的法律法规、读书看报、求助的技能，以便遇到问题时可以通过掌握的常识、文化及求助技能，解决问题。

【用物】

1. 一般材料　纸张、笔记本、笔、白板、白板笔、教室、桌椅、消毒用物。

2. 特殊材料　电脑、日常生活常用材料等。

【操作步骤】

1. 选择有需求的患者 40 人左右。

2. 课前准备用物、场地。

3. 课前 10 分钟组织患者就坐，准备上课。

4. 教师课前提问。

5. 正式上课。

6. 教师小结，下课。

7. 由病区护士将患者按顺序带回病区。

8. 时间控制在 30~40 分钟。

【注意事项】

1. 课堂教学人数控制在 40 人左右。选择文化程度相当有共同需求的患者，要有考勤记录，人员应相对固定。

2. 上课教室应宽敞明亮，大小适宜，空气新鲜，人与人之间间隔 1 米距离。

3. 上课地点可以在病区也可在医院特定的教室，提前对环境进行消毒，开窗通风。

4. 患者应体温正常，无其他呼吸道及接触传播等传染性疾病，如遇疫情期间应全程佩戴口罩。

5. 要遵守课堂纪律，不得迟到，课上如有不舒服随时提出，由护士带回病区处理。

6. 上课时要有护士维持课堂纪律，同时观察患者病情，保证患者安全。

7. 教师适当活跃课堂氛围，调动患者学习兴趣，授课内容应通俗易懂，实用性较强，便于患者记忆。

8. 上课时教师要时时注意患者的反馈，积极启发患者的思维，鼓励患者提问质疑，多一点肯定的激励性评价。

9. 制定适宜的教学目标。

10. 下课前教师小结，重点强调本节课所讲重点内容，并承上启下复习以前所学知识点，便于患者记忆和掌握。

11. 安全将患者送回病区，清点人数。

12. 应有 2~3 名护士协同授课，即可维持课堂纪律，更可仔细观察患者病情变化及躯体情况，协助处理突发事件。

13. 整理资料，消毒教室后备用。

14. 对所有患者接触过的物品进行擦拭消毒，备用。

【评分标准】

课堂教学训练操作考核评分标准

单位_____ 科室_____ 姓名_____

项　　目	总分	技术操作要求	评 分 等 级 A	B	C	D	实际得分	备注
仪表	5	仪表端庄，服装整洁，佩戴口罩	5	4	3	2		
评估	15	1. 评估患者疾病程度，选择病情稳定患者参加学习	7	6	5	4		

续表

项 目	总分	技术操作要求	评 分 等 级				实际得分	备注
			A	B	C	D		
评估		2. 评估患者文化程度、理解能力、学习愿望	8	7	6	5		
授课前准备	20	1. 授课护士提前到达教室，检查教室安全性，开窗通风	5	4	3	2		
		2. 协助其他护士将患者安全带到教室，座位间距应在 1 米，患者体温正常	5	4	3	2		
		3. 授课护士精心备课，资料准备充分	5	4	3	2		
		4. 准备患者学习记录材料	2	1	0.5	0		
		5. 授课地点选择宽敞、明亮的教室	1	0.5	0	0		
		6. 教学设备的准备	2	1	0.5	0		
授课过程	55	1. 选择有需求的患者 40 人左右	5	4	3	2		
		2. 授课内容重点突出，简单易懂，由易渐难，科学有依据	10	8	6	4		
		3. 课堂安静，患者遵守纪律	5	4	3	2		
		4. 教师使用普通话，语言生动流畅，吐字清晰，声音洪亮，后排患者能听清楚	10	8	6	4		
		5. 教师要时时注意患者的反馈，积极启发患者的思维，鼓励患者提问质疑，多一点肯定的激励性评价	10	8	6	4		
		6. 适时提问，以掌握患者掌握知识程度	5	4	3	2		
		7. 授课小结简单明了，突出重点	5	4	3	2		
		8. 安全将患者送回病区，清点人数	5	4	3	2		
课后评价	5	1. 通过课堂提问、学习笔记等方式评价患者掌握知识程度	2	1	0.5	0		
		2. 收集学习材料及用物，用物及教室消毒，保证病区安全	3	2	1	0		
总分	100							

主考教师＿＿＿＿＿＿ 考核日期＿＿＿＿＿＿

二、小组学习

小组学习适用于药物治疗自我管理技能训练、家庭生活技能常识训练等，可以使患者融入家庭生活，管理好自己，提高生活自理能力。

【用物】

1. 一般材料 纸张、笔记本、笔、白板、白板笔、教室、桌椅、消毒用物。

2. 特殊材料 常用药物说明书、日常生活常用材料。

【操作步骤】

1. 选择有需求的患者 10 人。

2. 选择一个学习题目。

3. 授课护士精心备课。

4. 准备学习资料，为每位患者准备记录材料。

5. 学习时间控制在 20 ~ 30 分钟。

6. 学习结束后要有小结。

7. 学习结束后要有考核和评价。

8. 每次学习结束后可以视患者掌握程度给予适宜奖励。

9. 整理本次学习资料。

【注意事项】

1. 组员应选择文化程度相当有共同需求的患者，要有考勤记录，人员应相对固定。

2. 选题时可以征求患者意见，由易渐难，针对组内人员普遍存在的问题选题。

3. 授课护士要充分了解本小组患者特点，包括疾病程度、文化程度、理解能力、学习愿望等，在此基础上有针对性地备课。

4. 授课地点一般选择在病区，提前对环境进行消毒，开窗通风，人与人之间间隔 1 米距离。

5. 患者应体温正常，无其他呼吸道及接触传播等传染性疾病，如遇疫情期间应全程佩戴口罩。

6. 适当活跃课堂氛围，调动患者学习兴趣，寓教于乐。

7. 每天固定时间学习，一般选择周一至周五，系列讲座也不宜时间过长。

8. 小结时重点强调本节课所讲重点内容，并承上启下复习以前所学知识点，便于患者记忆和掌握。

9. 考核后鼓励学习成绩好的患者，分析成绩不好患者原因，给予个别补课达到最终掌握的目的。

10. 整理资料以便查询和备用。

11. 对所有患者接触过的物品和教室进行擦拭消毒备用。

【评分标准】

小组学习训练操作考核评分标准

单位＿＿＿＿＿ 科室＿＿＿＿＿ 姓名＿＿＿＿＿

项 目	总分	技术操作要求	评分等级				实际得分	备注
			A	B	C	D		
仪表	5	仪表端庄，服装整洁，佩戴口罩	5	4	3	2		
评估	15	1. 评估患者疾病程度，选择病情稳定患者参加学习，体温正常	7	6	5	4		
		2. 评估患者文化程度、理解能力、学习愿望	8	7	6	5		
授课前准备	20	1. 授课前消毒教室并开窗通风，护士提前到达教室，与患者做短暂的课前交流	5	4	3	2		
		2. 授课护士精心备课，资料准备充分	5	4	3	2		
		3. 准备患者学习记录材料	3	2	1	0		
		4. 授课地点的选择，一般在病区活动室，保持1米间距	3	2	1	0		
		5. 准备适宜的教学设备	4	3	2	1		
授课过程	50	1. 选择有需求的患者10人左右	5	4	3	2		
		2. 授课内容重点突出，简单易懂，由易渐难，科学有依据	10	8	6	4		
		3. 课堂气氛活跃，能充分调动患者学习兴趣，寓教于乐	10	8	6	4		
		4. 教师使用普通话，语言生动流畅，吐字清晰，声音洪亮	10	8	6	4		

续表

项　目	总分	技术操作要求	评 分 等 级				实际得分	备注
			A	B	C	D		
授课过程		5. 时间控制在 20～30 分钟	5	4	3	2		
		6. 授课过程中，视患者掌握程度、参与程度、进步程度适当给予奖励	5	4	3	2		
		7. 授课小结简单明了，突出重点	5	4	3	2		
课后评价	10	1. 收集学习材料及用物，保证病区安全，用物及教室消毒	5	4	3	2		
		2. 通过学习笔记查找患者掌握的薄弱环节，下次课时重点讲解	5	4	3	2		
总分	100							

主考教师＿＿＿＿＿＿　　　考核日期＿＿＿＿＿＿

三、角色扮演

角色扮演适合于家庭生活技能常识训练，包括家庭清洁卫生、家庭布置、物品采购、食物烹调、钱财管理及社交礼节等，让患者模拟某个社会角色，在模拟环境下掌握正常的思维方法、动手能力、交流技巧，使患者融入家庭生活，成为家庭中有用的一员，为患者回归家庭打下基础。

【用物】

1. 一般材料　纸张、笔记本、笔、教室、桌椅、消毒用物。

2. 特殊材料　角色扮演特殊材料、日常生活常用材料等。

【操作步骤】

1. 根据患者自身特点和需要模拟一个社会角色，有 2～5 人参加。

2. 设计要模拟的场景。

3. 设计要模拟训练的项目。

4. 准备模拟训练使用的道具。

5. 组织患者、护士开预备会，准备角色台词，为患者要扮演的角色做专题培训。

6. 角色扮演康复训练。

7. 时间控制在 5~10 分钟。

8. 让患者交流角色扮演感受。

9. 训练结束后点评。

10. 整理所有用物。

11. 记录角色扮演效果。

【注意事项】

1. 制定角色扮演康复训练计划，涉及患者选择、训练目的、场景准备、使用的道具、训练实施具体步骤、训练时间、训练后的总结等方面。

2. 患者准备　应体温正常，无其他呼吸道及接触传播等传染性疾病，如遇疫情期间应全程佩戴口罩。要自愿参加，根据患者自身特点和训练方向，选择模拟一个社会角色，2~5 人参加。

3. 事先准备要模拟的场景，对场景及道具进行常规消毒，注意场景的安全性。

4. 设计好要模拟训练项目和目标，患者之间保持 1 米距离。

5. 准备模拟训练用的道具，要求道具精简、安全。

6. 组织患者和相关护士开预备会，发角色台词，台词要符合康复训练需要，让患者充分背熟台词，并介绍角色扮演整体安排。

7. 角色扮演训练，时间控制在 5~10 分钟。

8. 训练结束后，组织患者讨论，重点交流训练感受和收获。指导护士评论训练成绩和不足，以鼓励性语言为主。

9. 整理场地和用物，场景及道具进行常规消毒，确保安全。

10. 整理资料。

【评分标准】

角色扮演训练操作考核评分标准

单位＿＿＿＿＿＿　科室＿＿＿＿＿＿　姓名＿＿＿＿＿＿

项　　目	总分	技术操作要求	评 分 等 级				实际得分	备注
			A	B	C	D		
仪表	5	仪表端庄，服装整洁，佩戴口罩	5	4	3	2		

项 目	总分	技术操作要求	评 分 等 级				实际得分	备注
			A	B	C	D		
评估	10	1. 评估患者疾病程度，体温正常，选择康复期患者参加训练	5	4	3	2		
		2. 评估患者文化程度、理解能力、学习愿望、模仿能力	5	4	3	2		
演出前准备	30	1. 制定角色扮演计划：选择患者、训练目的、场景准备、道具、训练时间、总结	10	8	6	4		
		2. 准备模拟的场景及道具，力求精简、安全	5	4	3	2		
		3. 组织相关护士、患者召开预备会，介绍整体安排，发患者台词，嘱背熟，并约定演出时间	10	8	6	4		
		4. 场景道具常规消毒	5	4	3	2		
演出过程	30	1. 按约定时间准时开始演出	5	4	3	2		
		2. 演出过程顺利，患者按剧本要求演出，角色之间配合默契，肢体语言使用得体，言语、表情符合角色要求	20	15	10	5		
		3. 达到预定训练目标	5	4	3	2		
演出后讨论	25	1. 组织患者和护士共同讨论，涉及演出患者自身收获和感悟，观众患者和护士的感受，并提出不足之处	10	8	6	4		
		2. 指导护士评价角色扮演效果，多给予支持鼓励性评价。对于演出患者的弱点和不足及行为上的缺陷给予正确的指导	10	8	6	4		
		3. 整理演出场所及道具，记录角色扮演效果，场景及道具进行常规消毒	5	4	3	2		
总分	100							

主考教师_____ 考核日期_____

四、个别辅导

个别辅导适合于网络知识、药物治疗自我管理技能等训练，个别辅导弥补了课堂教学的不足，因材施教，培养患者独立解决问题的能力，使患者能够了解互联网基本操作程序和使用技巧；掌握药物治疗作用、不良反应及应对方法，保证用药安全。

【用物】

1. 一般材料 纸张、笔记本、笔、教室、桌椅、消毒用物。

2. 特殊材料 电脑、药物宣传材料、说明书等。

【操作步骤】

1. 设定明确的训练目标，保证教会患者相关知识和操作。

2. 根据患者自身特点和需要准备训练的内容。

3. 和患者约定时间，准时开始个别辅导。

4. 和患者约定训练时间，大约为40分钟。

5. 训练时让患者反复操作，熟练掌握网络操作程序，加深记忆。

6. 针对患者用药特点准备药物说明书或其他辅导材料。

7. 训练结束后，让患者独立完成电脑操作，指导护士评价训练效果。

【注意事项】

1. 训练前了解患者需求，有的放矢地开展康复训练。

2. 根据患者需求做训练前准备，包括场地用物及环境。

3. 辅导过程中避开其他治疗操作，以便顺利完成辅导训练。

4. 护士教会患者使用电脑后，即让患者反复多次练习，直到熟练使用电脑为止，注意用电安全。

5. 对于药物治疗自我管理技能训练患者，让患者了解药物作用、维持治疗意义，正确识别药物不良反应及应对方法，及药物自我管理等知识，以便保证患者用药安全。可以给患者药品说明书，以便患者查询。

6. 训练时患者可随时询问没有掌握的内容。

7. 训练结束后，记录患者掌握情况，用物及环境消毒。

【评分标准】

个别辅导训练操作考核评分标准

单位_____ 科室_____ 姓名_____

项　目	总分	技术操作要求	评　分　等　级				实际得分	备注
			A	B	C	D		
仪表	5	仪表端庄，服装整洁，佩戴口罩	5	4	3	2		
评估	10	评估患者个人需求	10	8	6	4		
训练前准备	25	1. 准备辅导前资料，特殊用物	15	12	9	6		
		2. 设定训练目标，约定辅导时间	5	4	3	2		
		3. 用物、环境消毒	5	4	3	2		
训练过程	45	按约定时间准时开始个别辅导训练	5	4	3	2		
		1. 辅导过程中速度不宜过快，使患者听懂学会	15	12	9	6		
		2. 让患者反复操作训练，辅导护士随时纠正患者操作不正确的行为，达到能够正确使用电脑的程度。或者：使患者了解药物作用、维持治疗意义、正确识别药物不良反应及应对方法，及药物自我管理等知识	20	16	12	8		
		3. 考核训练目标	5	4	3	2		
		4. 按时结束训练，时间控制在 40 分钟左右	5	4	3	2		
训练后处理	15	1. 整理用物，用物、环境消毒	10	8	6	4		
		2. 评价训练目标达到情况	5	4	3	2		
总分	100							

主考教师_____　　考核日期_____

第三节　工作行为的康复训练

劳动作业与职业活动相关的技能训练，称为工作行为训练，是

"作业疗法"的主要内容。工作行为的康复训练主要是针对慢性精神病患者以防止其出现精神残疾为目的的康复训练，以提高自身的独立生活能力和质量为前提，通过各种工作行为的康复训练，延缓患者的精神衰退，提高患者与家人、社会交往的能力，使精神疾病患者具有一定的就业能力，为回归社会做好准备，最终使他们回到正常的生活中去。根据患者病前不同的社会角色、职业能力、文化程度和身心状况，采用不同的康复训练内容和方法，使他们能尽快适应相应的康复训练，尽快回归社会。

住院精神病患者接受工作行为的康复训练，由康复护理人员根据家庭、社会对患者的要求，按照技能训练原则，结合患者具体爱好与特长，以及患者实际存在的能力来确定康复目标。工作行为的康复训练应具有明确的目的性和针对性。具体内容可分三种形式：简单劳动作业、工艺制作及回归社会前职业训练（职业技能特殊训练）。

工作行为的康复训练要遵循以下原则。

1. 在全面评估的基础上，有目的地选择，评定内容包括以下几个方面。

（1）一般情况 包括年龄、性别、文化程度、家庭情况、经济水平、疾病情况等方面。

（2）躯体情况 包括营养状况、肢体活动功能、躯体疾病等。

（3）认知功能 感知、思维、言语、注意、记忆、解决问题、合作交流能力等。

（4）兴趣爱好 选择训练内容前要了解患者的文化背景、生活经历、个人兴趣、爱好特长等。

（5）职业情况 工作环境、工作要求、具体任务、工作时间、职业兴趣等。

（6）康复需求 患者对自身疾病及预后情况的了解，对训练的积极性和预期目标如何。

2. 对训练进行分析，选择具有针对性而安全可行的训练，帮助患者在训练中加强与他人的良好合作关系。

3. 对训练进行必要的修改和调整，适合患者个体的需要。提供活动内容与现实社会生活有密切联系的活动，尽可能使患者从中体验到责任感及自我价值感。

4. 开展训练的形式项目要多样，具有吸引性，以激发患者主动参与并发挥其最大潜力。

5. 训练的进度需根据患者的承受能力与水平而定，完成指标的要求要适中，切勿使患者劳动过度。

6. 技能训练要有必要的防护措施，以确保患者安全。

7. 尽量以小组集体活动的方式进行训练，最好以 6~8 人为一组，组织严谨，防止松散放任，采取激励性和强化性措施以提高患者的积极性和治疗效果。

工作行为康复训练程序分为以下 5 个步骤。

1. 训练前要详细、全面评估。

2. 制定训练目标　由康复人员和患者共同探讨制定最终可能获得的目标技能。

3. 训练操作包括引导、示范、角色扮演、评估、纠正指导、宣传教育、问答训练等。

4. 实际应用　鼓励患者积极解决实际问题，提高社会适应能力。

5. 技能维持　让患者回到实际生活中去解决实际问题，提高职业技能水平。

一、简单作业训练

简单作业训练是目前各级精神病医院普遍实行的较简单的作业活动，即所谓的"工疗"，其安排工序简单、技术要求低、品种内容适合大多数患者的训练。

简单作业训练分类

1. 按工疗目的性不同分类

（1）镇静性工疗　对兴奋或活动增强的躁狂发作患者，可给予中等较费力的劳动，如平整土地、搬运物品等。

（2）振奋性工疗　对情绪抑郁或情感淡漠的患者较适用。可安排其参加有成就感的活动项目，以树立信心，如糊纸盒、粘贴信封、粘商标等。

（3）一般性工疗　对长期住院已有衰退倾向的精神病患者较适用，如拔草、浇花、养殖、择菜、打扫室内卫生、穿书签小带、整理文件、抄写文书等。

2. 按工疗项目的内容不同分类

（1）兴趣取向性工疗　根据患者的兴趣、爱好及特长，可让其从事缝纫、织毛衣、洗衣、做饭、糊纸盒等。

（2）日常生活技术性工疗　如：拆洗衣被、择菜、洗菜、整理床铺、叠被子、打扫室内卫生、洗餐具等。

【目的】

简单作业训练可以帮助患者提高自己动手的能力，促使他们多活动，使其在住院期间保持良好的精神状态，以培养患者回归社区前的工作态度与习惯。

示例：花木种植

花木种植包括草花的播种育苗和花卉的养护管理。场地可选择室内或室外进行，根据患者的情况和场地条件，选择不同活动或不同工序进行训练，如：可仅选浇水、松土、修剪中的一个或多个活动进行训练。

【用物】

1. 常用工具　花盆、铁锹、耙子、花剪、花铲、水桶、喷壶、喷雾器、浸种容器、手套、塑料薄膜等。

2. 常用材料　营养土、园林植物、草花种子、肥料、农药等。

【操作步骤】

1. 评估

（1）一般情况评估　病情、情绪、意识、心理状态。

（2）患者兴趣、爱好、能力、接受程度。

（3）环境　安全、适宜。

（4）合作程度　接受程度、年龄及沟通能力。

2. 操作前准备

（1）护士

①检查、清点物品，核对患者信息及参加人数。

②根据医嘱填写患者工作行为康复训练申请单（表5-3-1）。

表5-3-1 患者工作行为康复训练申请单

科室			床号		姓名		性别	
年龄		职业		爱好		技术特长		
住院号			诊断					
主要精神症状	认知障碍：□感觉障碍 □知觉障碍 □感知综合障碍 思维障碍：□联想障碍 □逻辑障碍 □内容障碍 　　　　　□其他心理活动相关的思维障碍 注意障碍：□增强 □涣散 □减退 □转移 □狭窄 记忆障碍：□增强 □减退 □遗忘 □错构 □虚构 智能障碍：□精神发育迟滞 □痴呆 定向力障碍：□对环境的定向障碍 □自我定向障碍 意识障碍：□意识清晰度下降为主的意识障碍 　　　　　□意识内容变化为主的意识障碍□自我意识障碍 自知力障碍：□							
身体状况	主要合并症：							
主要用药								
特殊防范	□伤人 □自伤 □冲动 □逃跑 □跌倒 □其他							

续表

申请 训练 项目	□简单作业训练 □工艺制作 □职业技能特殊训练

注：在选择项目前面打"√"

签名：

年　　月　　日

③阅读患者病历，并与患者做训练前谈话。一方面接触患者，掌握患者的病情，另一方面要把训练的意义、方法、内容以及预期达到的目的和注意事项等告诉患者，以取得患者的信任与合作。

（2）患者准备

①患者按时参加训练。

②在训练过程中服从工作人员安排，有序进行。

③患者参加训练时，穿病号服、轻便平底鞋。

3. 操作过程　（图 5 – 3 – 1）

（1）清点患者人数。

（2）告知　①向患者介绍操作目的、具体内容及注意事项；②嘱患者听从护士指导，有问题及时与护士沟通。

（3）分发操作工具及用物。

（4）讲解各种工具的名称及用途。

（5）选择适合花卉品种的花盆、营养土。

（6）将营养土放置花盆内，量约三分之二。

（7）用喷壶浇水，至盆内土略湿。

（8）用花铲挖一小坑，大小视将移植花卉大小而定。

（9）将花卉根系全部放入小坑内。

（10）将营养土全部放入花盆内，将花卉根系全部遮盖。

（11）用手将盆内土压紧。

（12）浇水。

（13）放置通风、阴凉处，保持花卉湿润。

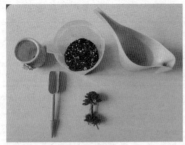

1. 准备用物

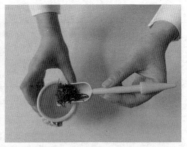

2. 将营养土放置在花盆内，量约为花盆的三分之二

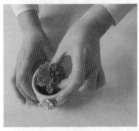

3. 将花卉根系全部放入花盆内

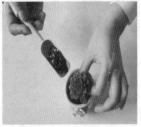

4. 用花铲填土，将花卉根系全部遮盖

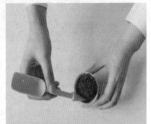

5. 用花铲将土垫平

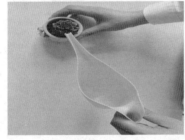

6. 用水壶浇少量水

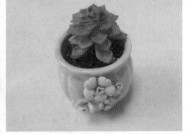

7. 将花卉放置在通风处

图 5 - 3 - 1　花木种植操作过程

4. 操作后处理

（1）清点、整理用物并放回原处。

（2）环境保持清洁、整齐。

（3）洗手。

（4）记录：内容包括患者对作业训练时的态度、主动性、持久性、精确性、创造性、速度、质量、与他人的合作程度和病情的变

化、学会了哪些劳动和生活技能、训练效果情况等。记录一式两份，一份纳入病历，一份留存。

5. 效果评价

（1）患者正确认识与使用工具。

（2）患者对此项操作理解并配合。

（3）患者主动完成操作任务。

（4）记录准确、完整。

（5）训练期间和结束后再评估，目标是否正确、治疗进度、效果及患者和家人的满意程度（表5-3-2）。

表5-3-2 住院精神患者康复疗效评定量表（IPROS）

姓名	年龄	性别	职业
文化程度	病程	诊断	
评定者		评定日期	

分量表	评定项目	0	1	2	3	4	9
工疗情况	1. 工疗主动性						
	2. 工疗持久性						
	3. 相互合作性						
	4. 完成定量如何						
	5. 工疗质量						
	6. 工疗工艺复杂程度						
	7. 对工疗的学习态度						
	8. 工疗的综合评价						
生活能力	9. 合理用钱						
	10. 饮食安排						
生活能力	11. 冷热衣着调整						
	12. 空余时间的利用						
	13. 对自身健康的关心						
	14. 院外活动						
	15. 时间观念						
	16. 生活能力的综合评分						

续表

分量表	评定项目	0	1	2	3	4	9
社交能力	17. 集体活动减少						
	18. 交往程度						
	19. 语言交流						
	20. 互相帮助						
	21. 礼貌						
	22. 社交综合评分						
讲究卫生能力	23. 大、小便料理						
	24. 衣着整理						
	25. 梳洗						
	26. 做室内外卫生和整理床铺						
	27. 饮食卫生						
	28. 卫生综合评分						
关心和兴趣	29. 看电影、电视或者书报						
	30. 知当代国家重要人物						
	31. 知最近重要消息						
	32. 思念亲人						
	33. 有今后学习工作或者生活安排						
	34. 对集体心理咨询的兴趣						
	35. 对文体活动的兴趣						
	36. 关心和兴趣的综合评分						

总分

(0 = 正常, 1 = 轻度, 2 = 中度, 3 = 较重, 4 = 重度, 9 = 无法判断)

分量表	总分	平均分
工疗情况		
生活能力		
社交能力		
讲究卫生能力		
关心和兴趣		

【注意事项】

1. 部分工具较锋利注意避免造成人体伤害。

2. 选择工具时检查是否安全、完好，并登记工具种类、数量。

3. 训练项目和环境应该精心设计和组织实施，具体实施要适合患者疾病和病情的特点，以利于治疗和康复。

4. 做好可能突发事件的应急措施。

5. 训练过程中患者如有特殊情况或病情波动，应及时与主治医师联系，暂缓或停止训练。

6. 注意安全，训练前后认真清点所用工具和器材，防止患者用以自伤或伤人。

7. 训练过程中工作人员应有意识地与患者沟通，了解其内心感受，总结经验，提高训练效果。

8. 应以代币和公开表彰的形式鼓励患者在训练过程中出现的积极改变，对进步显著的患者要给予奖励。

9. 训练结束，治疗小组书写治疗小结。

【评分标准】

简单作业训练操作考核评分标准

单位_____　　科室_____　　姓名_____

| 项　目 | 总分 | 技术操作要求 | 评 分 等 级 | | | | 实际得分 | 备注 |
			A	B	C	D		
仪表	5	仪表端庄，服装整洁	5	4	3	2		
评估	5	1. 一般情况评估：病情、情绪、意识、心理状态	2	1	0	0		
		2. 患者兴趣、爱好、能力、接受程度	1	1	0	0		
		3. 环境：安全、适宜	1	1	0	0		
		4. 合作程度：接受程度、年龄及沟通能力	1	1	0	0		
操作前准备	10	1. 检查、清点物品，核对患者信息及参加人数	3	2	1	0		

项 目	总分	技术操作要求	评 分 等 级				实际得分	备注
			A	B	C	D		
操作前准备		2. 根据医嘱填写患者工作行为康复训练申请单	3	2	1	0		
		3. 阅读患者病历，并与患者做训练前谈话	2	1	1	0		
		4. 患者穿病号服、轻便平底鞋	2	1	1	0		
操作过程	60	1. 清点患者人数，告知操作目的、注意事项	5	4	3	2		
		2. 分发操作工具及用物	5	4	3	2		
		3. 讲解各种工具的名称及用途	5	4	3	2		
		4. 选择适合花卉品种的花盆、营养土	5	4	3	2		
		5. 将营养土放置花盆内，量约三分之二	5	4	3			
		6. 用喷壶浇水，至盆内土略湿	5	4	3	2		
		7. 用花铲挖一小坑，大小视将移植花卉大小而定	5	4	3	2		
		8. 将花卉根系全部放入小坑内	5	4	3	2		
		9. 将营养土全部放入花盆内，将花卉根系全部遮盖	5	4	3	2		
		10. 用手将盆内土压紧	5	4	3	2		
		11. 浇水	5	4	3	2		
		12. 放置通风、阴凉处，保持花卉湿润	5	4	3	2		
操作后	10	1. 清点、整理用物并放回原处	3	2	1	0		
		2. 环境保持清洁、整齐	3	2	1	0		
		3. 记录：内容包括患者对作业训练时的态度、主动性、持久性、精确性、创造性、速度、质量、与他人的合作程度和精神症状的变化、学会了哪些劳动和生活技能、训练效果情况等。记录一式两份，一份纳入病历，一份留存	4	3	2	1		

续表

项　目	总分	技术操作要求	评 分 等 级				实际得分	备注
			A	B	C	D		
评价	10	1. 患者正确认识与使用工具	2	1	1	0		
		2. 患者对此项操作理解并配合	2	1	1	0		
		3. 患者主动完成操作任务	2	1	1	0		
		4. 记录准确、完整	2	1	1	0		
		5. 训练期间和结束后再评估，目标是否正确、治疗进度、效果及患者和家人的满意程度	2	1	1	0		
总分	100							

主考教师＿＿＿＿＿＿＿＿　　考核日期＿＿＿＿＿＿＿＿

二、工艺制作

工艺制作，又称"工艺疗法"，系教导及训练患者进行手工艺术性的操作，具有较强的艺术性和技术性。这种训练适合病情较轻及有兴趣学习技艺的患者。

工艺制作大致有以下几方面。

1. 各种编制 编筐、编网袋、织花边、织毛衣等。

2. 各种美术品创作 书法、绘画、摄影、雕刻、泥塑、陶瓷、剪纸等。

3. 服装裁剪、缝制，各种刺绣品制作。

4. 布制和木质玩具制作。

【目的】

通过该训练，可以发挥患者思维能力和操作能力的协调性，培养他们的兴趣和爱好。也可以稳定情绪，转移患者的病态体验。由于工艺制作活动可激发患者创造力、增强才能、提高兴趣等，往往对精神残疾者有较大的吸引力，对其心理与社会功能的康复颇为有利。在训练中应配备有相当工艺水平的专业人员进行耐心细致的带教和训练。

示例：手工编织。

【用物】

1. 常用工具　编织筐、挂棒、分经棒、毛衣棒针、缝毛线针、钩针、剪刀、镊子、钳子、尺子等。

2. 常用材料　丝线、毛线、编织用草、竹片、竹叶、藤条等。

【操作步骤】

1. 评估

（1）一般情况评估　病情、意识、心理及躯体状态。

（2）患者兴趣、爱好、能力、接受程度。

（3）环境　安全、适宜。

（4）合作程度　接受程度、年龄及沟通能力。

2. 操作前准备

（1）护士

①检查、清点物品，核对患者信息及参加人数。

②根据医嘱填写工作行为康复训练申请单（表5-3-1）。

③阅读患者病历，并与患者做训练前谈话。一方面接触患者，掌握患者的病情，另一方面要把训练的意义、方法、内容以及预期达到的目的和注意事项等告诉患者，以取得患者的信任与合作。

（2）患者准备

①患者按时参加训练。

②在训练过程中服从工作人员安排，有序进行。

③患者参加训练时，穿病号服、轻便平底鞋。

3. 操作过程（图5-3-2）

（1）清点患者人数。

（2）告知：①向患者介绍操作目的、具体内容及注意事项；②嘱患者听从护士指导，有问题及时与护士沟通。

（3）分发操作工具及用物。

（4）讲解各种工具的名称及用途。

（5）先取两根毛衣签，一团线开始起针。

（6）先将线在1号线签上打个结。注意：不要太大，普通地系一下就可以了，目的是防止毛线在开关处散开。

（7）用右手将毛线一圈圈缠在第一根签上，注意：不要太紧，要以能插进另一根毛线签为宜，长度以编织物品大小而定。

（8）开始编织所需物品花样。

（9）编织完成后锁边。

（10）整理编织物，必要时可熨烫平整。

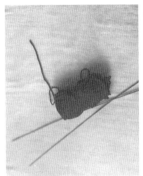
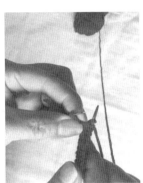
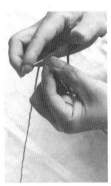

1.取两根毛衣签，一团线开始起针　　2.将线在1号线签上打个结。注意：不　　3.用右手将毛线一圈圈缠在第一
要太大，普通地系一下就可以了　　　根签上，注意：不要太紧，要
以能插进另一根毛线签为宜

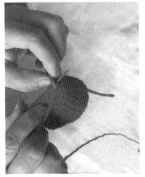
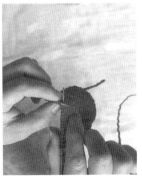

4.开始编织所需物品花样　　　5.编织完成后锁边

图5-3-2　手工编织操作过程

4. 操作后处理

（1）清点、整理用物。

（2）环境保持清洁、整齐。

（3）洗手。

（4）记录：内容包括患者对作业训练时的态度、主动性、持久性、精确性、创造性、速度、质量、与他人的合作程度和病情的变化、学会了哪些劳动和生活技能、训练效果情况等。记录一式两份，一份纳入病历，一份留存。

5. 效果评价

（1）患者正确认识与使用工具。

（2）患者对此项操作理解并配合。

（3）患者主动完成操作任务。

（4）记录准确、完整。

（5）训练期间和结束后再评估，目标是否正确。治疗进度、效果及患者和家人的满意程度（表5－3－2）。

【注意事项】

1. 针织或钩织时所选的针不要过于锋利以免刺伤皮肤。

2. 不要选择过细的线进行训练，以防用力拉紧时损伤皮肤。

3. 选择工具时检查是否安全、完好，并登记工具种类、数量。

4. 训练项目和环境应该精心设计和组织实施，具体实施要适合患者疾病和病情的特点，以利于治疗和康复。

5. 做好可能突发事件的应急措施。

6. 训练过程中患者如有特殊情况或病情波动，应及时与主治医师联系，暂缓或停止训练。

7. 应注意安全，训练前后认真清点所用工具和器材，防止患者用以自伤或伤人。

8. 训练过程中工作人员应有意识地与患者沟通，了解其内心感受，总结经验，提高训练效果。

9. 应以代币和公开表彰的形式鼓励患者在训练过程中出现的积极改变，对进步显著的患者要给予奖励。

10. 训练结束，治疗小组书写治疗小结。

【评分标准】

工艺制作操作考核评分标准

单位_____ 科室_____ 姓名_____

项 目	总分	技术操作要求	评分等级 A	B	C	D	实际得分	备注
仪表	5	仪表端庄，服装整洁	5	4	3	2		
评估	5	1. 一般情况评估：病情、情绪、意识、心理状态	2	1	0	0		
		2. 患者兴趣、爱好、能力、接受程度	1	1	0	0		
		3. 环境：安全、适宜	1	1	0	0		
		4. 合作程度：接受程度、年龄及沟通能力	1	1	0	0		
操作前准备	10	1. 检查、清点物品，核对患者信息及参加人数	3	2	1	0		
		2. 根据医嘱填写患者工作行为康复训练申请单	3	2	1	0		
		3. 阅读患者病历，并与患者做训练前谈话	2	1	1	0		
		4. 患者穿病号服、轻便平底鞋	2	1	1	0		
操作过程	60	1. 清点患者人数，告知操作目的、注意事项	5	4	3	2		
		2. 分发操作工具及用物	6	5	4	3		
		3. 讲解各种工具的名称及用途	6	5	4	3		
		4. 先取两根毛衣签，一团线开始起针	6	5	4	3		
		5. 先将线在 1 号线签上打个结。注意：不要太大，普通地系一下就可以了，目的是防止毛线在开关处散开	8	7	6	5		
		6. 用右手将毛线一圈圈缠在第一根签上，注意：不要太紧，要以能插进另一根毛线签为宜，长度以编织物品大小而定	8	7	6	5		
		7. 开始编织所需物品花样	8	7	6	5		

续表

项 目	总分	技术操作要求	评 分 等 级				实际得分	备注
			A	B	C	D		
操作过程		8. 编织完成后锁边	7	6	5	4		
		9. 整理编织物，必要时可熨烫平整	6	5	4	3		
操作后	10	1. 清点、整理用物并放回原处	3	2	1	0		
		2. 环境保持清洁、整齐	3	2	1	0		
		3. 记录：内容包括患者对作业训练时的态度、主动性、持久性、精确性、创造性、速度、质量、与他人的合作程度和精神症状的变化、学会了哪些劳动和生活技能、训练效果情况等。记录一式两份，一份纳入病历，一份留存	4	3	2	1		
评价	10	1. 患者正确认识与使用工具	2	1	1	0		
		2. 患者对此项操作理解并配合	2	1	1	0		
		3. 患者主动完成操作任务	2	1	1	0		
		4. 记录准确、完整	2	1	1	0		
		5. 训练期间和结束后再评估，目标是否正确、治疗进度、效果及患者和家人的满意程度	2	1	1	0		
总分	100							

主考教师＿＿＿＿＿＿＿＿＿＿　　考核日期＿＿＿＿＿＿＿＿＿＿

三、职业技能特殊训练

职业技能特殊训练是指为适应某一职业、工种所必须具备的特殊技能。在开展此项训练前，要了解患者就业情况或过去工作的性质、工种及具体需要的技能，训练内容尽可能安排与出院后从事的职业相类同，但由于医院条件的局限性，只能根据医院具体条件选择相近似的工种或所谓"替代性活动"。其次，还应重视培训患者胜任工作的其他行为技能，如调整与领导、同事间的人际关系及与就业有关的各种应对技能等。该项训练应与家属、工作单位联系达成共识，由专职人员实施。

【目的】

使患者充分发挥潜能，实现自身价值和尊严，取得独立的经济能力并贡献于社会，提高其出勤、守时、履行职责及与上级和同事交往的能力，以及情绪控制的能力。

示例：陶土制作。

陶土制作包含原材料选择和处理，器物成型与装饰，烧成工艺三个部分，其中最常用并具代表性的训练是黏土工艺和成型工艺。

【用物】

1. 常用工具 转盘（陶车）、面板、面杖、金属棒、纱布、竹刮板、针、石膏粉、容器、瓷器刀、剪刀。

2. 常用材料 陶土、黏土、彩釉等。

【操作步骤】

1. 评估

（1）一般情况评估 病情、情绪、意识、心理及躯体状态。

（2）患者兴趣、爱好、能力、接受程度。

（3）环境 安全、适宜。

（4）合作程度 接受程度、年龄及沟通能力。

2. 操作前准备

（1）护士

①检查、清点物品，核对患者信息及参加人数。

②根据医嘱填写工作行为康复训练申请单（表 5 - 3 - 1）。

③阅读患者的病历，并与患者做训练前谈话。一方面接触患者，掌握患者的病情，另一方面要把训练的意义、方法、内容以及预期达到的目的和注意事项等告诉患者，以取得患者的信任与合作。

（2）患者准备

①患者按时参加训练。

②在训练过程中服从工作人员安排，有序进行。

③患者参加训练时，穿病号服、轻便平底鞋。

3. 操作过程（图 5 - 3 - 3）

（1）清点患者人数。

（2）告知：①向患者介绍操作目的、具体内容及注意事项；②嘱患者听从护士指导，有问题及时向护士反映。

（3）分发操作工具及用物。

（4）讲解各种工具的名称及用途。

（5）黏土工艺

①准备好适量黏土，加水后在面板上反复揉搓，直至挤出所有空气。

②自中心向外按压，制成厚饼状。

③用擀面杖压黏土，使其平整、厚薄均匀，便于成型。

④将调和好的黏土，由粗捏至长条形状，指尖轻压出形状。

⑤制作剩余黏土，用指尖将上一层黏土条与下层的内外依次挤压粘牢。

⑥调整作品形状，干燥后装饰。

（6）成型工艺　包括捏制成型、模制成型、泥板粘接成型、轮制成型等方法。

①调和好适量陶土，先由粗捏至长条的形状，放在案板上。

②双手五指岔开，手指和泥呈 45°。

③用力均匀轻轻前后滚动，由掌心到指尖反复地操作。

④随着泥条的伸长由粗变细，双手逐渐向两侧移动。

⑤搓泥条的过程中，有时用力不匀把泥条压扁，可以将压扁的泥条拧成麻花状，继续在案上搓动，即可复原。

⑥将陶土放在转盘中心，一面慢慢旋转转台，一面用手掌侧面拍打，做出适当厚度的泥片为底。泥片下最好垫上纸片或撒上干泥粉，以免泥片粘在转台上。

⑦将搓好的泥条盘在泥片的周边，用手指挤压泥条的内侧使其与泥片粘接结实。

⑧第二根泥条接前一根连续盘上，泥条外部也用指尖轻压与底片粘接。注意泥条与底片之间不可以有气泡进入。

⑨顺势向上盘起，转动转盘，用指尖将上一层泥条与下层的内外依次挤压粘牢。

⑩大拇指在内、四指在外轻捏坯体，调整作品形状。

（7）干燥坯体。

（8）装饰。

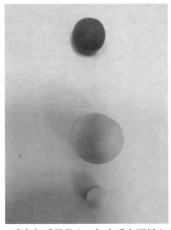

1.准备好适量黏土，加水后在面板上反复揉搓，直至挤出所有空气

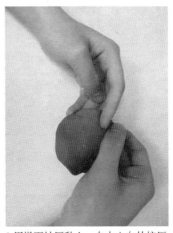

2.用擀面杖压黏土，自中心向外按压，制成厚饼状

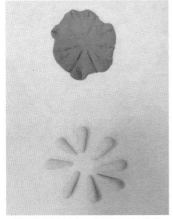

3.将调和好的粘土，由粗捏至长条的形状

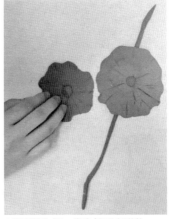

4.用手指和泥，指尖轻压出形状

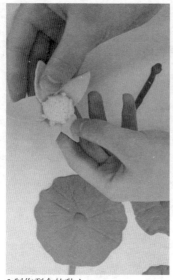

5.制作剩余的黏土

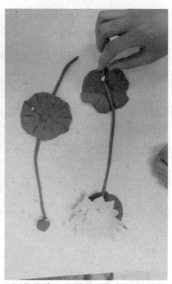

6.用指尖将上一层黏土条与下层的内外依次挤压粘牢

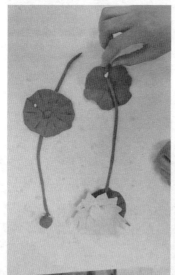

7.调整作品形状

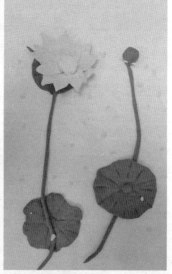

8.干燥后装饰物

图 5 - 3 - 3　陶土制作操作过程

4. 操作后处理

（1）清点、整理用物。

（2）环境保持清洁、整齐。

（3）洗手。

（4）记录　内容包括患者对作业训练时的态度、主动性、持久性、精确性、创造性、速度、质量、与他人的合作程度和病情的变化、学会了哪些劳动和生活技能、训练效果等情况等。记录一式两份，一份纳入病房病历，一份由康复科留存。

5. 效果评价

（1）患者正确认识与使用工具。

（2）患者对此项操作理解并配合。

（3）患者主动完成操作任务。

（4）记录准确、完整。

（5）训练期间和结束后再评估，目标是否正确、治疗进度、效果及患者和家人的满意程度（表5-3-2）。

【注意事项】

1. 选择工具时检查是否安全、完好，并登记工具种类、数量。

2. 注意粉尘的防护。装饰时要使用无毒釉料。

3. 注意保持场地的清洁卫生。

4. 未用完的黏土应装入塑料袋，至于密闭容器中保存，防止干燥。

5. 训练项目和环境应该精心设计和组织实施，具体实施要适合患者疾病和病情的特点，以利于治疗和康复。

6. 做好可能突发事件的应急措施。

7. 训练过程中患者如有特殊情况或病情波动，应及时与主治医师联系，暂缓或停止训练。

8. 应注意安全，训练前后认真清点所用工具和器材，防止患者用以自伤或伤人。

9. 训练过程中工作人员应有意识地与患者沟通，了解其内心感受，总结经验，提高训练效果。

10. 应以代币训练和公开表彰的形式鼓励患者在训练过程中出现的积极改变，对进步显著的患者要给予奖励。

11. 训练结束，治疗小组书写治疗小结。

【评分标准】

职业技能特殊训练操作考核评分标准

单位_____ 科室_____ 姓名_____

项　目	总分	技术操作要求	评　分　等　级				实际得分	备注
			A	B	C	D		
仪表	5	仪表端庄，服装整洁	5	4	3	2		
评估	5	1. 一般情况评估：病情、情绪、意识、心理状态	2	1	0	0		
		2. 患者兴趣、爱好、能力、接受程度	1	1	0	0		
		3. 环境：安全、适宜	1	1	0	0		
		4. 合作程度：接受程度、年龄及沟通能力	1	1	0	0		
操作前准备	10	1. 检查、清点物品，核对患者信息及参加人数	3	2	1	0		
		2. 根据医嘱填写患者工作行为康复训练申请单	3	2	1	0		
		3. 阅读患者病历，并与患者做训练前谈话	2	1	1	0		
		4. 患者穿病号服、轻便平底鞋	2	1	1	0		
操作过程	60	1. 清点患者人数，告知操作目的、注意事项	5	4	3	2		
		2. 讲解操作工具及用物	5	4	3	2		
		3. 调和黏土	15	12	9	6		
		4. 将调和好的陶土，先由粗捏至长条的形状，放在案板上，双手五指岔开，手指和泥呈45°，用力均匀轻轻前后滚动，由掌心到指尖反复地操作	10	9	8	7		

项　目	总分	技术操作要求	评 分 等 级				实际得分	备注
			A	B	C	D		
操作过程		5. 随着泥条的伸长由粗变细，双手逐渐向两侧移动，搓泥条的过程中，有时用力不匀把泥条压扁，可以将压扁的泥条拧成麻花状，继续在案上搓动，即可复原。将陶土放在转盘中心，一面慢慢旋转转台，一面用手掌侧面拍打，做出适当厚度的泥片为底。泥片下最好垫上纸片或撒上干泥粉，以免泥片粘在转台上。将搓好的泥条盘在泥片的周边，用手指挤压泥条的内侧使其与泥片粘接结实	10	9	8	7		
		6. 第二根泥条接前一根连续盘上，泥条外部也用指尖轻压与底片粘接。注意泥条与底片之间不可以有气泡进入。顺势向上盘起，转动转盘，用指尖将上一层泥条与下层的内外依次挤压粘牢。大拇指在内、四指在外轻捏坯体，调整作品形状	10	9	8	7		
		7. 干燥坯体，装饰	5	4	3	2		
操作后	10	1. 清点、整理用物并放回原处	3	2	1	0		
		2. 环境保持清洁、整齐	3	2	1	0		
		3. 记录：内容包括患者对作业训练时的态度、主动性、持久性、精确性、创造性、速度、质量、与他人的合作程度和精神症状的变化、学会了哪些劳动和生活技能、训练效果情况等。记录一式两份，一份纳入病历，一份留存	4	3	2	1		

续表

项　目	总分	技术操作要求	评 分 等 级				实际得分	备注
			A	B	C	D		
评价	10	1. 患者正确认识与使用工具	2	1	1	0		
		2. 患者对此项操作理解并配合	2	1	1	0		
		3. 患者主动完成操作任务	2	1	1	0		
		4. 记录准确、完整	2	1	1	0		
		5. 训练期间和结束后再评估，目标是否正确、治疗进度、效果及患者和家人的满意程度	2	1	1	0		
总分	100							

主考教师_____　考核日期_____

（邵　静　周红丽　李素萍）

第六章

康复技能训练程式

　　精神疾病常导致患者社会功能受损，且病情严重程度随着复发次数的增加而加重。大量研究及实践证明，社会心理因素对精神疾病的病程和转归有重要影响。单独的药物治疗并不能完全治愈精神疾病，患者常有症状的残留以及认知功能障碍。精神康复尤其是社区精神康复能明显提高精神疾病患者的社会功能、预防疾病的复发进而减少再次入院，降低精神残疾的程度。本章主要介绍精神康复中的疾病自我处置技能训练、职业技能训练、症状的自我管理和回归社会技能训练。

第一节　疾病的自我处置技能训练程式

　　疾病的自我处置技能训练主要是帮助精神疾病患者理解疾病的本质以及药物治疗，并通过一系列措施尽量减少疾病对其生活的影响，主要包括获取精神疾病的相关知识以及药物的自我处置技能。疾病的自我处置训练有助于精神疾病患者理解精神疾病及其治疗方法，减少其病耻感，增加其药物治疗的依从性，进而有利于更好地控制精神症状，减少疾病复发及再次入院。本训练主要适用于各种急、慢性精神疾病，尤其适用于精神病性症状已经稳定的患者，禁忌证包括意识障碍、极度兴奋躁动、有明显冲动或攻击行为的患者。

【目的】

1. 帮助患者学习并理解精神疾病的有关知识。

2. 增加患者对病耻感的了解。

3. 帮助患者获得药物治疗的有关知识。

4. 帮助患者学会药物的自我管理。

5. 帮助患者理解影响疾病预后的相关因素。

6. 提高患者治疗的依从性。

【操作步骤】

1. 操作评估

（1）环境评估　评估环境是否整洁舒适，用物准备是否齐全，能否使患者感到愉快，是否有利于开展活动训练。

（2）患者评估　患者的一般情况：性别、年龄、文化程度、病程、疾病诊断；身体状况：意识状态、活动能力、是否合并其他疾病；精神状况评估：精神症状、自知力、有无明显的冲动或攻击行为、认知理解能力及配合程度等；社会功能和社会支持系统状况评估：社会功能及可获得和利用的社会支持系统；对精神康复训练的理解、应激事件等评估。

（3）操作者评估　操作者是否理解训练的目的、掌握训练的操作步骤及相关干预技术、操作者的组织能力、表达能力以及应急处理能力；操作者有无团体训练的经验；操作者的礼仪、服饰等。

2. 操作准备

（1）环境准备　环境宽敞、整洁、舒适，可以配备室内挂图、名言警句等提高患者的参与兴趣及治疗信心。

（2）用物准备　桌椅、多媒体播放设备、足够的纸张及笔、录像资料或幻灯片、康复师手册、康复者作业手册等。

（3）操作者准备　着装整洁，具有良好的职业素质及责任感；具备精神疾病的相关专业知识及观察处置技能，熟悉心理学知识及心理干预技术；具有一定的组织管理能力；掌握训练的操作步骤及相关策略，熟悉训练所涉及的干预技术。

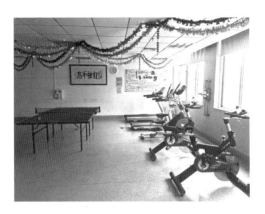

图 6 - 1 - 1　团体训练环境准备

3. 操作步骤

（1）非正式的问候，欢迎小组成员，引导患者相互认识。通过自我介绍、破冰游戏等方式让小组成员互相认识，增进小组成员彼此的了解，减轻患者的紧张和约束感，减少小组成员之间的陌生感。

要点：仔细观察患者，对于比较紧张和焦虑的患者，应多给予鼓励。

（2）回顾上一节学习内容　询问患者认为上一节中最重要的学习内容有哪些，是否有疑问。

要点：通过讨论的方式总结上节学习的收获，关注患者对于训练的感受，对于患者的疑问认真解答，多给予患者鼓励、理解及支持，及时给予赞赏。

（3）回顾家庭作业　了解患者在完成家庭作业中的收获、遇到的困难、采取的解决措施及作业治疗中的感受，和患者讨论并提出建议。注意赞扬患者所付出的努力。

（4）轮流追踪2名或3名患者目标达成情况，以确保每位小组成员的目标达成进程都有更新，了解目标达成过程中的收获与困难。

要点：询问患者设置目标达成情况，注意患者的具体目标与小节学习内容总目标的一致性，对患者为达成目标所付出的努力及时赞扬。对于患者已经达成的目标，可帮助设置新的目标。对存在的困难，了解采取的应对措施，确认目标与患者的情况是否适切，在必要的情况下可适当调整目标。

（5）介绍训练当天的学习内容　介绍将进行的学习主题及需要掌握的学习内容，鼓励患者积极参加。

要点：注意鼓励患者认识到此次学习的目的，告知患者掌握所学技能对于促进康复的重要性，引导患者积极参与。

（6）看录像/幻灯片和问题回答　向患者播放此次技能训练所需的录像，演示正确的技能，或者向患者讲授此次学习的主要内容，传授相关的知识。

要点：注意观察并及时评估患者的参与情况，在播放或讲解过程中，操作者可根据小组成员的学习情况暂停播放或讲解，在暂停期间，操作者可向患者提问，评价其注意力和理解力，如果出现不正确回答，可重新播放或讲解，明确指出患者应该注意的正确信息。注意PPT的制作要简洁、明了、重点突出。

（7）角色扮演　引导患者练习刚刚学习的技能或知识，促进患者对于技能或知识的掌握。

要点：注意观察及引导其他患者观察角色扮演者的表现，可以从他们的姿态、声音及技能练习内容等方面来进行评价，评价患者对技能或知识的获得情况，多使用正性评价，激发患者参与角色扮演和评价的积极性，可根据进度及需要多次进行角色扮演，并尽量引导每位患者参与，直至患者达到最佳表现。

（8）资源管理　帮助患者学会寻找生活中获取相关知识的方法和途径，包括材料、交通工具、通信工具、时间等。

要点：引导患者讨论如何获得相关知识所需的资源，操作者和患者一起对获取方法的优缺点进行评价，注意评价的出发点在于方法的恰当和可行性，同时鼓励每位小组成员参与。

（9）解决新出现的问题　帮助患者学会资源获取的实际情况与预想不一样时如何解决此类冲突问题，引导患者学习解决问题的方法，通过分析问题的本质寻找可以解决问题的最佳方法并予以实施。

要点：注意教会患者系统地解决问题的方法，通过引导的方式让患者积极思考，提出多样的解决途径，操作者也可参与解决方法的提出，通过比较分析各种方法的优缺点来有效解决问题。在操作过程中，应注意积极引导患者参与，多给予鼓励性的评价。

（10）家庭作业　根据每次技能训练的内容布置家庭训练作业，如写日记、记录训练成果、在现实生活中对技能进行练习等。

要点：家庭作业的布置应考虑到患者是否能有效完成，通过布置家庭作业，可以帮助患者强化学习内容，增强患者康复的自信心。

（11）训练记录及患者进步评价　对患者在训练中的表现如主动性、参与性等及各步骤的完成情况进行评价；也要了解患者在训练中的困难，注意训练的个性化。

【训练的方案及训练要点】

疾病的自我处置训练程式各主题平均花费时间为 45～90 分钟，应根据各操作步骤的实际进行情况做好时间计划，下面介绍训练的方案及主要训练要点。

1. 关于精神疾病的事实

（1）主题一：了解精神疾病的起源、诊断及发展过程

训练要点：训练前，先了解小组成员对于精神疾病的认识程度，如什么是精神疾病、病因、如何诊断等。采用讲解、讨论、提问、角色扮演等方法让患者了解以下三部分内容：精神疾病是如何诊断的；精神疾病的可能病因有哪些；精神疾病的发展进程。在训练过程中，应注意对于每部分内容均可采用一句话的方式归纳知识要点以便于患者记忆及理解，如针对精神疾病的病因可归纳知识点"目前精神疾病的病因尚不明确，压力、创伤、酒精与物质滥用等均已证实可引发或加重精神症状"。

（2）主题二：获得精神分裂症的相关知识

训练要点：训练前，先了解小组成员对于精神分裂症的认识程度，采用讲解、讨论、提问、角色扮演等方法让患者了解以下几部分内容：什么是精神分裂症；精神分裂症有哪些症状；介绍主要症状如幻觉、妄想、思维障碍、阴性症状、社会认知功能障碍等。训

练过程中应注意多用结合案例阐述的方式讲解主要症状，可采用自我评价表（表6-1-1）让患者陈述自己经历了哪些症状来帮助理解，注意多给予患者正性引导，建立患者康复的希望，如在讲解精神症状时可以强调人们可以控制精神症状并能很好地生活。归纳精神分裂症的主要症状点时应告知患者每个人的症状及严重程度存在差异，可采用患有精神分裂症的名人正性案例鼓励患者，使患者理解即使患有精神分裂症仍能为社会做出贡献。

表6-1-1　自我评价表

症状	症状回顾	
	我曾有这个体验	举例
幻觉： 听到、看到、感觉到或闻到实际上不存在的东西		
妄想： 与事实不相符合的想法或信念		
思维障碍： 思维不清晰、表达困难		
行为症状： 无意义的行为，或者是僵直不动		
情绪症状： 情绪不稳、低落、愤怒		
认知症状： 注意力不集中、记忆力下降、理解困难		
功能状态： 社交活动明显减少，或难以应付工作和学业		

（3）主题三：获得情绪障碍的相关知识

训练要点：训练前，先了解小组成员对于情绪障碍的认识程度，采用讲解、讨论、提问、角色扮演等方法让患者了解以下几部分内容：什么是情绪障碍；情绪障碍有哪些症状；主要介绍躁狂、抑郁等，结合案例及患者亲身经历描述引导小组成员理解症状，采用自我评价表让患者评估自己经历了哪些症状，强调每个人的症状及严重程度存在差异，可采用患有情绪障碍的名人正性案例鼓励患者，使患者理解即使患有疾病仍能有价值地生活，也可让患者自己讲诉身边的情绪障碍患者，并注意引导患者陈述他们的优点。

（4）主题四：了解病耻感

训练要点：训练前，先了解小组成员对于病耻感的认识程度，可以适当引导小组成员讲诉自己的感受及所经历的不公平对待，表达自己对患病的态度和认知，采用讲解、讨论、提问、角色扮演等方法让患者了解以下几部分内容：什么是病耻感；病耻感带来的影响，应对病耻感的策略包括：正常化策略、学习精神疾病知识、纠正公众对精神疾病的错误认识信息、选择性暴露自己的经历去应对病耻感、了解法律权利并寻求帮助。训练过程中应注意多引导患者理解，越了解精神疾病越能对抗歧视。训练结束后应对四个主题的知识点进行总结归纳，促进患者对精神疾病相关知识的掌握。

2. 药物的自我处置技能训练

（1）主题一：获得精神药物的相关知识

训练要点：训练前，先了解小组成员服药情况、服药经历、药物治疗的认识程度，采用讲解、讨论、提问等方法让患者学习以下内容：药物维持治疗的原因；维持药物治疗的益处如消除或减少症状等。训练可采用看录像、角色扮演等方式促进患者对于药物治疗的理解。

（2）主题二：药物作用的自我管理和自我监测

训练要点：训练前，先了解小组成员对服药方法及药物疗效的认识程度，采用讲解、讨论、提问等方法让患者学习正确的服药方法及评价药物作用的方法，内容包括安全服药技术（图 6 - 1 - 2、图 6 - 1 - 3）、规律服药、药物剂量等，采用看录像、角色扮演等方式促进对训练内容的学习。

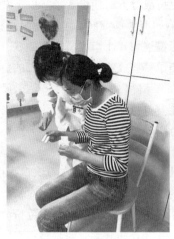 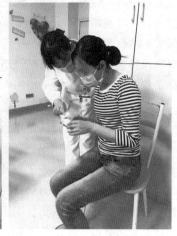

图 6 - 1 - 2　安全服药技术　　图 6 - 1 - 3　安全服药技术
　　——检查药品质量　　　　——核对医嘱

（3）主题三：识别和处置药物的副作用

训练要点：训练前，先了解小组成员对药物副作用的认识程度，通过录像问答、角色扮演、讨论等让患者学会识别精神药物的常见副作用及出现副作用时的处置方法，如皮肤干燥、口干、便秘、嗜睡、心慌、锥体外系副作用，训练中注意在教会患者识别药物各种副作用的同时，让患者理解药物都会有副作用，可通过举例其他普通药物如阿司匹林的胃肠道症状等引导患者对精神药物副作用的理解，也可提问患者所经历的药物副作用以及应对方法等促进患者对此的理解。

（4）主题四：学会与医务人员联系、商讨有关药物治疗的问题

训练要点：通过录像问答、角色扮演及讨论等方式让患者学会当遇到服药问题时如何采用不同的方法获得医生的帮助，包括怎样与医生取得联系、怎样获得医生的帮助、如何清晰地向医生汇报自己的病情等。在角色扮演中主要模拟患者看医生的过程，操作者应注意引导患者理解学会良好的交谈方式有助于与医生保持有效联系并能促进医患关系，在角色扮演中应注重患者社交技能的训练，如

眼神接触、语言表达、身体姿势、面部表情等。训练结束后对四个主题的知识点进行总结归纳，促进患者对药物处置相关知识及技能的掌握。

【难点及重点】

1. 难点 严重的精神障碍患者由于常伴有认知功能的障碍，记忆力、注意力、理解能力会有下降，学习的内容需要反复的强化。紧张、焦虑以及幻觉、妄想等症状会影响患者参与团体活动，训练中需密切关注，发现异常表现及时干预。

2. 重点 训练的重点在于患者对疾病知识、药物知识的理解，知道自己目前的治疗方案以及常见不良反应的识别与应对，消除病耻感，提高治疗依从性。

【注意事项】

1. 训练中关注患者的感受，及时回答患者的疑问，多给予患者鼓励、理解及支持。

2. 注意患者的学习目标与小节内容总目标的一致性；目标设置要灵活，符合患者的具体情况。

3. 训练中注意观察并及时评估患者的参与情况，在播放或讲解过程中，操作者可根据小组成员的学习情况暂停播放或讲解。

4. 家庭作业的布置应考虑到患者的能力，以能有效完成为标准。

5. 注意训练的个体化，学习的内容需要反复的强化，以促进患者理解和掌握。

【评分标准】

疾病的自我处置技能训练程式考核评分标准

单位_____ 科室_____ 姓名_____

项 目	总分	技术操作要求	评 分 等 级				实际得分	备注
			A	B	C	D		
评估	15	1. 评估患者病情	5	4	3	2		
		2. 评估患者对训练的认识、理解程度和配合程度	5	4	3	2		
		3. 评估环境	5	4	3	2		

续表

项　目	总分	技术操作要求	评 分 等 级				实际得分	备注
			A	B	C	D		
操作准备	15	1. 用物准备：是否齐全	5	4	3	2		
		2. 环境准备：安全、舒适、整洁	5	4	3	2		
		3. 护士准备：着装整洁、情绪饱满、熟悉训练内容和流程	5	4	3	2		
操作步骤	60	1. 迎接患者及家属，主动介绍自己	5	4	3	2		
		2. 严格执行查对制度，使用两种以上身份识别	5	4	3	2		
		3. 训练内容符合患者病情	5	4	3	2		
		4. 讲解清楚，表达准确	5	4	3	2		
		5. 提问与训练内容结合紧密	5	4	3	2		
		6. 角色示范准确	5	4	3	2		
		7. 耐心解答患者及家属提出的问题	5	4	3	2		
		8. 密切观察患者的反应，及时给予干预引导	5	4	3	2		
		9. 善于调动患者参与的积极性	5	4	3	2		
		10. 布置作业符合学习内容和患者的实际情况	5	4	3	2		
		11. 灵活运用多种教学方式（讲解、示范、多媒体等）	5	4	3	2		
		12. 相关训练记录准确、及时、客观、完整	5	4	3	2		
评价	10	1. 患者能理解目标所要求的技能或知识	5	4	3	2		
		2. 护士观察细致，对训练内容熟悉	5	4	3	2		
总分	100							

主考教师＿＿＿＿＿＿　　考核日期＿＿＿＿＿＿

第二节　职业技能训练程式

职业技能是个人能够在社会上独立生存的根本，它并不仅仅使个人具有一定的经济报酬，还使人具有一种正常化体验，让人能够参与社会活动，提升自尊和生存质量。精神障碍患者在住院期间，虽通过药物治疗能够很好地控制症状，稳定病情，但其他方面能力改善并不明显，甚至有些患者因住院时间过长，社会功能、职业技能等方面的能力反而有所退化，在一定程度上影响了患者出院后的社会生活，进而也可能对疾病控制造成负面影响。早期开展职业技能训练既有助于患者原有能力的保持，也可增加患者对出院后正常生活的信心。职业技能训练相关的基本干预策略分为两大类，即生态策略和个人中心策略。两种策略关注的对象不同，前者关注改善外部环境进而减少个人压力源，日间护理中心、社区庇护工厂都属于此类；后者关注的是通过改变个人来适应外部环境，院内康复、过渡就业就属于此类。

目前国内开展的职业技能康复主要有院内康复和社区康复两大类，以院内康复为主。如有些医院结合自身条件，设置了保洁、园艺、蔬菜种植、农作物耕种、家禽饲养、美发、商店售货员、图书管理员等岗位，收到了一定效果。医院内职业技能训练适用于身体健康的慢性精神疾病患者，同时需经治疗后病情稳定，合作程度好，能够听从指导完成一定的工作。精神分裂症急性期、躁狂症发作期、重性抑郁发作、精神发育迟滞、痴呆等不适合进行此项训练。研究表明职业技能训练如果能够根据患者出院后可能从事的职业开展针对性的训练最好，但限于医院实际条件的影响，这种做法很难实现。职业技能康复训练既可以采用个体训练也可以采用小组训练。个体训练有利于对患者存在的问题进行针对性训练，但需要的人力成本和时间成本比较高。小组训练有利于参加训练者之间的相互交流、模仿及评价，同时训练的良好氛围也有利于调动参与者的兴趣，更利于训练的进行，本节重点介绍小组训练。

【目的】

职业技能训练可以使参训人员恢复或获得一定的职业技能，使他们在出院之后能够有机会获得独立生活的能力，从而最大限度发挥其潜能，实现人的价值与尊严。本训练程式主要达到以下目的。

1. 帮助患者掌握基本职业技能。
2. 帮助患者掌握如何评估个人职业能力。
3. 帮助患者掌握如何获得合适的工作。
4. 帮助患者掌握如何保持现有工作。

【操作步骤】

1. 评估

职业技能训练的评估应尽可能自患者入院时即进行，尤其是对于那些长期失业的患者，通过评估可尽早了解患者个人的求职需求及工作能力，进而为训练者选择合适的训练程式提供依据。评估内容包括患者的年龄、性别、知识水平、生理状态、是否伴有躯体疾病、心理状态、社会支持情况、曾经的工作经历、对职业的愿望等。

2. 操作准备

（1）环境准备　面积适宜、安静、隔音的训练室 1 间；整体比较宽敞，以不感到压抑为宜；足够的训练时间（最好能固定房间，整个训练过程需要一定周期，避免频繁更换房间可能会影响训练效果）。

（2）操作者准备　操作者具有足够的耐心、热情及敏感的觉察力。具有较长精神专科疾病治疗或护理经验；良好的职业道德，尊重每一位接受训练的患者；熟练掌握《职业技能训练程式》手册内容，严格按照手册内容进行训练的同时，能够预计训练中可能存在的难点并根据不同情况合理实施训练程式。通讯设备应保持静音。

（3）患者准备　症状已控制，病情稳定的精神疾病患者；接触好、合作程度高；具有一定的理解、交流和模仿能力；具有较好的注意力，绝大多数时间能够与训练者配合；无严重躯体疾病。

3. 职业技能训练的步骤

（1）训练内容介绍　每次训练开始前，训练者都要将训练内容介绍给所有参与人员，使他们在训练开始即能了解此次训练的目标，以及如何实现该目标。同时，通过内容介绍也可使患者对所有训练项目形成一个整体认识，有利于保持学习的连贯性。内容介绍之后要询问并确认患者是否已了解此次训练的目标及应该掌握的主要内容，如果有人尚未掌握则需对其强化。

（2）观看视频　在这个步骤中，训练者先播放视频，让患者观看视频并思考。在放映过程中播放至训练要点时应暂停并向患者提问，提问的问题应事先根据训练目标确定好。对于视频中患者没有看懂的内容可以重复播放。患者回答的内容应与事先设定的答案接近，对于与答案差异较大者应帮助患者思考并确定对问题中场景合适的回答或解决方式。

（3）角色扮演　观看视频之后，为了使患者能够更好掌握训练内容，应进行角色扮演。在角色扮演中，训练者应参与其中并在角色扮演之前使患者明确双方角色及各自任务。训练者会在扮演中提出一些与此次训练相关的问题，患者对这些问题按照此前观看到视频中的正确处理方式进行处理。同时训练者要注意不断鼓励患者顺利完成扮演，避免直白地纠正患者在训练中的不当之处。所有人员都要参与角色扮演，扮演完毕由训练者组织所有参与人员讨论，讨论的内容主要针对每位成员表现好的部分，不允许成员之间的相互讥讽、嘲笑。

（4）训练后作业　完成训练项目之后，患者对一些基本职业技能已有所掌握，但为了让他们更好地使用所需技能，还需让其进行进一步的练习，最终使其成为个人习惯并能熟练运用到以后的职业中。为收到尽量好的效果，练习最好能在实际工作环境中进行，如果不能达到此标准，也应在模拟的环境中练习。模拟环境中的练习需要有人在场指导，及时对患者的行为进行反馈，但都应以鼓励为主，避免批评或严格的监督。

（5）总结与检查　以上训练完成之后要询问患者是否对所学习的内容还有疑问并完成每位患者的训练情况记录表，以便动态评估训练掌握情况及确定下一步工作方案。

【职业技能训练包涵的内容】

1. 个人职业能力的评估训练　个人职业能力评估是个人求职之前的一项重要内容，一份合理、客观、详细的职业评估有助于个人更深层次了解自己的能力、兴趣和职业取向，为下一步谋求合适的工作打下良好基础。对于参与训练的精神疾病患者，此领域训练的目标是使患者掌握评估个人职业能力的技巧，以及为实现此目标需要学习的主要内容，即如何评估个人求职意愿、个人目前所具有的职业能力、个人兴趣及志向等。此领域技能的训练以讲述、填写评估量表、讨论为主。

2. 基本职业技能　基本职业技能是个人寻求及保持一份工作所必不可少的能力，精神疾病患者因疾病影响，某些职业技能有所衰退，表现出生活懒散、不遵守时间、注意力不集中、记忆力下降、理解能力减退、精细动作变差等问题，这些都不同程度地影响着患者的求职，为此需进行此方面的训练。此领域训练的目标是使患者掌握一些基本的职业功能，为顺利求职及保持职位提供条件。其基本内容包括：如何做到守时和遵守工作纪律；如何正确处理工作中的人际关系；如何正确面对工作中的表扬与批评；如何正确接受帮助及主动帮助他人等。此领域技能的训练以观看视频及角色扮演为主。

3. 获得合适的工作　目前对精神康复训练是否成功的评价标准有些差别。有些观点认为参与训练人员获得工作并保持现有岗位才算是康复训练成功，而且此种观点曾经比较流行。但现在也有人反对此观点，因为工作的获得与否与多种因素相关，个人未能谋得工作可能与当时总的经济环境差、就业机会少有关，也可能与个人对自己定位偏高，不愿从事某些工作有关，或者还可能有一些其他因素。因此认为只要受训者在参加培训后具有了一定的获得工作的能力即可认为训练成功。本节认为第二种观点更为合理。帮助患者获得合适的工作主要在社区进行并很大程度上需要家庭支持，目前医院尚不具备此种条件。本阶段训练的目标是使患者运用前期训练所掌握的技能，在社会上谋求合适工作。为实现此目标需要训练的内容包括如何获取职位信息、求职技巧等。此领域技能的训练采用实地练习的方式。

4. 保持合适的工作　在激烈竞争的社会中，即使精神正常的人获得工作机会都比较困难，而精神疾病患者由于受到社会歧视、自身病耻感及疾病症状等方面影响，获得工作的难度更大。因此，对于已获得合适工作的精神疾病患者来说，如何保持现有工作就显得非常重要。本阶段训练的目标是教会患者如何在获得一份工作后，努力将其保持住。为实现此目标需要的训练内容包括如何保持工作效率、恰当的人际沟通技巧、合理的工作压力管理等内容。此领域技能的训练可采用实地练习、小组练习及个体指导的方式。

【难点及重点】

1. 难点 精神障碍患者病情严重程度，受教育的程度以及工作经历存在很大的差异，职业能力训练的设置难度较大，故团体训练设置以基本的职业要求、职业技巧以及恰当的目标设置为主，也需要关注个性化的需求。

2. 重点 训练的目的是患者获得一定的职业技能，为回归社会奠定基础，重点在实践过程，需要反复强化，直到全部掌握。

【注意事项】

1. 训练过程中对患者的指导、鼓励及适当的监督非常重要，要避免在训练过程中直接帮助患者完成某些其自身难以完成的训练内容。

2. 训练者要有耐心，对训练程式中所涉及的内容必须要使患者全部掌握，有些内容一次难以掌握或完成的，应多次进行训练直至掌握为止。

3. 职业技能训练目标的确定需要结合患者未来的社会和职业目标制定并在制定目标时让患者参与其中，这样的训练才更有针对性，也更有利于患者接纳。

4. 训练中随时观察患者疾病情况，对于训练中发现的不适合进行训练者要及时终止训练。

5. 训练前要做好患者、家属及训练者三方沟通，签署知情同意书。对于不愿参与者，不能强迫其参加。

6. 训练中发现有个别学习困难者，可以单独训练，帮助其掌握一些基本技巧或更好理解训练内容之后再参与小组训练。

7. 对于训练中不能坚持完全部训练内容者要积极与其沟通，了解问题所在并及时解决，尽量使患者完成整个训练项目。

8. 训练时尽量安排同类症状患者在同一个小组，这样更利于小组成员之间的交流以及训练者对整个训练过程的掌控。

9. 训练中要注意患者安全，尤其是实地练习时要有必要的监护措施，防止发生意外。

10. 每次训练时间以 30~90 分钟为宜，实际训练中可以根据具体情况确定每次的训练时间。训练时间过长导致患者疲倦和厌烦，训练时间过短不利于当次训练内容的掌握。

【评分标准】

职业技能训练操作考核评分标准

科室_____ 姓名_____ 住院号_____

项 目	总分	技术操作要求	评 分 等 级				得分	备注
			A	B	C	D		
仪表	5	仪表端庄，服装整洁，电话静音	5	4	3	2		
评估	15	1. 环境评估	4	3	2	1		
		2. 患者评估	4	3	2	1		
		3. 用物评估	4	3	2	1		
		4. 操作者评估	3	2	1	0		
操作前准备	10	1. 环境准备及用物准备	3	2	1	0		
		2. 操作者准备	2	1	0	0		
		3. 患者准备	5	4	3	2		
操作过程	35	1. 操作程序符合规定	10	8	6	4		
		2. 操作中特殊情况处置合理	10	8	6	4		
		3. 操作中各种技巧运用合理	10	8	6	4		
		4. 操作时间分配合理	5	4	3	2		
操作后	15	1. 整理房间及用物，保持整洁	5	4	3	2		
		2. 患者对训练效果反馈好	5	4	3	2		
		3. 参与训练人员安全返回病房	5	4	3	2		
评价	20	1. 操作者有耐心，充分使用鼓励及适当监督	5	4	3	2		
		2. 参与程度高，训练时间合理	10	8	6	4		
		3. 整体质量和效果好	5	4	3	2		
总分	100							

考核者_____   考核日期_____

第三节 症状自我管理技能训练程式

精神疾病多数为慢性复发性疾病，大多数患者的病程会出现波动。虽然经过住院治疗，仍有部分患者未能获得持久性缓解，其中既包括出院时携带残留症状的患者，也包括出院后复发的患者。例如，抑郁症常见的残留症状包括：疲劳感、精神性焦虑、睡眠障碍、性功能问题等。精神分裂症常见的残留症状包括：阳性症状：存在但不突出的妄想、幻觉、言语和行为紊乱、紧张行为等；阴性症状：思维贫乏、情感淡漠、意志减退或社会性退缩。对某些患者来说，即便在规律服药的情况下残留症状也可能伴发终身。如何在疾病缓解期识别、处理和应对这些症状，本节将以小组训练的方式介绍精神疾病症状自我管理技能，促进患者能做好自我管理，应对症状，预防复发。

【目的】

1. 帮助患者学习精神疾病常见的症状。

2. 帮助患者识别自己的症状。

3. 帮助患者了解疾病复发的早期征兆。

4. 帮助患者寻找有效应对症状的方法。

5. 帮助患者学会获取症状管理所需的社会支持。

【操作步骤】

1. 操作评估

（1）一般评估 患者的仪容、衣着、步态及个人卫生情况；生活自理的程度；睡眠、进食、排泄等；接触主动或被动，集体活动中合群或孤立；对住院及参与治疗的态度；有无药物的不良反应等。例如，患者失眠严重，白天注意力不能集中，则不适合参与训练；若患者对住院及治疗抵触，训练者需要在取得患者合作的情况下，再将患者纳入训练计划中。

（2）躯体情况 患者的一般健康状况，如体温、脉搏、呼吸、血压等是否正常，有无疼痛，有无躯体各系统疾病或症状，有无外伤等。例如，患者躯体疼痛严重，可能会影响患者参与训练的意愿和效果。

（3）心理状况　全面评估患者的认知、情感、意志行为。包括患者自知力如何，有无幻觉、妄想，有无病理性情感和意志活动情况等，有无冲动伤人、毁物、自杀、自伤、出走等风险。同时评估症状的严重程度、持续时间和周期等。例如，患者被害妄想严重，且针对对象为一病友，训练者应避免将两人同时纳入训练中；若患者有严重冲动伤人风险，训练者应暂时避免患者参与团体训练；若患者有自杀风险，在组织训练中，训练者应注意评估环境和用物的安全性。

（4）社会功能和社会支持系统状况　评估患者的社会功能与症状的关系，评估患者的家庭、社区和其他社会支持的情况。

2. 操作准备

（1）环境准备　独立的训练空间，环境整洁、宽敞、明亮、通风良好、温湿度适宜。避免噪声和其他患者及家属的干扰，最好能有专人管理并定期进行安全检查。

（2）用物准备　舒适的桌椅、多媒体播放设备、录像资料或幻灯片、黑板、纸张、笔、训练手册和资料等。

（3）操作者准备　掌握精神疾病相关专业知识及精神康复的专业技能，熟练掌握《精神疾病症状自我管理技能训练程式》的步骤和操作流程，熟悉心理治疗和团体治疗的基本技巧，具备一定的变化觉察、环境把握和判断力，具有良好的沟通交流和组织能力，仪表端庄得体。

（4）患者准备　在充分评估的前提下，判断患者是否适合参与训练。参与前还应告知患者训练的目的、地点、时间、费用以及训练过程中的注意事项（如：关闭手机、不随意交谈、尊重他人及保密原则）等，获得患者的知情同意，在自愿参与的原则下将患者纳入训练。另外，考虑到训练内容的安排和患者间沟通的有效性，最好安排同类疾病的患者参与同一个小组。

3. 操作流程

（1）训练方式 在 Kanfer（1991）提出的症状自我管理项目（symptom self‐management program，SSMP）基础上，根据国内的实际情况，提出《精神疾病症状自我管理技能训练程式》。整个训练以团体和个体训练的方式进行。团体形式包括团体讲解和团体练习，可以在医疗机构或社区场所开展。个体训练主要通过个人练习和个体咨询的方式开展，具体训练方法包括游戏、讲解、示范、角色扮演、讨论以及实践操作等多种形式。团体讲解和练习的内容主要包括精神疾病和精神症状的相关知识，症状的识别和管理，资源的获取和利用等。个体训练部分包括自我症状的监测，效果评价和巩固。最后一部分为指导者评价，主要对训练过程和结果进行评价和反馈。

（2）训练流程及时间安排

阶段	内容	时间	方式
评估及 需求分析	建立信任；介绍项目；共同提出训练目标；参与认同	阶段1：60分钟	团体形式
症状管理 理论学习	精神疾病和精神症状的相关知识	阶段2：60分钟	团体形式 （讲解 和练习）
	症状的识别和管理	阶段3：60分钟	
	资源的获取和利用	阶段4：60分钟	
症状 管理实践	自我监测	阶段5：根据患者需求调整	个体形式 （个人练习 和个体咨询）
	效果评价和巩固	阶段6：根据患者需求调整	
评价	训练过程和结果评价	阶段7：根据患者需求调整	指导者完成

（3）具体训练过程

①阶段1：建立信任；介绍项目；共同提出训练目标；参与认同。

在本阶段中，首先需要欢迎小组成员，介绍小组成员相互认识，可以通过破冰游戏等增加小组成员之间的了解，减轻小组成员的紧张感。例如，串名字游戏：本游戏中，小组成员各自介绍，后面的成员需要重复前面成员自我介绍的信息。破冰游戏一般安排5～10分钟，尽量不要超过10分钟。小组成员初步了解之后，团体指导者需要再次向小组成员介绍项目的各项信息，包括训练的时间、安排以及训练过程中的注意事项等。此阶段中，有必要与成员约定团体成员需共同遵守的约定，如：不迟到、整个过程关闭手机、不随意交谈、尊重他人发言及对成员的分享内容保密等，团体约定需由指导者和成员共同商议确定。本次训练的另一个内容为指导者与团体成员共同提出训练目标。尽管训练目标在一开始就已经设定，在每个具体的团体中，指导者仍然有必要评估成员的具体需求，以便做出调整，最终达成目标一致。指导者和成员，成员与成员间的目标差异会妨碍团体的进行，影响成员的参与度。另外，可测量的目标也是阶段7指导者进行评价的基础。在本阶段的最后，指导者需要获得每个成员的参与认同。

②阶段2：精神疾病和精神症状的相关知识。

本阶段主要以团体讲解的形式开展。讲解的内容根据纳入患者的类别进行调整。以精神分裂症为例，幻觉妄想综合即为症状讲解的重点。不过由于阴性症状和情绪的改变分别可能是精神分裂症的残留症状和先兆症状，指导者在内容安排中仍需向患者讲解。讲解的形式多样，但尽量采用简单形象的方式，且安排的内容不宜过多。

③阶段3：症状的识别和管理。

本阶段在上一阶段的基础上，训练患者对自身症状的识别和管理。精神疾病症状的表现多样，精神分裂症可以以阴性症状为主，也可以以阳性症状为主，不同双相情感障碍患者抑郁发作的严重程度会有很大差异。上一阶段患者学习了疾病的常见表现和症状，该阶段患者则需对自己的症状进行识别和总结。虽然患者之间的症状表现可能不同，但对于大部分患者个体来说，每次发作的症状有较大的相似性。患者了解自己过去的症状，即可对未来可能出现的症状进行很好的监测。

本阶段另一个重要的内容是症状的管理。指导者可以通过讨论、分享、场景模拟等方式帮助患者认识和改善自己的症状处理方式。例如，Buccheri and Trygstad's（2004）提出的对抗幻听症状的练习包括：同他人对话；停止/忽略声音；看电视；阅读；有节奏地唱歌；呼吸放松法。需要注意的是，有效的症状处理方式一定尽可能具体和个体化。患者需要练习对抗幻听的技术而不是对抗幻觉的技术，因为即使同一个患者的幻觉表现形式也可能是很不同的。另一方面，指导者需要考虑患者的个人特征，最好的方法是和患者一起选择他觉得最有效的方法。

④阶段4：资源的获取和利用。

与症状相关的社会支持主要包括：在患者识别到自己复发的早期信号时，能够主动并恰当地寻求帮助，如告知家人和去医院看病；另一方面，患者同家属或朋友合作，让家属或朋友知道在什么时候应该帮助患者识别症状。指导者应帮助患者练习与家属或朋友的沟通，具体可采用角色扮演等方法。

⑤阶段5和阶段6：自我监测及效果评价和巩固。

这两个阶段采取个体形式开展。在前期训练的基础上，患者对症状进行自我监测，一般来说，刚开始这种监测的频率为每天一次，直到患者熟练准确掌握症状监测的技能为止。指导者根据患者的监测情况，帮助患者不断加强症状监测的技能。为了让患者更容易地掌握症状监测技能，一些简单自评量表可以提供给患者使用，这些量表还可以帮助患者判断自己对症状的监测是否准确。例如，90项症状清单（symptom check list‐90，SCL‐90）、简明症状量表（brief symptom inventory，BSI）、抑郁自评量表（self‐rating depression scale，SDS）、焦虑自评量表（self‐rating anxiety scale，SAS）等。以上量表均为自评量表，前两者为一般精神症状评定，BSI是SCL‐90的简短版本，后两者分别评定患者的抑郁和焦虑情绪。

⑥阶段7：训练过程和结果评价。

训练完成后，指导者需要评估训练的过程和结果，以便针对训练的不足进行补充和改进。评估包括患者的反馈和复发率等指标。

【难点及重点】

1. 难点　精神障碍患者常有认知功能的损害，对知识的学习存在困难，有些患者病情不稳定，可能潜在自杀、暴力、出走风险，精神障碍患者共患躯体疾病的风险高，以及老年、儿童患者是否需要纳入训练需要充分的评估。

2. 重点　症状自我管理技能训练程式的重点在于知识的运用，因此在训练中多结合患者自身的实际，让患者掌握异常精神症状的同时，能识别自己曾经经历过的症状，了解复发的早期表现，学会寻求帮助。

【注意事项】

1. 训练前应全面评估患者，严格掌握适应证和禁忌证。

2. 保证训练过程中患者的安全。对于有自杀和出走风险的患者，应做好防范措施。例如，对于有出走风险的患者，训练场地不应离病房过远。患者训练完成后或中途离开，工作人员需陪同患者回到病房。

3. 训练过程中密切观察患者的表现。当患者出现躯体不适、严重精神症状突发等情况，应暂时终止患者的训练，并及时处理相应症状。

4. 在组织训练中，尽量由同类症状患者组成一个团体。这样有利于患者之间的交流，也有利于组织者安排训练内容。

5. 训练过程中重视患者的个体化需求，根据患者的需求调整训练计划，调动患者的积极性，取得患者的合作。

6. 知情同意原则。所有的训练均采用自愿原则，杜绝强制要求患者参与训练的情况。无论家属还是医疗工作者均无权要求患者强制参加训练。

7. 做好保密原则。不仅工作人员自己需要做好保密原则，还需在团体中强调保密原则的重要性。

8. 重视家属在训练中的作用。无论在训练过程中还是训练后

（部分患者在疾病复发时，缺乏自知力，需要家属协助监控症状），家属的参与都非常重要。因此，尽量促成患者 – 家属 – 医疗人员的联盟。既可以在训练过程中安排家属的参与，也可单独制定家属的训练计划。

9. 做好和其他工作人员的沟通。包括：护士、心理治疗师、精神科医生、社会工作者等。必要时及时反馈患者的训练中的情况。

10. 对于中途退出训练的患者，应积极分析原因，协助患者解决妨碍参加训练的困难。若患者执意退出，应尊重患者的决定，不应批评患者。

11. 对于训练内容掌握有困难的患者，应给予个别性的指导，不应打击患者的积极性，多给予支持和肯定。

【评分标准】

症状自我管理技能训练程式考核评分标准

单位＿＿＿＿＿＿　科室＿＿＿＿＿＿　姓名＿＿＿＿＿＿

项　目	总分	技术操作要求	A	B	C	D	实际得分	备注
评估	15	评估患者病情	5	4	3	2		
		评估患者对训练的认识、理解程度和配合程度	5	4	3	2		
		评估环境安全	5	4	3	2		
操作准备	15	用物准备：是否齐全	5	4	3	2		
		环境准备：安全、舒适、整洁	5	4	3	2		
		护士准备：着装整洁、情绪饱满、熟悉训练内容和流程	5	4	3	2		
操作步骤	60	严格执行查对制度；使用两种以上身份识别	5	4	3	2		
		训练内容符合患者病情	5	4	3	2		
		训练主题明确，结构清楚	5	4	3	2		
		各部分训练时间分配恰当	5	4	3	2		
		操作者能熟练运用训练相关心理干预技术	5	4	3	2		

续表

项　目	总分	技术操作要求	评 分 等 级 A	B	C	D	实际得分	备注
操作步骤		密切观察患者的反应，及时给予干预引导	5	4	3	2		
		善于调动患者参与的积极性	5	4	3	2		
		操作中特殊情况处置合理	5	4	3	2		
		注重正性引导及人文关怀	5	4	3	2		
		布置作业符合学习内容和患者的实际情况	5	4	3	2		
		灵活运用多种教学方式（讲解、示范、多媒体等）	5	4	3	2		
		相关训练记录准确、及时、客观、完整	5	4	3	2		
评价	10	患者参与度高，对训练满意	5	4	3	2		
		患者能理解目标所要求的技能或知识	5	4	3	2		
总分	100							

考核者＿＿＿＿＿＿＿＿　　　考核日期＿＿＿＿＿＿＿＿

第四节　回归社会技能训练程式

回归社会技能训练程式是针对严重精神障碍患者设计的一种短期教育性的训练程式，主要集中在患者回归社区所需技能、社区生活技巧等，经过训练后，能够融入社会、适应正常的社会生活。回归社会的训练多以团体培训的方式，采用讲解、示范、角色扮演（场景模拟）、游戏、观看视频、讨论以及现场实践等多种形式，以训练对象的需求和问题为中心，强调主动性、积极性、参与性和操作性相结合，使患者学会自我管理及在社会上生存的能力。对个别理解困难，动力缺乏的患者，可以邀请患者家属一起参与，督促患者在家庭中强化训练。

【目的】

1. 学习社区独立生活的基本技能。

2. 了解服药的好处，学会自我管理药物。

3. 辨别症状，预防疾病的复发。

4. 学习应对压力的技巧。

5. 学习健康的行为和生活方式。

6. 改善人际交流，培养自信和自尊。

7. 改善患者的社会功能，提高生活质量。

【用物】

康复训练室（有条件的情况下，可以设置模拟家居环境或社区设施）、桌椅、多媒体播放设备、录像资料或幻灯片、黑板、纸张、笔、训练手册和资料等。

【操作准备】

1. 环境准备　环境宽敞、整洁、空气流通、光线充足。环境布置舒适、美观且有艺术性，室内的挂图、条幅等应以鼓舞患者的生活兴趣和治疗信心为目的，使患者感到愉快。根据训练的目的，准备相应的用物（如：家居用品、厨房设施、公共设施）。

2. 活动准备　根据患者病情，选择不同的项目，如：慢性衰退的患者，训练的内容以基本的生活自理为目标，而认知功能较好的患者，设计训练的内容可考虑以复工、复学为主。训练内容应由少到多，由易到难，由简到繁，循序渐进。训练场地：从模拟训练到实地练习。

3. 护士准备　具备良好的职业素质，对患者有高度的责任心；掌握相关的精神科专业知识和操作技能，具有一定的组织能力和良好的沟通交流能力，具备应急处理的能力，熟练掌握回归社会技能训练程式的技术。着装整洁，仪态大方，言语表达简洁、清楚。

【操作步骤】

1. 确定适应证　适用于各种急、慢性精神疾病的间歇期或恢复期。

2. 评估

（1）一般资料和康复需求　评估患者的年龄、文化程度、理解能力、工作、学习的经历、家庭角色、对训练的认知和配合程度以及患者对回归社会的需求。

（2）躯体状况　评估患者的生命体征、药物不良反应、全身营养状况及皮肤状况、睡眠情况、饮食情况、排泄情况、体重、生活自理能力等。还需评估既往健康状况：家族史、患病史、药物过敏史以及实验室检查和其他辅助检查结果：血常规，血生化，大、小便常规，心电图，脑电图等检查结果，以了解患者的身体健康状况是否能够承受社会技能训练的活动强度、了解患者一贯的生活方式及其对健康的影响。

（3）心理状况　评估患者的认知、情感、意志行为以及对社会功能的影响。如：由于被害妄想的原因，不敢与人交流；由于担心别人对自己的歧视而悲观、绝望或无助，不愿上学等。

（4）社会功能和社会支持系统状况　评估患者的社交、沟通能力及对亲人的态度，与家庭成员的关系如何，家庭、社会对患者的支持情况及患者的感受，是否有羞辱、无助等。评估患者所在社区的情况（社区有无健身场所、图书馆、运动场等），以及社区可获得的资源（如：社区有无精防医生、社工、心理治疗师等）。

（5）功能缺损　通过评估和观察，了解患者回归社会存在的主要问题，以及评估患者的生活自理能力、社交能力、应对压力的能力、对疾病的认识能力，以确定患者回归社会存在的障碍及影响因素。

（6）家庭对患者的期望和需求　评估患者家庭对患者的期望和需求，使训练个性化，以调动患者及家庭参与训练的积极性、主动性。

3. 确定回归社会技能训练的条件

（1）确定适合参加回归社会训练程式的患者　护士根据训练的目标确定参加回归社会训练的条件，即：参与训练的患者为患长期的、复发性精神障碍的康复者。有严重幻觉和其他症状的患者不能参加，否则会影响整个小组的学习（如大声叫喊或威胁他人）。参与训练的患者存在一定的生活技能不足或缺陷，但患者有一定的理解能力和与他人进行一般性沟通的能力，且有参与的愿望和愿意配合训练。

（2）训练的组织形式和时间安排 按照患者的特点、年龄、诊断和不同的生活背景可分为同质性和异质性小组，另外，也可根据参与小组训练的流动性分为开放式和封闭式小组。小组成员一般在8～12人，成员相对固定，必要时还可进行一对一训练。根据小组规模和患者注意力集中时间的长短，每次训练时间为60～90分钟，活动中间可以穿插一些互动游戏，调动患者的兴趣和参与性。

（3）训练需要的场地和设施 进行回归社会训练项目，需要以下条件：①每周有足够的训练时间；②有足够大的场地进行训练，并保证不受干扰；③有模拟的家居环境和设施；④必要的设备：白板、笔、纸张、凳、椅、电脑、投影仪等；⑤训练可以在医院、社区进行。

（4）训练的方式

①采用讲解、示范、角色扮演（场景模拟）、游戏、观看视频、讨论以及现场实践等多种形式。角色扮演贯穿训练的始终，可以让患者在模拟的情境中练习学到知识和技能，增强自信心，也可以让训练者观察患者的实际功能缺损，针对性地进行指导，需要注意的是在角色扮演中不要对康复者进行批评和嘲笑，关注患者的积极面，多鼓励、支持、肯定。现场实践也是非常重要的训练方式，让患者在现实的场景中进行购物、乘车、理财等活动，并有现实的互动，能了解社区的设施，学习人际交往的技巧，为回归社区生活提供保证，减轻患者的心理压力。

②采用美国加州大学洛杉矶分校（UCLA）的社会和独立生活技能训练程式，该程式是结构化的课程，包含一本训练者手册，主要讲述训练者在课堂上应该说和做的内容；一本患者手册，其中包括很多表格和检查表；此外还有一盘录像带，向患者展示所要学习的技能。具体学习步骤如下：A. 技巧部分介绍：描述所要讲授的技能及应用这些技能后可能获得的益处。训练者通过询问一些固定的问题以了解患者对所学资料的理解情况。如果患者的回答不够完整或不正确，则要运用标准的方法如鼓励、指导、阳性强化等予以

指正，若能准确地完成这一部分内容将会使患者对下面的学习产生动力。B. 放录像、提问和回答问题：通过放录像的形式播放一系列所要学习的行为。训练者要不断地停播录像，并询问患者一些备好的问题，以鼓励他们的参与并评估他们的理解能力。同样可以采用上述方法，纠正其错误或不全面的回答。C. 角色扮演练习：给患者提供机会让他们练习那些刚刚从录像中学到的技能，及如何有效地应用交流技巧。要鼓励所有患者反复进行角色扮演练习，直至他们真正将录像中所提供的技能和信息学到手。此外，还可以应用塑型和示范技能，必要时可选择具体内容重新播放，对于正确的表演要及时给予鼓励。D. 选择必备资源：这一步是为患者在现实生活中应用所学技能做准备，仍然是通过提问的方式，来教会患者在生活中如何获取应用习得技能所必备的资源。E. 新出现的问题：患者在试图应用习得技能时可能会出现新问题，因此一定要学会七步解决问题的方法，以便于处置意外情况。这种解决问题的方法将在每一程式的每一技巧部分中反复出现。F. 实际练习：就是让患者在训练环境以外的情境中练习新学到的技能。训练者可与患者同去，并给予精神支持、鼓励和反馈。G. 家庭作业：患者在没有训练者的支持下，并在一种"真正的生活环境"中实施习得的技能。每一学习步骤都是以过去所学到的知识为基础，并且将疾病的认知特点考虑在内。如运用多种媒介帮助其视觉、听觉的输入通路，在一个程式中重复不同的方法来帮助慢性精神残疾患者代偿其注意和记忆困难。在前三个学习步骤中，其重点是熟悉技能并且在治疗或教室的背景下进行练习，余下的几个步骤则是要促进患者将在治疗环境中习得的技能应用至现实生活中，解决问题的技巧融入到第四、五步学习中。凡能够完成家庭作业的患者，则"通过"了这一程式的技能部分学习标准。

4. 确定小组活动的内容 护士根据评估的情况，确定患者的功能缺损，结合患者和家属的需求，制定训练的内容、次数、时间、训练方式。由于疾病的特点，很多情况下需要反复多次的练习。常用的训练内容有以下几个方面。

（1）居家生活训练

①环境及用物准备：准备模拟的居家环境，包括厨房、炊具、清洁用品、卧室、衣橱、洗衣机等。

②讲解训练的目的：帮助患者作好出院前的准备，更好地适应出院后的居家生活。

③训练的内容包括：洗漱、洗衣、做饭、整理内务等日常生活。

④训练的形式包括：模拟、示范、讲解、作业。

⑤具体操作：护士了解患者存在的问题、家居生活的需求；训练患者做三餐规划，训练患者关于食物购买知识、食物准备知识、食品卫生知识；训练患者做家居整理，保持卫生的知识和技巧；训练患者使用电视机、洗衣机等简单家电的方法；布置作业，要求患者在住院期间自己规划生活安排、整理个人的床单位、自己洗衣等。

（2）使用交通工具 主要采用实地练习的方式。

①评估患者外出的风险，有无自杀、暴力、出走的情况。

②做好人员的规划，3~5名患者至少有1名工作人员陪同，保证患者的安全。

③做好患者的健康教育，讲解外出的注意事项，明确外出要求。

④规划外出的线路，和患者一起准备乘车需要的钱或购买乘车卡。

⑤外出注意观察，患者一定要在自己的视线以内。

⑥讨论乘车的感受、遇到的问题，制定改进的措施。

（3）钱财管理训练

①讲解训练的目的：学习预算知识、个人消费知识、银行服务，以适应出院后的独立生活。

②训练的形式：主要采用角色扮演（模拟）、示范和实地练习的方式。

③具体操作：护士了解患者存在的问题，钱财管理的经验；学习预算知识（量出为入、收支平衡、制定合理的消费模式——先把现款按每月日数平均分，然后按每日所限消费）；学习个人消费知识（价值观、个人用钱习惯、支出和收入的渠道）；银行服务知识

(安全、可靠、存取钱的方式)；实地练习超市、市场购物，学习讨价还价；实地练习银行存取钱的方式，存折和银行卡的使用；和患者讨论训练中的问题，制定改进措施。

（4）压力应对训练

①讲解训练的目的：通过训练，能够认识到压力与健康的关系、自己存在的压力，学习应付生活中压力的方法。

②训练的形式：主要采取团体训练、观看视频、讨论、讲解等方式。

③具体操作：通过讲解、讨论让患者学习什么是压力、压力与健康的关系，了解负性思维对情绪和行为的影响；通过示范让患者学习肌肉放松、呼吸放松、精神放松的技术；通过讨论，学习理性思维模式，改变负性思维；通过练习，学习问题解决的方法（结构式解决问题方法：指导患者和家庭成员找出问题所在；列出针对这一问题的可能的解决方法；对各种方法可能产生的不同效果进行评估；患者和家庭成员从可能的解决方法中找出一种被认为可行的最好办法；按此方法做出计划并付诸行动；对实施结果进行回顾并表彰参与者的努力。）；学习休闲娱乐的技巧（举例：了解患者的兴趣、爱好；怎样得到休闲娱乐的信息；制定参与休闲娱乐的计划；分享参与后的感受）。

（5）社交技能训练

①讲解训练的目的：学习人际交往的技巧，改善社交技能和社会功能，减少社会性退缩和社会窘迫行为，提高自信心，增加回归社会的欲望，；改善精神病性症状对社交的影响；预防复发；提高生活质量。

②训练的形式：采用游戏、角色扮演、讨论的方式。

③具体操作：通过游戏、讨论了解人际交往的基本知识（倾听、人际距离、目光接触、姿势和体态）、影响社交的因素；通过角色扮演，了解怎样与陌生人交流，怎样打开话题和维持谈话；学习如何寻求帮助；学会拒绝要求；学习团队合作的技巧；学习处理社交冲突的技巧。

（6）与社区联系的训练

①讲解训练的目的：通过训练，学习怎样与社区工作人员联系；了解社区资源；学会利用社区中的各种资源。

②训练形式：通过角色扮演和实地练习的方式。

③具体操作：通过实地练习，了解患者所在社区的位置、周围的设施；能够给患者提供帮助的组织和人员；如有可能，安排患者和负责患者的社区工作人员和医务人员见面。通过角色扮演，复习社交技能，护士可以扮演社区工作人员或医务人员，患者将他们所关心的问题进行提问（如：出院后，我在什么地方可以找到你？我们多长时间见一次面？在社区中，还有什么人能向我提供帮助?）。

（7）疾病管理和药物管理训练　具体内容见相关章节。

【难点及重点】

1. 难点　回归社会需要的技能多且复杂，患者个体差异大，患者所处的社区环境不尽相同，面临的问题和困难存在差异，因此，训练前加强评估，注意团体成员的共同问题也要兼顾患者的个性需求，同时，充分利用现有的社区资源，在熟悉的环境中练习，有利于患者能尽快地掌握和应用。

2. 重点　回归社会需要的技能重点是家属的参与，因为训练是短暂的，而长期的训练和应用是在家庭中，家庭成员的参与不仅让患者感到温暖，也有利于掌握技巧，便于对患者的观察和帮助。

【注意事项】

1. 训练活动注意共性化和个性化相结合。团体训练时，既要保证训练整体目标的实现，又要注意患者的个别需求，特别注意调动患者参与训练的积极性，重视个体优势：强调建立和发展个人的资源、个人内在所具有的多种优势和能力；通过建立优势，重拾自信，使个体能够以新角色重新参与生活。

2. 根据情况可安排家属参与训练的全过程，掌握训练的内容和正确的训练方法，以利于在家庭中对患者进行帮助和监督。

3. 训练时注意观察患者的病情变化，认真清点和管理危险物品，防止患者自伤或伤人。

4. 对于无法坚持训练者,应合理安排休息,如中途离开应予以陪伴,以防患者外走。

5. 外出训练时,应安排足够的工作人员,并做好与家属的沟通,必要时可以家属一起参与,保证患者的安全。

6. 做好康复训练的记录,内容包括患者在训练中的表现:如态度、主动性、持久性、精确性、速度、质量、注意力、人际交往的情况,以及合作程度、精神症状等。

7. 做好与医师和及家属的沟通,确定和调整训练的进程和训练的目标、内容。

8. 每次训练后均有作业练习,如:写日记、做日常生活记录、自我反思训练。住院患者练习可以由护士督促、指导;社区患者可以由家属督促完成。每次训练前,分享作业的内容和感受,提高患者的自信心和互相的影响。

9. 训练中注意患者的积极面,多鼓励、支持和肯定,建立同伴支持:精神疾病患者相互之间不但可以分享自己的康复经验和生活技能,同伴的成功经验更可成为榜样,同伴支持、鼓励精神疾病患者之间互相效仿、互相学习并勇于做出尝试。

10. 训练中要有耐心、爱心,需要反复地强化,以巩固疗效。个体的康复不是一步一步逐渐上升的过程,而是有起伏的。在这个过程中,精神疾病患者可能遭遇挫折或病情复发,但这些困难都是个体成长所必需的。

【评分标准】

回归社会技能训练程式操作考核评分标准

单位_____ 科室_____ 姓名_____

项目	总分	技术操作要求	评分等级 A	B	C	D	实际得分	备注
评估	15	1. 评估病历资料是否齐全	5	4	3	2		
		2. 评估患者对训练的认识、理解程度和配合程度	5	4	3	2		
		3. 评估患者和家庭对康复的愿望和需求	5	4	3	2		

续表

项　目	总分	技术操作要求	评 分 等 级				实际得分	备注
			A	B	C	D		
操作准备	15	1. 用物准备是否齐全	5	4	3	2		
		2. 环境准备：安全、舒适、整洁	5	4	3	2		
		3. 护士准备：着装整洁、情绪饱满，熟悉训练内容和流程	5	4	3	2		
操作步骤	60	1. 迎接患者及家属，主动介绍自己	5	4	3	2		
		2. 严格执行查对制度；使用两种以上身份识别	5	4	3	2		
		3. 根据患者的功能缺损选择恰当的训练内容	5	4	3	2		
		4. 详细讲解训练的方法、步骤和注意事项	5	4	3	2		
		5. 提问与训练内容结合紧密	5	4	3	2		
		6. 角色示范	5	4	3	2		
		7. 耐心解答患者及家属提出的问题	5	4	3	2		
		8. 教会患者选择资源	5	4	3	2		
		9. 学习解决问题的技巧	5	4	3	2		
		10. 布置作业符合学习内容和患者的实际情况	5	4	3	2		
		11. 外出训练注意安全	5	4	3	2		
		12. 灵活运用多种教学方式（讲解、示范、多媒体等）	5	4	3	2		
评价	10	1. 患者能理解目标所要求的技能或知识	5	4	3	2		
		2. 护士观察细致，对训练内容熟悉	5	4	3	2		
总分	100							

主考教师＿＿＿＿＿＿＿　　　考核日期＿＿＿＿＿＿＿

附　　录

附录1　整体评估功能量表（GAF Scale）

假定精神疾病与健康属一连续过程，请评定当事人心理、社会、职业功能，请不要包括躯体问题（或环境所限）所致的功能损害。

91～100　没有症状。广泛的活动功能都极好，看来从没有什么生活问题，因为拥有许多良好特质而为他人乐于亲近。

81～90　无或极少症状（如考试前轻微焦虑），在各方面功能良好，有兴趣并广泛参与活动，良好的交际能力，对生活大致满意，不多发生日常问题或担忧的事情（如与家庭成员偶尔争执）。

71～80　若有症状，也是对心理社会压力来源的暂时而可预期的反应（如在家庭争执后难以专心）；社会、职业或学业功能只是轻微受损（如学业暂时落后）。

61～70　有些轻微症状（如心情低落及轻度失眠）或在社会、职业或学业功能有些困难（如偶尔旷工、旷课，或在家中偷窃），但大致功能很好，有些有意义的人际关系。

51～60　中等的症状（如平淡的情感及说话绕圈子，偶尔恐慌发作）或在社会、职业或学业功能有中度困难（如很少朋友，与同辈或同事发生冲突）。

41～50　严重的症状（如有自杀念头、严重强迫观念所引起的习惯、时常店铺盗窃）或在社会、职业或学业功能上个别或同时有严重受损（如无朋友、不能维持其职业）。

31～40　现实测验或沟通有些受损（如说话偶尔不合逻辑、难以理解或不对题）或在几种领域有重大受损，如工作、学业、家庭关系、判断力、思考能力或情感（如忧郁的人避开朋友、忽视家庭及不能工作；儿童时常打较年幼孩童、在家中反抗、在学校成绩不理想）。

21～30　行为受妄想或幻觉所影响，或沟通或判断力严重受损（如有时语无伦次、行为整体而言不合宜、专注于自杀念头）或几乎所有领域的功能都丧失（如整日呆在床上，无职业、无家或无朋友）。

11～20　有些伤害自己或他人的危险（如无明确死亡期待的自杀企图，时常出现暴力、躁狂性兴奋）或有时不能维持最低的个人卫生（如把粪便乱涂），或整体的沟通障碍（如大部分时间都语无伦次或沉默不语）。

1～10　有持续严重伤害自己或他人的危险（如一再出现暴力）或持续无能力维持最低的个人卫生，或明确期待死亡的严重自杀行为。

附录2　社会功能缺陷筛选量表（SDSS）

1. 职业和工作　　　　　　　　　　　　　　　　　　（　　）

0分：无异常，或仅有不引起抱怨或问题的小事。

1分：确有功能缺陷：水平明显下降，成为问题或诉苦（包括间歇性出现的严重问题）。

2分：严重功能缺陷：有受处罚或受谴责的危险，或已经受了处罚或谴责。

2. 婚姻职能　　　　　　　　　　　　　　　　　　　（　　）

0分：无异常，或仅有不引起抱怨或问题的小事。

1分；确有功能缺陷：不支持或不交换意见，争吵，逃避对对方应负的责任。

2分：严重的功能缺陷：经常争吵，一肚子怨气，或者完全不理对方。

3. 父母职能　　　　　　　　　　　　　　　　　　　（　　）

0分：无异常，或仅有不引起抱怨或问题的小事。

1分：确有功能缺陷：对子女缺乏关怀兴趣，以致引起抱怨和意见，孩子情况不佳。

2分：严重功能缺陷：在几个方面完全不管子女，别人不得不替他照顾孩子，或者孩子处于明显无人照顾状态。

4. 社会性退缩　　　　　　　　　　　　　　　　　　（　　）

0分：无异常，或非常轻微。

1分：确有回避他人，但有时可被说服参加一些活动。

2分：严重退缩，不参加任何社交活动，说服无效。

5. 家庭外社会活动　　　　　　　　　　　　　　　　（　　）

0分：无异常，或仅轻微。

1分：确有不参加某些活动，而在家人或其他人看来他是应该也能够参加的。

2分：无活动，完全回避应参加的活动，因此受到批评。

6. 家庭内活动过少　　　　　　　　　　　　　　　　（　　）

0分：无，很偶然地出现。

1分：大多数日子，每天估计至少有两个小时什么也不干。

2分：几乎整天什么也不干，成了问题，或引起议论。

7. 家庭职能　　　　　　　　　　　　　　　（　　）

0 分：无功能缺陷，或很轻微。

1 分：确有功能缺陷：不履行义务，参与家庭活动差。

2 分：严重功能缺陷：不理家人，几乎不参加家庭活动，很孤独。

8. 个人生活自理　　　　　　　　　　　　　（　　）

0 分：无异常，或很轻微。

1 分：确有功能缺陷：水平差，以致造成问题或引起抱怨。

2 分：严重功能缺陷：影响了别人和自己，引起一大堆抱怨。

9. 对外界的兴趣和关心　　　　　　　　　　（　　）

0 分：无异常，或很轻微。

1 分：不大关心，只偶尔有真正关心。

2 分：对外界一切完全不闻不问。

10. 责任心和计划性　　　　　　　　　　　　（　　）

0 分：无异常，或很轻微。

1 分：对进步和未来确有不关心，以致引起别人抱怨。

2 分：完全不关心和没有主动性，对未来一点也不考虑。

（张倬秋）

参 考 文 献

[1] 赵振环. 精神科临床技能操作手册 [M]. 广州：暨南大学出版社，2008.

[2] 美国Springhouse工作室. 轻松精神病护理 [M]. 张本，译. 北京：北京大学医学出版社，2010.

[3] 刘哲宁. 精神科护理学 [M]. 北京：人民卫生出版社，2012.

[4] David S. Goldbloom. 精神科临床评估技巧 [M]. 王学义，译. 北京：北京大学医学出版社，2010.

[5] 彭刚艺，刘雪琴. 临床护理技术规范（基础篇）[M]. 2版. 广州：广东科技出版社，2013.

[6] 孟令丹. 精神病人接触技巧 [J]. 齐齐哈尔医学院学报，2008，29（10）：1266-1267.

[7] 刘佳丽. 精神分裂症患者服药依从性的研究进展 [J]. 神经疾病与精神卫生，2013，13（5）：527-530.

[8] 高正亮，童辉杰. 自杀的理论和风险评估 [J]. 中国心理卫生杂志，2009，23（12）：863-867.

[9] 沈渔邨. 精神病学 [M]. 北京：人民卫生出版社，2009.

[10] 陈进，翟书涛. 住院精神疾病患者自杀行为的临床评估 [J]. 临床精神医学杂志，2006，15（6）：335-336.

[11] 李小麟，黄雪花，王启会，等. 精神科开放式病房病人自杀危险因素调查 [J]. 华西医学，2006，02：374-376.

[12] 陈月新，叶敏捷，季显琼，等. 护士用自杀风险评估量表（NGASR）在住院精神分裂症患者中应用的信效度研究 [J]. 中国民康医学，2011，23（3）：271-273.

[13] 马莉，陈红莉，柳学华. 精神科开放病房患者自杀危险因素评估研究 [J]. 中国护理管理，2009，9：46-47.

[14] 张秀丽. 简易风险评估量表在精神科安全管理中的应用 [C].2014

年河南省精神科护理危机管理与沟通技巧培训班论文集, 2014.

[15] 肖水源. 自杀危险性的临床评估 [J]. 中国医师杂志, 2001, 3 (2): 87 - 90.

[16] 费立鹏. 中国的自杀现状及未来的工作方向 [J]. 中华流行病学杂志, 2004, 25 (4): 277 - 279.

[17] 信春鹰. 中华人民共和国精神卫生法解读 [M]. 北京: 中国法律出版社, 2012. 11.

[18] Martin B. Restraint use in acute and critical care settings: changing practice [J]. AACN Clin Issues. 2002. 13 (2): 294 - 306.

[19] 邓泽英, 黄健芳. 保护性约束在精神科的应用研究进展 [J]. 当代护士 (下旬刊), 2013, 2: 13 - 15.

[20] 刘杰, 侯安营, 田梅, 等. 港冀精神科护士对精神科暴力行为应对能力的对照研究 [J]. 护士进修杂志, 2011, 11: 996 - 998.

[21] 陈律, 席淑华, 周立. 三件式约束用具的制作及应用 [J]. 上海护理, 2006, 6: 67 - 68.

[22] 施忠英, 张菊英, 许德君, 等. 精神病患者家属对保护性约束的态度及护理需求 [J]. 中华护理杂志, 2005, 9: 682 - 684.

[23] Bredthauer D, Becker C, Eichner B, et al. Factors relating to the use of physical restraints in psychogeriatric care: a paradigm for elder abuse [J]. Z Gerontol Geriatr. 2005. 38 (1): 10 - 18.

[24] 施忠英. 精神科保护性约束现状与发展 [J]. 上海精神医学, 2009, 5: 301 - 303.

[25] 李小寒, 尚少梅. 基础护理学 [M]. 5 版. 北京: 人民卫生出版社, 2012.

[26] 中华人民共和国卫生部. 临床护理实践 (2011 版) [M]. 北京: 人民军医出版社, 2011.

[27] 刘哲宁, 许冬梅, 雷慧, 等. 精神科护理学 [M]. 北京: 人民卫生出版社, 2013, 4: 44 - 45.

[28] 陈玉芳. 精神科开放病房的管理 [J]. 中国医院管理, 2005, 25 (4): 38 - 39.

[29] Zimmermann T, Puschmann E, Ebersbach M, et al. Effectiveness of a

primary care based complex intervention to promote self – management in patients presenting psychiatric symptoms: study protocol of a cluster – randomized controlled trial [J]. BMC psychiatry, 2014, 14 (1): 2.

[30] 张倬秋, 邓佳辉, 段芬. 重型精神病人开放管理危机评估 [J]. 现代预防医学, 2010, 37 (11): 2073 – 2076.

[31] 李淑梅. 健康教育在精神科的应用 [J]. 世界最新医学信息文摘 (电子版), 2013, 13 (9): 381.

[32] 李相云. 住院精神病患者的组织管理 [J]. 中国民康医学, 2011, 23 (20): 2560 – 2562.

[33] 李虹, 王祖承, 盛尤荣. 精神科护理安全管理的进展 [J]. 中国实用护理杂志, 2011, 27 (2): 37 – 41.

[34] 赵美兰. 精神科安全检查存在的问题分析与策略 [J]. 世界最新医学信息文摘 (电子版), 2013, (11): 11 – 13.

[35] 姜乾金. 医学心理学 [M]. 北京: 人民卫生出版社, 2005.

[36] 江开达. 精神病学 [M]. 北京: 人民卫生出版社, 2010.

[37] 刘春乔. 系统化支持性心理干预对抑郁症患者康复效果的影响研究 [J]. 精神医学杂志, 2009, 22, (4): 295 – 296.

[38] 黄杏笑. 支持性心理治疗对老年抑郁症患者疗效及生活治疗的影响 [J]. 中华现代护理杂志, 2014, 20 (3): 271 – 273.

[39] 唐·坎贝尔. 莫扎特效应 [M]. 林珍如, 夏荷立, 译. 北京: 北京联合出版公司, 2013.

[40] 郭念锋. 国家职业资格培训教程: 心理咨询师 [M]. 北京: 民族出版社, 2011.

[41] 翁永振. 精神分裂症的康复指导手册 [M]. 北京: 人民卫生出版社, 2009.

[42] 赵靖平. 精神分裂症综合康复技术使用手册 [M]. 上海: 上海人民出版社, 2010.

[43] 马辛. 精神科诊疗常规 [M]. 北京: 中国医药科技出版社, 2012.

[44] 陈美玉, 徐佳军. 精神康复实践手册 [M]. 北京: 人民卫生出版社, 2011.

[45] 王刚, 王彤. 临床作业疗法学 [M]. 北京: 华夏出版社, 2005.

[46] 窦祖林. 作业治疗学 [M]. 北京：人民卫生出版社, 2008.

[47] 韩柏. 临床精神医学 [M]. 北京：中国科学技术出版社, 2006.

[48] 关恒永, 蒋龙. 精神疾病康复指南 [M]. 北京：人民军医出版社, 2007.

[49] 范俭雄, 张心保. 精神病学 [M]. 南京：东南大学出版社, 2005.

[50] 申文武, 李小麟. 精神科护理手册 [M]. 北京：科学出版社, 2011.

[51] Buccheri R, Trygstad L, Dowling G, et al. Long – term effects of teaching behavioral strategies for managing persistent auditory hallucinations [J]. Psychosoc Nurs, 2004, 42：18 – 27.

[52] Douglas W, Heinrichs MD. Prospective study of prodromal symptoms in schizophrenic relapse [J]. Am J Psychiatry, 1985, 142：371 – 373.

[53] Kanfer FH, Gaelick – Buy L. Helping people change：A textbook of methods [M]. New York：The Pergamon Press, 1991.

[54] Marvin I, Her MD. Relapsein schizophrenia [J]. Am J Psychiatry, 1980, 137：801 – 805.

[55] Patrick WC, Kim TM, Gary RB, et al. Principles and Practice of Psychiatric Rehabilitation：an empirical approach [M]. New York：The Guilford Press, 2008.

[56] 李小麟. 精神科护理技术 [M]. 北京：人民卫生出版社, 2011.

[57] Michael L. Perlis. 失眠的认知行为治疗逐次访谈指南 [M]. 张斌, 译. 北京：人民卫生出版社, 2012.

[58] 赵忠新. 睡眠医学 [M]. 北京：人民卫生出版社, 2016.

[59] 赵靖平, 施慎逊. 中国精神分裂症防治指南 [M]. 2 版. 北京：中华医学电子音像出版社, 2015.

[60] 姚晶晶, 隋毓秀, 周群, 等. 精神分裂症和情绪认知障碍 [J]. 国际精神病学杂志, 2015, 42（2）：119.

[61] 胡晓龙, 陈婷婷. 社会工作视角下社区精神障碍患者职业康复服务的研究进展 [J]. 中国社会医学杂志, 2020, 37（2）：128 – 131.

[62] 高天. 音乐治疗导论 [M]. 北京：世界图书出版社, 2002.